HZ BOOKS

华 章 心 理

打 开 心 世 界 · 遇 见 新 自 己

菌群大脑

肠道微生物影响大脑和身心健康的惊人真相

[美] 戴维·珀尔马特（David Perlmutter）
克里斯廷·洛伯格（Kristin Loberg）　　著
张雪　魏宁　译

BRAIN MAKER
The Power of
Gut Microbes to Heal and Protect Your Brain-for Life

机械工业出版社
China Machine Press

中国纺织出版社

图书在版编目（CIP）数据

菌群大脑：肠道微生物影响大脑和身心健康的惊人真相／（美）戴维·珀尔马特（David Perlmutter），（美）克里斯廷·洛伯格（Kristin Loberg）著；张雪，魏宁译 . —北京：中国纺织出版社：机械工业出版社，2018.11（2021.1重印）

书名原文：Brain Maker: The Power of Gut Microbes to Heal and Protect Your Brain-for Life

ISBN 978-7-5180-5575-3

I. 菌… Ⅱ.① 戴… ② 克… ③ 张… ④ 魏… Ⅲ. 肠道菌群失调 - 关系 - 健康 - 研究 Ⅳ.① R574 ② R161

中国版本图书馆CIP数据核字（2018）第 263948 号

本书版权登记号：图字 01-2018-1328

菌群大脑

肠道微生物影响大脑和身心健康的惊人真相

出版发行：机械工业出版社（北京市西城区百万庄大街 22 号　邮政编码：100037）
　　　　　中国纺织出版社（北京市朝阳区百子湾东里 A407 号楼　邮政编码：100124）

责任编辑：朱婧琬　　　　　　　　　　　　责任校对：李秋荣

印　　刷：三河市宏图印务有限公司　　　　版　　次：2021 年 1 月第 1 版第 9 次印刷

开　　本：170mm×242mm　1/16　　　　　印　　张：17.5

书　　号：ISBN 978-7-5180-5575-3　　　　定　　价：65.00 元

客服电话：（010）88361066　88379833　68326294　　　　投稿热线：（010）88379007

华章网站：www.hzbook.com　　　　　　　　读者信箱：hzjg@hzbook.com

目录

CONTENTS

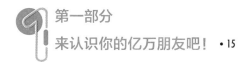

肠道警钟：不速之客

死亡始于结肠。

——以利·梅契尼科夫（Élie Metchnikoff，1845—1916）

在我的职业生涯中，每周总有几次让人无奈的情况发生，尽管那些严重的神经系统疾病将不可避免地粉碎病人的生命，但我还是不得不告诉患者或护理人员我对它们束手无策。我已经屈服了。尽管我们已经竭尽所能去控制疾病，但至今仍缺少快速修复的方法或药物，我们甚至连减轻疾病的痛苦都做不到。这才是真正令人心痛之处，而且无论经历过多少次，你还是无法习惯这种事情。然而，给予我希望的是一个新兴的研究领域，它最终为我提供了减轻痛苦的革命性方法。本书讲述的就是这门令人眼前一亮的新学科，以及我们该如何利用这些内容来打造健康的生活。

仔细想来，多亏了医学研究，我们的世界才在过去的一个世纪里发生了巨大变化。人类不再担心死于天花、痢疾、白喉、霍乱或猩红热；我们在降低许多危及生命的疾病的死亡率方面已经取得了巨大的进展，这其中也包括艾滋病、某些癌症和心脏疾病。但当你考虑到大脑相关的疾病时，情况就大不相同了。无论是自闭症、注意缺陷多动障碍（attention deficit hyperactivity disorder, ADHD），还是偏头痛、抑郁症、多发性硬化症、帕金森病或阿尔茨海默病，实际上在整个生命周期中，我们对衰竭性神经系统疾病的预防、治疗和治愈都毫无进展。更可悲的是，随着这些疾病的发病率日益增加，情况愈发恶化。

　　让我们来看几组数字。在最富有的 10 个西方国家中，脑疾病导致的死亡率在很大程度上可以反映痴呆症的死亡情况，而前者在过去的 20 年里急剧上升。一份 2013 年的英国报告显示，自 1979 年以来，在美国，脑疾病导致的男性和女性死亡人数增长率分别达到了 66% 和 92%。该研究的第一作者科林·普理查德（Colin Prichard）教授表示："这些数据都来自真实的人群和家庭，我们需要认识到，有一种'流行病'显然受到了环境和社会变化的影响。"研究人员还指出，这种激增趋势对年轻人群的影响越来越大，而这与其他原因导致的死亡风险的大幅降低趋势形成了鲜明对比。[1]

　　2013 年，《新英格兰医学杂志》（ New England Journal of Medicine ）上发表的一篇报告表明，在美国，我们照顾一例痴呆症患者每年大约要花费 5 万美元。[2] 这总计大约为每年 2000 亿美元的支出，这一数字是心脏病患者看护支出的 2 倍，是癌症患者治疗支出的近乎 3 倍。

　　情绪和焦虑障碍的发病率也在上升，这些疾病与其他神经系统疾病一样对生活质量十分不利。美国大约有 1/4 的成年人（超过总人口的 26%）被确诊患有精神疾病。[3] 焦虑障碍折磨着超过 4000 万美国人，而将近 10% 的美国成年人患有情绪障碍并且正在接受药物处方治疗。[4] 每 10 人当中就有 1 人患有抑郁症（其中包括 40 岁和 50 岁年龄段女性总人数的 1/4），这种疾病现在在全球范围内已成为致残的主要原因，而确诊病例仍在以惊人的速度增长。[5] 在美国，百忧解和舍曲林等药物是最常见的处方药物。请注意，这些药物仅能治疗抑郁症的症状，而人们往往忽略了它治标不治本。患有严重精神疾病的人，比如躁郁症和精神分裂症患者，平均来说要比普通人的死亡年龄早上 25 年。[6]（其中部分原因是这些人更有可能吸烟、酗酒和吸毒，并且除心理疾病外还因超重而患有肥胖及相关疾病。）

头痛，包括偏头痛，是最常见的神经系统疾病；近一半的成年人每个月至少发生一次头痛。头痛不仅会带来不便，还会造成残疾、个人痛苦、生活质量受损以及财务损失。[7]我们通常会认为头部疼痛是花费不多的麻烦事，特别是因为许多药物治疗相对比较便宜并容易获取（例如阿司匹林、对乙酰氨基酚和布洛芬），但根据美国国家疼痛基金会的报道，在美国范围内，头痛每年会造成超过 1.6 亿人工作缺勤，并导致约 300 亿美元的医疗费用。[8]

多发性硬化是一种会致残的自身免疫性疾病，它会破坏神经系统内部的信息传递功能，当前在世界范围内正影响着预计 250 万人（其中近一半为美国人），并且正变得越来越普遍。[9]治疗多发性硬化患者的平均生命周期成本高达 120 万美元。[10]主流医学告诉我们，对于多发性硬化，当前尚无治愈的办法。

此外，自闭症的发病率已经在过去的 15 年里飙升了七八倍，令其成为当今社会名副其实的流行病。[11]

诚然，数以百万计的美元都被花费在这些疾病以及其他令人衰弱的大脑及相关疾病上，但我们只能看到一点点珍贵的进展。

现在来说说好消息吧：世界上最受尊重的机构所发表的前沿科学研究发现，在很大程度上，大脑健康或者说是大脑疾病，都取决于肠道内所发生的一切。没错，今天在你肠道里所发生的事情决定了你罹患各种神经疾病的风险。我知道这可能很难理解。如果你向医生询问有关自闭症、多发性硬化、抑郁症或痴呆症的治疗方法，他们肯定会摊开双手说这不存在——而且可能永远都不存在。

　　正是在这件事上，我和大多数人分道扬镳，但让我很感激的是，并不是所有同事都与我相向而行。作为神经学家，我们所接受的训练仅仅是目光短浅地关注神经系统内部所发生的事情，尤其是大脑。我们自然不会去查看消化道等其他系统，因为这些离散的系统与大脑中所发生的事情无关。毕竟，胃痛时，你也不需要打电话给心脏病专家或神经科医生。整个医疗行业的特点就是根据身体部位或独立系统而划分成不同的学科。我的大多数同事都会说："肠道里发生的事情就让它留在肠道里。"

　　这种观点与当前的科学完全脱节。消化系统与大脑也有着密切的联系。也许，我们的肠道在各方面都与身体和心理健康相关，或许其中最重要的就是肠道的内部生态，也就是生活在其中的各种微生物，特别是细菌。

邂逅微生物组

　　在历史上，我们一直被教导认为细菌是死亡的媒介。毕竟，鼠疫在1347~1352年消灭了近1/3的欧洲人口，而某些细菌感染仍然是当今世界的杀手。但是，现在是时候去迎接生命中另一些细菌的故事了。我们必须考虑到，一些细菌非但不会对人体有害，反而对生命至关重要。

　　希腊名医、现代医学之父希波克拉底（Hippocrates）在公元前3世纪首次提出"所有的疾病都始于肠道"。很久以来，文明社会都没有任何证据或成熟理论来解释这一理念。直到17世纪末，在荷兰商人和科学家安东尼·范·列文虎克（Antonie van Leeuwenhoek）通过手工制作的显微镜看到自己的牙菌斑并发现所谓"极微动物"（animalcules）的隐藏世界之前，我们甚至都不知道细菌的存在。如今，列文虎克被称为微生物学之父。

19 世纪，俄罗斯生物学家、诺贝尔奖获得者梅契尼科夫发现了人类长寿和体内细菌健康平衡之间的最直接联系，并证实了"死亡始于结肠"。当时放血还是很受欢迎的医疗措施，自梅契尼科夫的这一发现起，科学研究让人们开始相信，所有已知的人类疾病中高达 90% 都可以追溯到不健康的肠道。我们可以肯定地认为，正如疾病始于肠道，健康和活力也是如此。梅契尼科夫也曾说过，有益细菌必须多于有害细菌。不幸的是，如今大多数人都携带着过多的有害致病细菌，其体内缺乏丰富多样的微生物世界。难怪我们要遭受如此多的脑疾病。

要是梅契尼科夫如今还活着，他一定会加入到自己早在 19 世纪就试图发起的医学革命中。现在，这场革命终于要开始了。

就是现在，你的身体正被大量生物体所包围，它们的数量甚至超过了我们自身细胞数量的 10 倍。（幸运的是，人体细胞要更大些，所以即便这些生物的数目是细胞的 10 倍，它们也不会主宰我们！）这些数以百万亿计的隐形生物（微生物）里里外外地覆盖着你，在你的嘴巴、鼻子、耳朵、肠道、生殖器和每寸肌肤上繁衍生息。如果你能把它们全部分离出来，这些微生物将装满 2 升的容器。到目前为止，科学家已经发现了大约 1 万种微生物，由于每种微生物都含有自己的 DNA，所以这可以换算成超过 800 万个基因。换句话说，我们体内的人类基因与微生物基因比值能够达到 1∶360。[12] 这些生物体大多生活在你的消化道内，尽管其中也会包括真菌和病毒，但在体内定殖的细菌种类还是占据着中心地位，并支持着我们身体健康的各个方面。我们不仅与这些生物体发生相互作用，而且还会与它们的遗传物质发生相互作用。

我们将这种在人体内大量生长的复杂内部生态及其遗传指纹称为微生物组（microbiome，在英文中，micro 指"微小"或"微观"，biome 则指占据大型寄居地的天然存在的群落——这里的寄居地指的就是人体）。虽然我们所有人携带的基因组几乎相同，而编码发色或血型等个体特征的少数几个基因也差不太多，但即便是同卵双胞胎的肠道微生物组也完全不同。前沿的医学研究正逐步发现，微生物组对于人体的健康状态十分关键，以至于微生物组本身应该被看作是一种器官。而这种器官在过去的 200 万年时间里经历了天翻地覆的变化。我们已经和这些微生物寄居者进化出了亲密的共生关系，自人类出现开始，它们就已经积极地参与到人类的进化塑造中来了（事实上，在人类出现之前，微生物就已经在地球上生活了数十亿年）。与此同时，它们也适应了人类在体内为它们创造的环境，并且做出了改变。甚至我们体内每个细胞中的基因表达也会在一定程度上受到这些细菌和其他生物体的影响。

微生物的重要性促使美国国立卫生研究院在 2008 年启动了人类微生物组计划，并作为人类基因组计划的延伸。[13] 美国最好的一些科学家负责探索微生物变化与健康（或者说疾病）的相关性。此外，他们也正在研究如何利用这些信息来扭转我们当前最具挑战性的健康问题。虽然该项目研究的是寄居微生物的一些身体部位（其中也包括皮肤），但研究最广泛的领域还是集中在肠道上，因为这是身体内大部分微生物的寄居地，而后你也会发现，这也是影响整体健康状况的重心所在。

现在不可否认的是，我们的肠道菌群参与着多种生理作用，包括免疫系统功能、解毒、炎症、神经递质和维生素生成、养分吸收、信号传递以及碳水化合物和脂肪的利用。上述所有过程都会强烈地决定我们是否会经历过敏、哮喘、ADHD、癌症、糖尿病或痴呆症。微生物组会影响我们的情绪、生命力、代谢、免疫，甚至会影响我们对世界的看法和思想的清晰程度。它会帮助决定我们是胖还是瘦，是精力充沛还是昏昏欲睡。简单来说，我们在身体或情感上的感受以及与我们人体健康有关的一切，都取决于肠道菌群的状态。肠道菌群是由健康、友好的有益菌主导吗？还是被不友好的有害菌所掌控？

也许人体内没有其他系统会比中枢神经系统对肠道细菌的变化更加敏感了，大脑尤其如此。2014 年，美国国家心理健康研究所在一项新的研究项目上斥资超过 100 万美元，集中突破微生物组与大脑之间的联系。[14] 虽然很多因素都会影响我们的微生物组以及大脑的健康，但培育健康的微生物组要比你想象得更加容易。我在本书中所提出的建议各位无须有任何怀疑。

我曾经见证过采用简单的饮食改善或者在少数情况下采用更具积极性的技术来重建健康微生物组所带来的人体健康的戏剧性好转。例如，有位先生患有严重的多发性硬化，他需要轮椅和膀胱导管来辅助生活。在接受治疗后，他不仅告别了导管，在无须辅助的情况下重获行走能力，而且多发性硬化也完全缓解了。或者来看看杰森，这位患有严重自闭症的 12 岁男孩几乎不会说完整的句子。在第 5 章中你将会了解到，他在接受了充满活力的益生菌方案后，如何变成一个精力充沛的男孩。我迫不及待地想与你分享无数个战胜病魔的故事，无论是慢性疼痛、疲劳、抑郁症还是严重的肠道疾病和自身免疫性疾病，这些疾病患者在接受治疗后症状完全消失了。他们从糟糕的生活质量中获得了第二次人生的机会。甚至有些曾经试图自杀的人第一次开始感到满足、变得活泼。这些故事对我来说并非特例，但是根据通常的预期标准来进行衡量的话，这简直就是奇迹。我每天都在见证这些故事，我知道你也可以通过改善自己的肠道健康来积极改变大脑的命运。在本书中，我将告诉你如何做到。

虽然你可能没有需要药物或强化治疗的极端无情的疾病，但不正常的肠道菌群也会成为令人烦恼的头痛、焦虑、注意力不集中或消极人生观的根源。根据研究者们的临床及实验室研究，以及我在医学会议上一遍又一遍听到和看到的非凡成果（这些会议吸引了全世界最优秀的医生和科学家），我会告诉大家我们所知道的一切，以及我们如何利用这方面的知识。我也将提供非常实际和全面的指导方针来改善你的肠道健康以及认知健康，从而为人生增添更多充满活力的岁月。好处不仅如此，这门新科学还有助于如下内容：

- ⊙ ADHD
- ⊙ 哮喘
- ⊙ 自闭症
- ⊙ 过敏和食物过敏
- ⊙ 慢性疲劳
- ⊙ 心境障碍，包括抑郁和焦虑
- ⊙ 糖尿病以及渴望糖和碳水化合物
- ⊙ 超重和肥胖，以及减肥斗争
- ⊙ 记忆问题和注意力差
- ⊙ 慢性便秘或腹泻
- ⊙ 经常感冒或感染

- ⊙ 肠道疾病，包括腹腔疾病、肠易激综合征和克罗恩病
- ⊙ 失眠
- ⊙ 疼痛的关节炎症和关节炎
- ⊙ 血压高
- ⊙ 动脉粥样硬化
- ⊙ 慢性酵母菌问题
- ⊙ 皮肤问题，如痤疮和湿疹
- ⊙ 口臭、牙龈疾病和牙齿问题
- ⊙ Tourette 综合征
- ⊙ 极端的月经和更年期症状
- ⊙ 更多

事实上，这些新知识几乎有助于缓解所有退行性或炎症性疾病。

在接下来的几页中，我们将探讨什么是健康的肠道菌群，以及是什么让健康的微生物组衰败。本书第 13 页的测验将向各位提供与微生

物组功能和健康直接相关的各种生活方式因素和环境。你很快就能体会到，食物真的很重要。

食物最重要

食物是人类健康中最重要的变量，这种观点可不是什么新鲜事。老话说得好："食以药补，以食为药。"[15] 任何人都可以通过饮食选择而改变自己的微生物组状态，以及终身的健康状况。

我最近有机会采访到阿莱西奥·法萨诺（Alessio Fasano）博士，他目前担任哈佛医学院客座教授和麻省总医院儿科胃肠病学及营养部门的首席专家。在微生物组学界，他是公认的全球思想领袖。我们谈到改变肠道细菌的因素时，他明确表示，与微生物组健康和多样性有关的最重要的因素无疑是我们所吃的食物。那正是人体基因组和微生物组面临的最大的环境挑战。

食物很重要这一观点获得了极大的认可，食物的重要程度确实胜过我们在生活中可能无法完全控制的其他情况。

正如我在《谷物大脑》（Grain Brain）⊖一书中所说，导致大脑退化的两个关键机制就是慢性炎症和自由基的作用，而现在，你可以将大脑退化看作导致身体"生锈"的炎症作用的副产物。本书则对这些机制及其受到肠道细菌和整体肠道健康影响的作用有着全新的解读。你的肠道菌群实际上与炎症以及你能否抵抗自由基息息相关。换句话说，你的微生物组状态决定着你的身体到底是为炎症煽风点火还是能够压制其火焰。

⊖ 本书已由机械工业出版社出版。

慢性炎症和自由基损伤是当今神经科学的前沿和中心概念，但就管理自身肠道细菌而言，没有任何一种药物途径比得上饮食处方。我会一步步来解释这个处方。我们应当庆幸的是，肠道菌落如此容易复原。

本书中所概述的指导方针将改变身体的内部生态，以促进维持大脑健康的生物体的正确生长。这项非常实用的方案中包括六个关键点：益生元、益生菌、发酵食品、低碳水化合物食品、无麸质食品和健康脂肪。我将在书中详细解释这些因素如何作用于微生物健康并使大脑受益。

最重要的是，在几周之内，你就能收获本书所带来的回馈。

准备好了吗

我完全相信，通过吸纳这些信息，我们将彻底改变神经疾病的治疗方法。我无法用语言表达我到底有多么荣幸能够向公众展示这些启示，并揭开所有在医学文献中悄悄流传的数据。你一定能领会到自己的微生物组如何成为最终的大脑塑造者。

我在本书中所提出的建议可用于预防和治疗脑疾病；缓解情绪易变、焦虑和抑郁症；加强免疫系统，降低自身免疫；改善影响长期脑健康的代谢疾病，包括糖尿病和肥胖。我将要描述大家的生活，你可能从来没有想到其中一些方面会影响到你的大脑健康。我将讨论各位的出生、童年时期的营养和处方药物，以及个人卫生习惯的重要性。我将探讨世界各地人群的肠道细菌差异，及其与饮食差异的因果关系。我甚至会将各位带回到几千年前，看看人类祖先的食物涉及怎样的微生物组研究。我们将考虑城镇化的概念：它如何改变了我们的内部生态群落？已消毒的城市生活是否导致自身免疫性疾病的发生率增加？我相信你会发现这些讨论同样具有启发性和说服力。

我将向各位展示食源性益生元（肠道中有益细菌的能量营养来源）如何通过维持肠道细菌的平衡与多样性在健康维系中发挥重要作用。大蒜、洋姜、豆薯甚至是蒲公英等食物，以及德国泡菜、康普茶、韩国泡菜等发酵食品将为更高的健康水准，特别是脑功能的保护打开新的大门。

尽管益生菌在许多食品中已经十分普遍，而且在普通的杂货店也能买到这些产品，但了解挑选益生菌产品的方法总归是有益的——尤其是当你面对"有益于肠道"的各种广告时。我会向大家解释益生菌背后的科学，以及如何选择最好的益生菌。

当然，其他生活习惯也影响着健康成果。另外，通过探索微生物组与大脑之间的相互作用，我们将了解一门新的学科：表观遗传医学。这门科学研究了饮食、运动、睡眠和压力管理等生活方式选择对人体DNA表达的影响，以及对大脑健康所造成的直接或间接影响。我也会从微生物组的角度与各位分享线粒体在脑疾病中的作用。线粒体是人体细胞内的微小结构，它含有与细胞核DNA不同的线粒体DNA。事实上，线粒体可以被认为是人体微生物组的第三维度；它们与人体肠道微生物组有着独特的关系。

本书的第一部分和第二部分将为第三部分中的大脑塑造者康复计划提供坚实的基础。我在引言中已经介绍了很多信息。我希望我已经激起了各位的兴趣，来学习和接纳这一全新的医学领域和这种保持大脑健康的新方法。更强大、更光明、更健康的未来正在等待着你。

让我们开始吧。

肠道检查

GUT CHECK

你有哪些风险因素

尽管当前尚没有哪种单一的测试可以准确地判断肠道菌群的状态，但你可以通过回答几个简单的问题来收集其中的线索。这些问题还可以帮助你了解从出生至今的生活中到底有哪些经历可能影响着肠道健康。

请注意，虽然微生物检测试剂已经开始在市场上出现，但我认为这项研究尚无法判断检测结果（健康或不健康），以及你所承受的风险因素。我坚信，未来我们能够建立起基于证据的参数，并定义某些微生物特征和条件之间的相关性。但现在，这仍是一片复杂的区域；现在就断论肠道微生物组研究中与某种疾病相关的某些模式是否正是这些疾病的部分诱因或影响还为时过早。也就是说，这些工具可用于测量微生物组的多样性和普通成分。但即便如此，也很难说某一种微生物的鉴定就能证明你是"健康"的，在缺少受过专业训练的专业医生指导的情况下，我不建议各位自行去理解这些试验的结果。所以，我现在不得不叫停这些检测试剂盒。而下面这些问题将包含大量的个人信息，这将有助于提供个人风险因素的判断。

如果你对大多数问题的回答都是肯定的，先不要感到惊慌。肯定的答案越多，微生物组虚弱或功能失调的风险就越高，也越有可能影响你的心理健康，但请注意，这并不能说明你注定如此。我写作本书的全部目的就是让各位对自己的肠道健康负责，也就是对大脑健康负责。

如果你不知道问题的答案，请跳过。如果有任何一个问题会提醒你进一步发问，请放心，我将在接下来的章节中详细回答这些问题。现在，只要尽你所能回答这些问题即可。

1. 你母亲怀孕时是否服用过抗生素？

2. 你母亲怀孕时是否服用过强的松等类固醇？

3. 你是通过剖腹产出生的吗？

4. 你哺乳期不足一个月吗？

5. 你小时候经常耳朵和喉咙发炎吗？

6. 你小时候需要用耳管吗？

7. 你的扁桃体切除了吗？

8. 你是否曾经使用类固醇药物超过一周，包括类固醇喷鼻药或呼吸型吸入器？

9. 你每两到三年至少服用一次抗生素吗？

10. 你在服用抑制胃酸分泌的药物（用于消化性溃疡或胃食管反流）吗？

11. 你对麸质过敏吗？

12. 你对食物过敏吗？

13. 你对日常用品和商品中经常出现的化学物质特别敏感吗？

14. 你被诊断出患有自身免疫性疾病吗？

15. 你有 2 型糖尿病吗？

16. 你超重 9 千克以上吗？

17. 你有肠易激综合征吗？

18. 你每个月至少有一次腹泻吗？

19. 你每个月至少需要一次泻药吗？

20. 你患有抑郁症吗？

我打赌你现在肯定很好奇这一切意味着什么。本书会告诉你需要知道的所有答案。

它们没有眼睛、耳朵、鼻子或牙齿。它们没有四肢、心脏、肝脏、肺或大脑。它们不像我们那样呼吸或进食。你甚至不能用肉眼看到它们。但不要低估它们。一方面，细菌非常简单，每个细菌都只是一个细胞。另一方面，细菌极其复杂，甚至在许多方面都很复杂，它们可是一群迷人的生物。不要让它们无穷小的体型欺骗你。有些细菌可以在使你血液沸腾的温度下生活，另外一些细菌则能够在零度以下生长。有一种细菌甚至可以耐受千倍于你所能承受的辐射水平。这些微小的活体细胞以糖、淀粉甚至阳光、硫化物等各种物质为生。细菌是地球上所有生命的基础。它们是地球上最初的生命形式，也有可能是最后一种生命形式。为什么？生命绝不能脱离细菌而存活，连我们人类也不行。

虽然你可能熟悉，某些细菌可以致病甚至致死，但你可能不太熟悉这件事的另一面，我们的每一次心跳、呼吸和神经元的控制都有助于细菌维持人类的生命。这些细菌不仅在我们的身体内外与我们共存，它们还会帮助我们的身体运行人类存活所必需的一系列功能。

在第一部分中，我们将探讨人类微生物组——它是什么，它是如何工作的，以及人类肠道微生物组与大脑之间令人难以置信的关系。由于肠道细菌，各位将会了解到自闭症、抑郁症、痴呆症甚至癌症等多种疾病的共同点。我们也会了解健康微生物组发展与被损害的关键因素。很快你就会认识到，不管是肥胖还是阿尔茨海默病，我们可能要将这些现代瘟疫归咎于虚弱而失调的微生物组。在这一部分结束时，各位将对自己的肠道细菌有全新的认识，也对未来的身体健康有更强的体验。

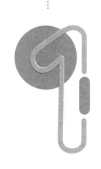

第一部分

来认识你的亿万朋友吧！

第1章

欢迎入门

与你生死相随的微生物伙伴

在爱琴海的一处美丽岛屿上，一位孕妇在家自然诞下一名男婴。这名男婴接受了两年的母乳喂养。在成长过程中，他没有任何关于美国文化的现代意识。快餐、果汁、苏打水对他来说都是极其罕见的食品。他的一日三餐基本都是由自家花园种植的蔬菜、当地产的鱼肉、自制酸奶、坚果和橄榄油组成的。他的童年时光不是在学校里学习，就是帮助父母做些农活，在家里的这片农场上，他们种植着绿色植物、制茶的草药和酿酒的葡萄。这里的空气如此清新，丝毫没有污染。

每当男孩生病时，他的父母就给他喂食一勺当地生产的蜂蜜，抗生素这种药物可是不可多得的。他绝不会患上自闭症、哮喘或是多动症。他因为一直积极好动而保持着身体健康、苗条。晚上，一家人都不会呆坐在沙发上，他们通常到邻居家串串门或者跳跳舞。男孩可能也不会面临抑郁症或阿尔茨海默病这类严重的脑失调疾病。实际上，他很有可能长寿，因为他的家乡伊卡里亚岛就是90岁老人们的故乡，在这里，几乎1/3的人口都以健康的身体和心理状态活到了100岁。[1] 当地人的癌症患病率仅有不到20%，心脏病发生率不到10%，而且几乎不存在痴呆症。

让我们再来看看出生在美国的一位小姑娘。这位女婴通过选择性剖腹产来到这个世界，而且仅食用配方奶长大。她在幼儿时期就遭受过多种感染，不管是慢性耳部感染还是鼻窦及咽喉感染，哪怕是普通感冒，她也会接受抗生素治疗。尽管女孩能够享有全世界最丰盛的营养，但她的饮食中含有过多的加工食品、精制糖和不健康的植物脂肪。六岁时，她已经体重超重，并被诊断患有前驱糖尿病。她越来越擅长使用电子设备，她的青年时期都在学校里接受严格的教育。但她目前正在服用抗焦虑药物，同时饱受行为问题的困扰，由于很难集中注意力，她的学业也越来越吃力。成年后，她患上脑部相关严重疾病的风险很高，其中包括焦虑和情绪失常、偏头痛以及多发性硬化症等自身免疫疾病。当她老去时，还将面对帕金森病或阿尔茨海默病。在美国，居民主要的死亡原因是痴呆等慢性疾病，而这在希腊岛屿上实属罕见。

这到底是怎么回事呢？在过去的几年里，一些新型研究为我们提供了更深入的理解：我们年幼时期所接触的物质究竟对自身的短期或长期健康有着怎样的影响。科学家们已经对人类微生物组状态和个人健康命运之间的联系进行了检验。问题的答案就隐藏在这两个孩子早年生活经历的差异之中，泛泛地说，部分经历与个体微生物组的发展密切相关，而这种微生物环境从出生起就占据着他们的身体，并且在终生健康和脑功能中发挥着决定性作用。

显然，这两个假设的情境中有我随意杜撰的成分。任何人的寿命以及一生中某些疾病的患病风险都涉及一系列影响因素。但是，让我们先来关注这两个孩子的早年生活经历，正是这一阶段的生活差异使得美国女孩的大脑发展与希腊男孩截然不同。男孩所生活的希腊岛屿是确实存在的。伊卡里亚岛坐落在土耳其西岸 50 千米远处，这里也是著名的"蓝色地带"，即西方发达地区中长寿老人比例最高、身体最健康的地区。当地人日常饮用的是葡萄酒和咖啡，他们年过八旬仍然精力旺盛，即便在临终前也保持着思维敏锐。一项研究发现，伊卡里亚男性活到90岁的概率将近美国男性的4倍，而且通常健康状况还要更好。[2] 这项研究还发现，伊卡里亚男性患上心脏疾病和癌症的年龄要比美国男性晚10年，而且基本不会有那么多抑郁症发生。该地区85岁前的老人患痴呆症的概率仅占美国同龄人患病概率的很小一部分。

当我们用科学的眼光来评判两处截然不同的地点，从而梳理出美国人所面临的健康问题的根源时，我可以毫无疑问地说，人类微生物组必将站在最前沿。在本书中，我将向各位证明，对人体健康而言，人体中的微生物组和氧气、水分同等重要。肠胃中的细菌到底和大脑以及相关疾病有何关联呢？

这将远远超乎你的想象。

到底是谁说了算？肠道中的细菌！

用超级英雄来形容肠道中帮助消化的微生物们，可能再合适不过了。尽管人们预计人类肠道中至少有10 000种不同的物种与人类共生，但一些专家认为，这一数字可能会超过35 000。[3] 新技术的出现最终帮助科学家们鉴定出了所有物种，而其中的一些细菌是人们无法采用传统方法在实验室中培养的。

就本书的主旨而言，我们将特别关注肠道中的细菌；它们组成了肠道微生物组的绝大部分，与酵母、病毒、原生动物以及真核寄生生物并肩作战，为人体健康发挥着重要作用。总的来说，与我们的身体（尤其是神经）相互合作的过程中，正是细菌扮演着最重要的角色。如果将肠道中的细菌收集在一起，它们的重量大约有 1.3～1.8 千克，这基本和大脑的重量相等（粪便中一半的重量都是由废弃的细菌构成的）。[4]

当你回想起高中生物课程所学习的消化系统时，你所了解的不过是消化系统将食物分解成营养物质并将其吸收。你可能阅读过有关胃酸和酶的知识，还有介导这一过程的荷尔蒙。你可能不得不记住食物由口腔到肛门所经历的消化步骤。你甚至可能学习过葡萄糖是如何进入细胞并转化为能量的。但你可能从没听说过肠道微生物组这一名副其实的生态系统，它就存在于你的消化系统内，而消化系统几乎统领着整个身体系统。你不会对肠道细菌进行试验，就身体健康而言，它们的 DNA 可比你自己的 DNA 有着更强大的影响。

我知道这令人难以置信，听起来就像科幻小说一样疯狂。但研究结果清清楚楚：从某种角度来说，你的肠道细菌或许也要算作一种器官。它们对健康的重要程度等同于心、肺、大脑等。最新的科学研究表明，那些寄居在肠壁褶皱处的肠道菌群可以：

- ◉ 协助营养物质的消化与吸收。

- ◉ 对有害的细菌（致病菌）、病毒和寄生物等潜在的入侵者创建物理屏障。一些细菌具有毛发状的线条，从而有助于其运动；这些线条被称作鞭毛，最近研究发现，鞭毛能够阻止一种引发致命性胃肠炎的轮状病毒的入侵。[5]

- ◉ 起到解毒作用。肠道细菌可以预防感染并作为抵抗众多入侵毒素的一道防线。实际上，由于它们能够中和食物中的许多毒素，所以也可被看作第二肝脏。因此，当肠道中的有益细菌减少时，肝脏的工作负荷便会增加。

- ◉ 极度影响免疫系统的应答。与你的惯性思维相反，肠道是人体中最大的免疫器官。此外，细菌能够通过控制特定的免疫细胞、预

防自身免疫来培养和支持免疫系统（自身免疫是指身体攻击自身
组织的一种状态）。

- ⊙ 生产并释放生理学上十分重要的酶和物质，就像维生素及神经递
质等化学物质对大脑的功效一样。

- ⊙ 通过菌落对内分泌系统（激素系统）的影响来帮助你处理压力。

- ⊙ 协助你享受安稳的睡眠。

- ⊙ 协助调控身体的炎症通路，从而降低各种慢性疾病的患病风险。

毫无疑问，健康肠道中的有益细菌绝不是享受免费食物和居住地
的非法占据者。根据肠道细菌对多种器官和系统的直接和间接影响，
它们所涉及的风险因素不只与大脑紊乱、精神疾病有关，而且与癌症、
哮喘、食物中毒、糖尿病与肥胖等代谢疾病、自身免疫疾病等密切相
关。简单来说，肠道细菌掌控着你的健康状况。

一些细菌可以说得上是永久居住者，它们会形成持久存在的菌
落。另外一些细菌只是短暂存在，但即便是过路的细菌也会有重要效
应。短暂存在的细菌在人体消化道内游荡，根据类型和独特特征，这
些细菌会对身体的整体健康起不同的作用。但是与永久居住的细菌相
比，它们形成的菌落较小，只需在被排泄掉或死掉之前停留较短的时
间。然而，在短暂的停留期内，这些细菌会执行大量的必需任务，它
们所生产的一些物质无论是对寄居菌的健康还是对我们自己的健康而
言都至关重要。

最终的大脑塑造者

想要全面了解肠胃与大脑之间的联系，需要读者们具备免疫学、
病理学、神经学和内分泌学的应用知识，但我在本书中仍然要向读者

们简单明了地介绍这部分内容。在接下来的章节里，各位读者会继续构建和巩固这些知识基础。

回想一下，上一次由于紧张、焦虑、害怕或者欣喜若狂而感到胃不舒服的时候。那或许是一次重要考试的前夕，或许是要在众人面前演讲之前，或许是在婚礼现场。科学家们刚刚发现，肠道和大脑之间的亲密关系是双向的：正如大脑能够给胃部传递信息一样，肠胃也可以延迟其对于神经系统的平静或兴奋作用。

迷走神经是 12 对脑神经中最长、分布最广的神经，它就是在肠道神经系统和中枢神经系统的上亿个神经细胞间传递信息的主要通道。迷走神经是第 10 对脑神经，它从脑干一直延伸到腹部，指挥着我们在下意识里控制的许多身体过程。这其中也包括诸多重要的生理任务，比如维持心律和调节消化。研究表明，肠道菌群能够直接影响迷走神经细胞的刺激和功能。实际上，其中一些肠道细菌可以像神经元一样释放化学信使，通过迷走神经以自己独特的语言和大脑交流。

每每提到神经系统，人们第一时间想到的可能都是大脑和脊髓。但那只不过是中枢神经系统。各位还应考虑到存在于胃肠道内的肠道神经系统。中枢神经系统和肠道神经系统是由相同的胚胎组织发育而来，二者就是通过迷走神经联系起来的。"迷走"（vagus）意味着"漫游、游走"，这个名称十分恰当，因为迷走神经就是在消化系统中游走的神经。[流浪者（vagabond）一词也来自同一个词根。]

肠道中的神经细胞实在多得难以计数，所以科学家们将这一整体称为"第二大脑"。第二大脑不仅调节肌肉、免疫细胞和激素，还操控着更为重要的生理活动。帕罗西汀、左洛复、依他普伦等常用抗抑郁药物能够增加大脑中血清素的可用性，血清素是一种主导快乐的分子，它能让人"感觉良好"。你可能会很惊讶，身体中所有血清素的大约80%～90%是由肠道神经细胞所操控的！[6]实际上，"肠道大脑"要比头部大脑产生更多的血清素。许多神经学家和精神病医生正逐渐意识到，在抑郁症治疗中，这或许是改变饮食结构要比抗抑郁药物的疗效更好的原因之一。实际上，近期研究正在揭露，我们的第二大脑或许根本不是第二重要的。[7]它能够区别于头部大脑而单独发挥作用，并且在不借助大脑指令或辅助的条件下调控许多功能。

在本书中，我将就肠道与大脑的联系介绍更多内容。在接下来的章节中，各位读者将会了解到许多生理功能，这些功能全部涉及微生物组的作用。尽管其中一些内容可能看起来完全不相干，比如免疫细胞的行为与胰腺释放胰岛素的多少，不过很快你就会了解到它们之间的共同特性：肠道细菌。在许多方面，肠道细菌都是身体中的守门员和统治者。它们组成了身体的司令部。它们就是身体健康的无名英雄和生命伴侣。它们正在以你从未想到的方式谱写着生命的乐章。

在连接肠道和大脑的过程中，肠道细菌也会帮助身体考量应对压力的整体响应。这种压力可以是生理上的，比如家里闯入不速之客，也可以是心理上的，比如避免与上司发生争吵。不幸的是，我们的身体还没有聪明到可以区分二者，所以不管你是在躲避家里的盗贼，还是准备踏入上司的办公室，你的心脏都会咚咚跳得厉害。尽管只有躲避盗贼才是真正的生存危机，但这两类场景的压力都是由身体感知得到的。所以在这两个情境中，你的身体都会迅速充满固醇和肾上腺素，免疫系统则会释放一种叫作炎性因子的化学信使，从而令身体系统进入高度戒备状态。这种机制在偶然发生的胁迫时刻能够正常运转，但是如果身体处于持续的压力之下，又会发生什么呢？

我们不太可能会一直遇到盗贼，但生理压力也包括遇到可能致死的毒素和病原物。而仅仅是饮食的选择就足以令我们每天都面对这样的情景。人体在遇到不喜欢的物质或成分时，尽管不一定会惊慌到进入"战斗或逃跑"⊖模式，但一定会经历某种免疫反应。在这类应激条件下的长期免疫激活及其导致的炎症反应会诱发慢性疾病，包括帕金森病、多发性硬化症、抑郁症、痴呆症、自身免疫疾病、溃疡性结肠炎甚至癌症等一系列心脏疾病和脑部疾病。在下一章中，我们会继续探索这一过程中的更多细节，但我们首先要理解的是，所有疾病都源于炎症反应的胡作非为，而免疫系统控制着炎症过程。微生物组又在其中发挥着怎样的作用呢？微生物组可以调控或管理免疫反应。它就是这样参与身体炎症过程的。待我将其细细说来。

尽管我们每个人都时刻处于有害物质及细菌的威胁之中，但我们的身体具有免疫反应这种良好的防御系统。当免疫系统也做出妥协时，我们很快就会成为致病物的牺牲品。如若没有免疫系统的迅速反应，就连蚊虫叮咬这样的小事也会成为致命的伤害。除去昆虫叮咬这样的外在事件，我们身体的每部分都时时刻刻处于可能威胁生命的物质的统治中，如果没有正常运转的免疫系统，这些物质时刻都会要人命。与此同时，我们还应认识到，处于平衡状态的免疫系统才能发挥最佳作用。

过度活跃的免疫系统会导致过敏反应等并发症；在严重情况下，免疫反应太过强烈会引发过敏性休克，这是一种可能致死的极端反应。此外，如果免疫系统受到误导，它可能无法将身体中正常的蛋白质识别为自身分组，并对其发起攻击。这就是自身免疫疾病的基本原理，通常用来治疗这类疾病的侵袭性免疫抑制药物往往具有强烈的副作用，其中就包括改变肠道细菌的分布。如果接受移植手术的患者对挽救生

⊖ 战斗或逃跑反应（fight-or-flight response）这一术语由美国心理学家怀特·坎农（Walter Cannon）创建，他发现，机体经受一系列的神经和腺体反应后将引发应激，使躯体做好防御、挣扎或逃跑的准备。——译者注

命的捐献器官出现排斥反应，这也是免疫系统的问题。免疫系统还能帮助身体识别及消除癌细胞，这一过程正在你的体内发生。

人类的肠道也具有其独特的免疫系统，即肠道相关淋巴组织（gut-associated lymphatic tissue，GALT）。它占据了身体整个免疫系统的70%～80%。这也充分说明了肠道的重要性和易感性。如果肠道中发生的生理事件对生命没那么重要，那么身体的大多数免疫系统根本没有必要分布在肠道中来守卫和保护它。

大部分免疫系统都分布在肠道中的原因很简单：肠壁是身体与外界的边界。除了皮肤之外，肠壁是最有可能面对外来物质及生命体的地方。肠壁免疫系统也与身体其他免疫细胞处于随时随刻的交流之中。如果肠道遇到了可疑物质，肠壁免疫系统会警示其他免疫系统处于警戒状态。

本书的内容可谓包罗万象，其中一个主题就是维持肠壁完整性的重要性，脆弱的肠壁只有薄薄一层细胞那么厚。在扮演肠道细菌和免疫系统细胞间的信号介导角色的同时，它还必须保持完好无损。我曾在2014年参加过一场专门研讨微生物组科学的会议，在会上，哈佛大学的阿莱西奥·法萨诺博士表示，接受肠道细菌信号的免疫细胞是身体的"第一反应员"。肠道细菌转而也能帮助免疫系统保持警惕，但不会进入完全防御模式。它们负责监控并"教导"免疫系统。这最终能够避免肠道免疫系统对食物产生不当反应或诱发自身免疫反应。我们会在接下来的章节里发现，在保证身体全面健康的过程中，肠道相关淋巴组织到底有多重要。它就像身体里的军队，随时防备着顺着肠胃系统入侵而来的威胁，而这些威胁会给身体甚至大脑带来不良影响。

人类和动物研究都表明，有害肠道细菌和病原肠道细菌会引发疾病，但这并不仅仅是因为它们与特定身体状况有关。比如说，幽门螺杆菌（Helicobacter pylori）负责制造溃疡，但这种病原菌也会与肠道免疫系统相互作用，引发炎症分子和应激激素的释放，并从本质上打开了身体应激系统的开关，让我们以为自己正在被一头狮子追赶。最新的科学研究还发现，有害细菌可以改变我们感知疼痛的方式；实际上，携带不健康微生物组的人群可能会对疼痛更敏感。[8]

肠道中的有益细菌则恰恰相反。它们力图使有害细菌的数量和作用达到最小化，同时与免疫系统、内分泌系统发生积极的相互作用。也就是说，有益细菌可以关闭慢性免疫系统反应。它们还能帮忙约束皮质醇和肾上腺素，这两种与压力有关的激素如果持续分泌，会给身体带来严重的破坏。

每种大型肠道菌群都有许多不同的株系，而不同的株系也有着不同的效应。肠道中最常见的两种微生物就是厚壁菌（Firmicutes）和拟杆菌（Bacteroidetes），在结肠内，它们占据了肠道菌群总量的 90% 以上。厚壁菌是臭名昭著的肥胖相关细菌，这是因为厚壁菌门的家族成员具有更多用于消化复杂碳水化合物的酶，所以它们从食物中提取卡路里等能量的效率会更高。最新研究发现，厚壁菌在促进脂肪吸收方面也功不可没。[9] 研究者们发现，肥胖人群的肠道菌群中的厚壁菌水平相对较高，而瘦人的肠道菌群中更多的是拟杆菌。[10] 实际上，这两种细菌的相对比例（即厚壁菌 / 拟杆菌比值）在决定健康状况和疾病风险上十分重要。此外，科学家们也刚刚发现，较高水平的厚壁菌会启动相关基因，从而增加了肥胖、糖尿病甚至心血管疾病的患病风险。[11] 这样看来，这两种细菌比值的改变就能够改变 DNA 的实际表达水平！

至今为止研究最为清楚的菌株则是双歧杆菌（Bifidobacterium）和乳酸杆菌（Lactobacillus）。不用担心自己记不住这些细菌的名字，在本书里，各位会见到形形色色的细菌以及它们复杂的拉丁学名，但我保证在读完本书后，你一定能够区分其中的许多菌株。尽管我们目前还不能保证何种比例的何种细菌是最佳健康状态的理想搭配，但总体而言，多样性才是关键。

在这里，我必须说明的是，有益细菌和有害细菌之间的界限或许没有你想象中的那么清楚。整体多样性和菌株间的相对比例才是最重要的影响因素。如果比例失调，某些对健康有益的菌株也会面目狰狞起来。比如说，鼎鼎有名的大肠杆菌（Escherichia coli）能够产生维生素 K，但也能引发严重的疾病；能够引发消化性溃疡的幽门螺杆菌也会正面调节胃口，这样人们才不会吃得过多。

再举一个例子来说，艰难梭菌（Clostridium difficile）的过度生长会导致危及生命的感染。这种疾病的特征是严重腹泻，在美国，每年仍有约 14 000 人因此而死亡；在过去的 20 年里，艰难梭菌感染的数量也迅速攀升。[12] 1993～2005 年，住院成人中感染艰难梭菌的数量增长至 3 倍；2001～2005 年，这一数目则增长了 2 倍多。[13] 由于一种超级致命的突变菌株的出现，死亡率也骤然上升。

一般而言，所有人在婴儿时期的肠道中都寄居着大量的艰难梭菌，而这完全没有问题，高达 63% 的新生儿以及 1/3 的学步期儿童都携带有艰难梭菌。但是，抗生素的过度使用等原因会导致肠道环境的改变并刺激这种细菌的过度生长，从而引发致命的疾病。乐观的一面就是，现在我们可以利用其他菌株非常有效地治疗这类感染，并恢复肠道菌群的平衡状态。

在接下来的章节中，你会了解到更多关于微生物组的内容，以及其他与免疫系统和大脑的密切关系，但在这里，我要先跳到另外一个问题：这些如兄弟姐妹般亲密的细菌究竟从何而来？或者说，它们究竟是怎样成为我们身体一部分的？

婴儿一出生就携带了部分细菌

我们所了解的微生物组的大部分内容都来自无菌小鼠的研究。这些小鼠经过改造后不携带任何肠道细菌，科学家们从而可以对缺失的微生物进行功能研究，或者将小鼠暴露在某种菌株环境下进行观察。举例而言，实验室里的无菌大鼠实验显示其患有急性焦虑症，它们无法掌控压力，有慢性肠道炎症及全身性炎症，并且脑源性神经营养因子（brain-derived neurotrophic factor，BDNF）这种重要的脑发育激素水平也相对较低。[14] 可一旦这些大鼠被喂食富含瑞士乳杆菌（Lactobacillus helveticus）或长双歧杆菌（Bifidobacterium longum）这两种常见益生菌的食物，上述症状就会消失。

过去人们认为，每个人在出生前都曾有一段不携带细菌的状态，母亲的子宫是一个相对无菌的环境。（我认为这种观点很快就会被推翻，因为最新研究已经发现子宫内的胚胎可能通过胎盘而接触到微生物，所以微生物组实际上早就存在于婴儿体内了。[15] 敬请期待这一课题的确定性研究。）当前的观点则认为，婴儿自产道内出生并接触到阴道细菌的那一刻起，微生物组就开始在体内繁衍生息了。尽管人们不愿意在心里想象这个过程，但母亲肛周区域的排泄物残渣也为新生儿接种了维系健康的微生物。

从健康免疫系统的最初发育而言，确立炎症"设定值"的一个重要因素可能就是个体的出生方式。这是微生物组功能性结果决定过程中最具影响力的事件之一。我所谓的设定值指的是身体发生炎症反应的平均或基线水平。各位读者可以把自己的设定值想象成设置为特定温度的内置恒温器：如果某人的设定值比较高，比如说固定在25.5摄氏度的恒温器，那么这个人发生炎症的整体平均水平就要比设定值较低的人高一些。尽管这其中可能会有一些变异，但总的来说，较高的设定值意味着较高的温度。正如我刚刚提到的，每个人的出生方式影响到体内微生物组的最初发展，转而又影响到与生俱来的炎症设定值。

我们可以改变自己的设定值吗？当然是可以的。正如我们通过饮食和锻炼能够改变体重及身体质量指数（BMI）的设定值一样，你也可以通过对基本生活方式的干预来改变炎症的设定值。但在介绍这些方法之前，我们首先要了解到早期生活经历的重要性，以及出生方式是如何塑造个人生活的健康风险的。

多项研究已经比较过剖腹产与自然顺产出生儿童间的差异。[16] 除了比较两类儿童微生物组的主导特征外，研究人员还检查了相关健康影响并得出了许多令人担忧的结论。这些研究表明，儿童肠道寄居菌群与母亲产道菌群有明显关联。一组科研团队在 2010 年进行的一项令人瞩目的研究表明，当他们采用基因测序来鉴定母亲与新生儿身上的细菌类型时，他们发现自然顺产的婴儿获得了类似于其母亲阴道微生物组的菌群，这主要由有益的乳酸杆菌组成，而通过剖腹产出生的婴儿具有类似于皮肤表面微生物组的菌群，这些菌群主要是潜在有害的冗余的葡萄球菌（Staphylococcus）。[17]

2013 年，发表在《加拿大医学协会期刊》（*Canadian Medical Association Journal*）的一项研究直接阐明了这个事实：婴儿肠道微生物群的破坏是如何与过敏、许多炎症及免疫问题发生联系的。[18] 这些研究人员强调了婴儿出生经历以及是否母乳喂养的影响。他们合理地将肠道微生物群视为"在健康和疾病中扮演多种角色"的"超级器官"。在对于这项研究的相关评论中，科罗拉多大学波尔得分校奈特实验室的罗伯·奈特（Rob Knight）博士说道："通过剖腹产出生或者食用配方奶的儿童可能在以后的生活中对于多种疾病都有较高的患病风险；

这两个过程都会改变健康婴儿的肠道微生物群，这可能就是造成风险增加的机制。"[19]

乳酸杆菌如此优越的原因就在于，它可以创造一个弱酸环境，从而降低了潜在有害细菌的增长。乳酸杆菌可以分解乳糖，产生有助于儿童大脑及神经系统发育的半乳糖，所以婴儿便能从母亲乳汁中的乳糖里获取有益成分。总的来说，剖腹产出生的婴儿可能无法获得丰富的乳酸杆菌供给；他们接触更多的是潜伏在手术室里以及粘在医生护士手上的皮肤细菌，这些细菌虽然占据了大多数细菌成分，却无法带来任何好处。此外，正如马丁·布莱泽（Martin Blaser）博士在他的著作《消失的微生物：滥用抗生素引发的健康危机》（Missing Microbes）中所说，在美国，通过剖腹产进行生产的每位女性都会采用抗生素，这意味着通过这种方式出生的所有婴儿都在强大的抗生素环境中打开了生命的大门——这简直是双重灾难。[20]

布莱泽博士是纽约大学微生物组计划的负责人，他进一步指出，如今美国 1/3 的婴儿是通过剖腹产的方式诞生的，自 1996 年来这一数值已经增长了 50%。如果这种趋势继续发展下去，到 2020 年，美国将有半数婴儿通过手术方式来到这个世界。我十分欣赏布莱泽对这一事实的雄辩："这些细菌到底叫什么名字并不重要，毕竟剖腹产婴儿所携带的初始微生物群并不是人类在数十万年进化过程中所精心挑选的那些。"[21]

此外，研究还证明了自然顺产的婴儿具有更高的双歧杆菌水平，这类有益的肠道细菌可以帮助肠道黏膜快速发育成熟。[22] 而通过剖腹产手术出生的婴儿则缺乏这类益生菌。思考生产过程的方式之一就是将其理解为给予新生儿一系列指导的过程，这将帮助他们以健康的状态开启生命。在离开子宫后，这将成为婴儿最后一次从母亲身体上获得主要传递的途径。通过剖腹产来到世界的婴儿就缺失了其中一些指导，即便借助人工方式甚至是母乳喂养和饮食，他们可能再也无法补回这些内容了。

腹腔与阴道这两种出生方式的健康状况数据对比结果令人十分震撼。基于大规模严谨控制研究的结果，剖腹产将导致如下一系列问题：

- ⊙ 过敏风险提高至 5 倍。[23]
- ⊙ ADHD 风险提高至 3 倍。[24]
- ⊙ 自闭症患病风险翻倍。[25]
- ⊙ 乳糜泻患病风险提高 80%。[26]
- ⊙ 成年后发生肥胖的风险提高 50%（此后我们也会提到，肥胖与痴呆症患病风险的升高直接相关）。[27]
- ⊙ I 型糖尿病患病风险提高 70%[28]（且糖尿病患者发生痴呆症的风险是他人的两倍多）。[29]

让我来表述得更清楚一些：剖腹产的确能够挽救生命，但从医学角度来说，这在某些情况下并非必需措施。包括家庭生产助产士以及专攻高风险生产的产科医师在内的大多数专家都同意，仅有一小部分分娩过程需要通过手术进行，但是剖腹产成了当前美国女性的常见选择。[30] 2014 年，一项美国全国范围内的新型研究表明，在 2001 年，美国有 26% 的孕妇通过剖腹产进行分娩，而其中 45% 的分娩手术并非症状必需。[31] 所以我总是在担心这种趋势，选择进行剖腹产的理由并不是出于母亲或婴儿利益的必需。也就是说，各项条件全部良好的孕妇本可以进行阴道分娩，却面临着预料之外的剖腹产选择。对于危及孩子的未来健康，她不会感到一点点愧疚或恐惧。

在后面的章节里，我会为各位读者继续介绍更详细的信息，无论是准妈妈们还是已为人母的女性，都可以从中学习如何弥补手术分娩的方式。各位母亲有许多方法可以支援新生儿正在发育的微生物组，并抵消掉分娩期间医疗干预所带来的潜在负面影响。

尽管人们会理所应当地认为，母亲通过产道将微生物传递给孩子的方式是哺乳动物所特有的，但我们已有证据证明，其他物种也会借助不同方式将自身细菌遗传给后代。[32] 这些物种包括海洋生物海绵（在 6 亿年前演化形成的第一种多细胞动物）、蛤蜊、蚜虫、蟑螂、粉虱、椿象、鸡和乌龟。重点在于，微生物的际代传递是生命的一种基本过程。

妨碍肠道细菌的三股恶势力

尽管我们不能改变自己的出生方式、哺乳方式以及婴儿时期最初携带的微生物种类，但好在我们还有机会通过饮食、环境暴露和生活方式来改变、拯救并养育健康的微生物组。到目前为止，你可能已经对妨碍肠道益生菌健康生长的恶势力有了大致概念。我会在后文中详细介绍非健康微生物组的潜在诱因。在这里，让我来简单介绍最强大的三股恶势力作为入门。

⊙ 恶势力一号：能够杀死肠道菌群或对其组分造成不良改变的物质。这其中包括所有的环境化学物质，以及食物、水、药物中的特定成分（比如糖、麸质、氯、抗生素等）。

⊙ 恶势力二号：健康、多样性菌群所需营养元素的缺乏。我将会介绍保证微生物组及大脑健康所必需的食物和成分。

⊙ 恶势力三号：压力。尽管这听起来像是压力对健康有害的陈词滥调，后面我会解释清楚压力的作用要比我们想象中更糟糕。

　　显然，其中一些因素很难时时刻刻避免。比如当抗生素是用来拯救生命的必需药品时，我们就很难避开它。稍后我会针对这些情况给出一些指导性意见，令大家能够尽可能维持肠道健康（同样包括妊娠期间的指定抗生素对于胎儿肠道的健康影响）。这最终也有助于维持大脑的功能和健康。

现代瘟疫"肮脏"的秘密

　　本书的主题之一，也可以说是污垢的力量。换言之，不卫生也会有巨大的价值。令人震惊的新研究发现，人类日益纯净的生活环境与心脏疾病、自身免疫疾病、癌症、痴呆症等慢性疾病的发生率有关。

　　斯坦福大学医学院的夫妻团队埃里卡和贾斯汀·索南伯格（Erica & Justin Sonnenburg）在微生物学及免疫学系有一家实验室，他们的研究集中于理解肠道微生物组内的相互作用以及肠道细菌与人类寄主间的相互作用。他们正在研究的是，在西方文明中，由于饮食、抗生素使用以及过度消毒而产生的大量微生物种类及多样性损失是如何解释我们逐步攀升的"西方"疾病发生率的，而这些疾病在传统的农业社会中并不常见。

　　在最近发表的一篇论文中，研究人员们确信，在人类历史中一直保持相对稳定的 DNA 可能正在与微生物组发生"不相容"，后者则因人类的现代生活方式发生着惊人的改变。[33] 他们同时也强调，西方国家的饮食中植物纤维含量较少，而植物纤维是肠道细菌的驱动燃料，这将导致微生物种类的减少，以及微生物代谢或在食物中发酵时所生产的有益副产物的减少。用研究者们的话来说，我们正在"饿死自己的微生物"，这有可能带来严重的健康隐患。顺便提一句，我们的肠道细菌所生产的副产物可以帮助调控炎症反应和免疫系统应答，这可是所有慢性疾病的两种关键因素。索南伯格夫妇曾写道："西方微生物群实际上可能已经发生了紊乱，这令人们很容易患上多种疾病。"[34]

西方饮食催生了西方微生物组

当你对非洲儿童和欧洲儿童的微生物组进行比较时，会发现两者大有不同。"西方"微生物组显著缺乏多样性，并且厚壁菌要多于拟杆菌，而这两类细菌是主导肠道生态的关键。众所周知，厚壁菌善于帮助身体从食物中摄取更多的卡路里和脂肪，当厚壁菌主导肠道时，它们就与体重增长密切相关；而拟杆菌就不具备这样的能力。因此，高水平的厚壁菌与低水平的拟杆菌这种分布模式就与肥胖风险的增加有关。[35]这种肠道菌群分布常见于都市人群，来自农村的人则更倾向于呈现相反的分布模式。

在了解清洁、低纤维的西方生活方式与慢性疾病发生率之间的联系时，我们还要考虑财富因素。在更富有、更清洁的国家，阿尔茨海默病这类疾病的发病率会更高吗？剑桥大学在2013年发表的一些研究就解释了问题的答案。[36]莫莉·福克斯（Molly Fox）博士及其同事对世界范围内192个国家的数据进行了分析。首先，他们检验了这些国家人群的寄生物传染率和肠道细菌多样性。之后，他们又回顾了阿尔茨海默病的发病率。

他们的发现十分引人注目。在公共卫生条件最差的国家中，阿尔茨海默病的流行率急剧降低。但在卫生条件较好的国家中，寄生物水平和肠道微生物的多样性也相对较低，而阿尔茨海默病的发病率却剧增。在英国、澳大利亚等城市人口高于 75% 的国家中，阿尔茨海默病发病率要比尼泊尔、孟加拉等城市人口不足 10% 的国家高出 10% 以上。他们总结道："基于我们的分析，卫生条件与阿尔茨海默病呈正相关……卫生条件的变化可能部分解释了阿尔茨海默病发病率的全球分布模式。这些结果可能有助于预测发展中国家的阿尔茨海默病疾病总量，这些地区的微生物多样性正在快速消失。"

　　请大家注意，图 1-1 中寄生物水平最高的国家（如肯尼亚）同样也是图 1-2 中阿尔茨海默病发病率最低的国家。

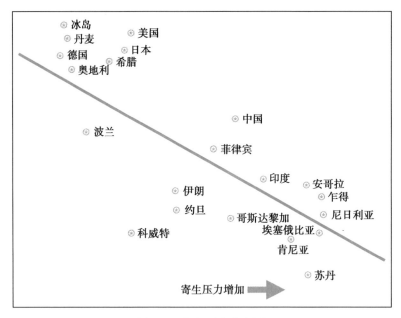

图 1-1　寄生压力分布图

　　我必须强调的是，相关性并不一定等同于因果关系，这项研究的结论也是如此。卫生条件的注重与阿尔茨海默病患病风险的增加强烈相关，但并不一定意味着这是引起阿尔茨海默病发病率升高的原因。无论是某种疾病的发生，还是不同国家中某种疾病的发生率，都涉及多种变量。也就是说，我们必须明确，这种证据持续攀升的程度令我们很难忽视如此强烈且一致的相关性。这的确是观察得到的结果，但演绎推理迫使我们至少要考虑一个事实，那就是我们的微生物组强烈地影响到许多慢性疾病的患病风险。这也令我们不得不提出贾斯汀·索南伯格博士曾经提出的疑问："细菌究竟对我们有多少影响？难道人类仅仅是允许微生物繁殖扩散的精致容器吗？"[37]

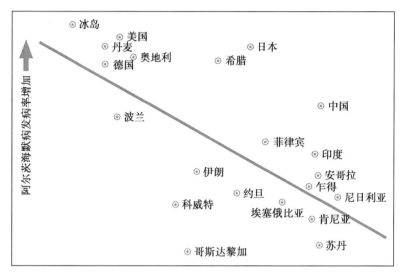

图 1-2　阿尔茨海默病发病率

这的确是个好问题。

不可避免的是，数百万年来，人类和这些微生物在共同进化。它们就像人类自己的细胞一样，组成了我们生命的一部分。我们的生命和健康都需要这些微生物。不幸的是，我们并没有尊重这些肠道菌群。它们在艰难的条件下执行着重要任务。是时候善待它们并给予它们应有的照顾了。只有这样，我们才能在现代生活方式的种种苦难中获得重大进步。

第2章

CHAPTER 2

决斗中的肠胃与大脑

关于炎症的新科学

　　一想到如今了解的这些有关于饮食在疾病风险与发展中所发挥作用的信息，回想父亲时我就会感到神伤。他曾是一位出色的神经外科医生，久负盛名的雷希诊所（Lahey Clinic）培养了他，而他现在住在穿过我的办公室停车场就能到达的一家养老院里。他的大脑早就遭受了阿尔茨海默病的侵袭。大多数时候他都认不得我，还以为自己是个实习医生，尽管他已经退休 25 年了。

　　有时候我很好奇，父亲要怎样做才能避免这种命运呢？我的患者们又该怎样做来逃脱这种疾病呢？当我为那些面临灾难般疾病的幸福家庭问诊时，同样的问题再次充盈我的脑海：这些究竟是如何发生的？他们哪里做错了？疾病是如何开始的？我们能否在某种程度上避免这样的现状？而后，我想到了身体中与大脑疾病相关的一项关键过程：炎症。

　　炎症和微生物组之间有联系吗？这就是我们在这一章即将讨论的内容。我将以阿尔茨海默病为例进行讨论，毕竟这种最可怕的神经系统疾病已经影响到 540 万美国人。这将有助于你理解肠道微生物群体状态与大脑命运之间不可磨灭的联系。

21 世纪的无用论

在 2014 年，我曾写过一篇名为《我们为什么必须关注阿尔茨海默病的预防》（*Why We Can and Must Focus on Preventing Alzheimer's*）的在线文章，那是在《纽约时报》（*New York Times*）宣布美国国立卫生研究院与 10 家制药公司、7 家非营利组织组建新型合作关系之后。[1,2] 它们致力于开发治疗阿尔茨海默病的药物。毫无疑问，这项历时 5 年、投资高达 2.03 亿美元的研究起初十分引人注目，但我曾经公开表明："这项貌似联合研究的事件，其最终目的值得怀疑。"

阿尔茨海默病耗资巨大。我在引言部分提到过的每年 2000 亿美元的标价并不包括阿尔茨海默病患者家庭所承担的情感代价，他们有时就这样消沉了好久。正如《纽约时报》文章中所透露的，制药公司"已经投入了惊人的资金来开发阿尔茨海默病等疾病的治疗药物，但一次又一次地在药物测试中失败"。同年，《新英格兰医学杂志》报道，两例有望用于阿尔茨海默病治疗的候选药物都无法带来实际意义上的益处。[3,4]

在这样的报道扰动人心之时，《美国医学会杂志》（*The Journal of the American Medical Association*）发表的另一篇文章表明，当前已通过美国食品药品监督管理局（FDA）批准并用于轻微至严重型阿尔茨海默病治疗的药物美金刚（memantine）不仅疗效差，而且与安慰剂相比，它还会加剧患者的功能衰退。[5]

我们不应如此笃定地支持这类合作研究的原因就在于，这完全是"优先次序的颠倒"。正如我在文章中所说，"最热衷于这些直接联系和财政支出的人，可能仅仅关注能够治疗阿尔茨海默病的特效药，因为他们只着眼于投资的收益与回报，而不怎么在乎减缓患者痛苦的药物的开发。"我知道这很残酷。但我认为这值得我们振臂一呼，来改变政策，尝试另一种选择。

与其在阿尔茨海默病等神经退行性疾病的治疗开发上花费如此多的精力和资金，我们不如聚焦于疾病预防措施的普及。这些预防策略在颇为知名的科研文献中早就有据可查，并且在降低神经退行性疾病发病概率这方面有着不可或缺的影响。医学研究者们已经发现，如果这些预防措施能够实施，那么美国新增阿尔茨海默病患者的数量将会减少一半以上。尤其是，当考虑到预测中饱受阿尔茨海默病折磨的患者人数将会在 2030 年翻上一番，普及这类预防信息理所应当是当务之急。[6]

很遗憾的是，经济效益和市场现实是很难克服的障碍。即便有些许机会，药物开发者也很难从饮食、锻炼等非专利性干预措施中获利，但这些生活方式因素无疑在脑退化和脑保护中扮演着重要的角色。

以下就是主要生活方式因素的一个绝佳案例：顶级医学期刊上众多知名的严谨研究都发现，高血糖和痴呆风险之间有高度相关性。正如《新英格兰医学杂志》在 2013 年的报道所说，即便是远不足以达到糖尿病范围的轻微血糖升高也会显著提升难治性痴呆症的发病风险。[7]华盛顿大学的研究者们评估了平均年龄为 76 岁的一组 2000 多人的群体。在研究的一开始，研究者们测量了这些被调查者的空腹血糖水平，继而对他们进行了长达 7 年时间的追踪调查。许多人在此期间罹患痴呆症。研究者们发现，研究起始的血糖水平与痴呆症发病风险直接相关。非常重要的一点是，这些被调查者并非糖尿病患者；他们的血糖水平不足以达到确诊糖尿病的临界值。

血糖水平可以直接反映饮食选择；进食过多精制糖及碳水化合物就很难控制自己的血糖。我会简要介绍血糖平衡与痴呆症风险

之间的关系，但一言以蔽之，这些知识将成为推动认知健康的重要
杠杆。

此外，《神经病学、神经外科学及精神病学期刊》（*Journal of Neurology, Neurosurgery and Psychiatry*）在 2013 年发表的一项研究发现，与低脂肪饮食者相比，以橄榄油或混合坚果形式在饮食中添加更多脂肪的老年人在 6 年内对认知功能的维持情况更好。[8]这类研究的潜在影响正在掀起一场医学界的改革。但失望地说，通过非侵入性的简单日常生活方式选择来进行疾病预防仍然缺乏像大胆的药物基础预防一样的英雄气概。尤其对于脑健康而言，我们是时候走出一条新路并向预防医学发起挑战了。我们绝对有信心这样做。与其花费巨大的资源来亡羊补牢，或许我们首先应该把门看好。身体上的"门"就与微生物组密切相关。为了了解这种关联，让我们先来探索炎症的作用，再转过头来解释人体肠道细菌的力量。

炎症：共同特性

大家都很熟悉炎症。在英语中，"inflammation"这个词来源于拉丁语中的"inflammare"，意为"点燃、焚烧"。发炎的组织在不断地燃烧，这可不是件好事情。炎症级联反应可能包括泛红、发热以及蚊虫叮咬后的肿胀，或者咽喉肿胀、脚踝扭伤后的疼痛。我们通常认为，蚊虫叮咬或皮肤擦伤后的疼痛是因为炎症反应。但是炎症所参与的疾病过程远远超乎你的想象。实际上，炎症就是身体愈伤反应的症结所在，它为受伤或感染处带来更多的免疫活性。但当炎症持续发作或毫无缘由地发作时，它便会深入身体、遍布系统通路，最终引发疾病。事实上，炎症涉及肥胖、糖尿病、癌症、抑郁症、自闭症、哮喘、关节炎、

冠心病、多发性硬化甚至帕金森病、阿尔茨海默病等多种疾病。

以阿尔茨海默病为例，炎症就发生在阿尔茨海默病患者的大脑中。我认为，这种炎症反应可能很难发现，因为大脑发炎时，我们根本无法观察到疼痛或肿胀等平日认定的炎症普通特征。大脑尽管能够感知到身体任何一处的疼痛，但它自身缺乏感知疼痛的受体，因此也无法意识到自己正在"燃烧"的事实。此外，在过去几十年里，科学研究已经一次又一次地清楚证明，炎症反应是成为阿尔茨海默病发展基础的一项基础过程。[9]

不论是大脑还是身体其他部位，与炎症相关的生化物质都有很多。在阿尔茨海默病患者中，能够指示炎症发生的生化物质（即炎症因子）水平增高，甚至能用于预测认知能力衰退和痴呆症发生。这些生化物质中最著名的就是细胞因子，这是一类由细胞释放并影响其他细胞行为的小蛋白，它通常是发炎过程中的重要参与者。C反应蛋白、白细胞介素6（IL-6）和肿瘤坏死因子α（TNF-α）都是细胞因子。我们现在已经能够观察到这些炎症化学物质在大脑中发挥作用的图像，所以才能鉴别炎症程度与认知损伤程度的直接关联（见图2-1）。

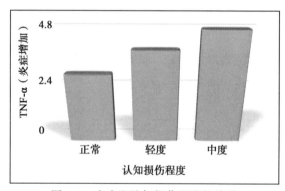

图2-1　炎症和认知损伤程度的关联

TNF-α 在身体炎症中尤其发挥着重要作用，除了阿尔茨海默病患者血液中 TNF-α 水平的提高外，在牛皮癣、类风湿性关节炎、心血管疾病、克罗恩病、哮喘等炎症疾病中也会观察到 TNF-α 水平的提高。[10,11] 在这些疾病中，TNF-α 的角色至关重要，所以制药公司都在投入巨额资金开发降低 TNF-α 水平的药物。如今 TNF 抑制剂的全球市场每年已超过 200 亿美元。[12]

在某些人中，特定基因能够天然增加炎症的发生，从而进一步提升炎症相关疾病的患病风险。[13] 但故事远不止遗传因子这么简单。不管是关闭或抑制"有害"基因的表达，还是启动"有益"基因表达来确保身体健康，人们总有许多方法来调控基因的表达。

在本书中，我将针对促进有益基因并抑制有害基因表达的基础方法之一进行深入探讨，这也能确保炎症反应在生存必须状况之外不发生反应，也就是维持健康的血糖水平。如果过多的糖分不能被清除或被细胞利用，那么糖分就会成为有毒物质，血糖升高会激发血流中的炎症。血糖升高还会诱发糖化反应，也就是说，糖分子会和蛋白及特定脂肪结合，从而形成无法正常运转的畸形分子物质。这些糖蛋白的专有名词，叫作晚期糖基化终产物（advanced glycation end products，AGEs）。身体并不能正常识别 AGEs，从而触发了炎症反应。在大脑中，糖分子和脑蛋白会结合生成致命的新结构，就此引发了脑退化及功能失常。

血糖失调与阿尔茨海默病之间的联系尤为强烈，所以研究者们现在把阿尔茨海默病叫作 3 型糖尿病。[14] 尽管记录这种现象的研究最早可追溯到 10 年前，但近期的研究正在逐步描绘出完整的知识网络。我们发现，肠道微生物群的改变与糖尿病发生、AGEs 增殖以及最终阿尔茨海默病患病风险的增加有关。下文我会先对此进行入门讲解，详细内容则留在第 4 章中进行介绍。

2012 年，《自然》（Nature）期刊发布的一项研究表明，2 型糖尿病患者会出现肠道细菌失衡（内部失调）现象。[15] 这种失衡导致糖尿病患者缺少肠道细菌生产的重要中间产物，从而不能维持消化系统的细胞健康。请注意，2 型糖尿病患者由于无法将血流中的葡萄糖转运到自身细胞中而承受着代谢压力。而在神经、大脑等缺少葡萄糖转运系统的身体组织中，科学家们也能鉴定出 AGEs 等其他形式的代谢压力，这导致了外周神经病变（神经受损导致的虚弱、麻木和疼痛）和血管及大脑功能损伤等众多问题。

在我看来，这项发现可谓是开拓性进展。要知道，至少对我而言，"肠道菌群受损是导致糖尿病和大脑疾病的级联反应事件中心"这个消息简直是太惊人了。我很欣赏一组中国研究团队近期在《食品科学和人类健康》（Food Science and Human Wellness）期刊报告中对这一研究的解释：[16]

> 近年来，研究人员已经在 2 型糖尿病患者的寄居微生物群方面取得了重要进展。微生物群不仅会在 2 型糖尿病发病时引发低水平炎症，而且通过炎症组分影响到 2 型糖尿病的进一步发展。它还涉及多种 2 型糖尿病相关并发症，包括糖尿病视网膜病变、肾脏毒性、动脉粥样硬化、高血压、糖尿病足溃疡、囊性纤维化和阿尔茨海默病等。这些研究共同表明，在 2 型糖尿病中，微生物群在维持肠道屏障完整性、维系正常代谢平衡、保护寄主免受病原物侵染、改善寄主防御系统以及影响神经系统等方面有重要作用。

研究者们继而讨论了饮食选择在改善微生物群及降低患病风险方

面的重要作用。他们还指出，已知具有抗糖尿病能力的多种草药和增补剂都可通过微生物组来控制血糖。换言之，这些药物不一定直接影响胰岛素和葡萄糖；它们反而是对微生物组起到积极作用。例如，传统中药小檗碱、高丽参以及茶叶、咖啡、葡萄酒、巧克力中的抗糖尿病成分都是通过肠道细菌而发挥作用的。这些成分可以改善肠道细菌组成，或者在被吸收到身体内之前经由肠道细菌的代谢。数千年后，古老的中药实践终于得到了应有的解释。正是肠道细菌首先利用了中药成分，所以我们才能从中受益。

詹姆斯·希尔（James M. Hill）博士是美国路易斯安那州立大学医学院的神经学教授和资深研究员。他的实验室和许多其他高科技实验室一样，致力于研究肠道微生物组与大脑疾病患病风险之间的联系。他最近发表的一篇报告概括了大脑及其功能受肠道细菌影响的多种方式。[17] 在这项研究中，他采用小鼠模型来探索有益肠道细菌是如何生产脑源性神经营养因子、γ- 氨基丁酸（gamma-amino butyric acid，GABA）和谷氨酸等重要的大脑化学物质的。这些化学物质的水平能够直接反映肠道细菌的状态；当研究者们破坏小鼠的肠道细菌时，他们不仅观察到小鼠的行为改变，还统计出这些化学物质的水平变化。

在前文中，我将脑源性神经营养因子称为关键的大脑生长蛋白。脑源性神经营养因子参与了创建神经元的神经形成过程，它还能够保护已有的神经元，确保它们存活并促进神经元间的突触连接。突触的形成对于思维、学习和更高水平的大脑功能而言至关重要。脑源性神经营养因子水平下降可见于多种神经疾病，包括阿尔茨海默病、癫痫、神经性厌食症、抑郁症、精神分裂症和强迫症等。尽管人们可以通过有氧运动和摄取欧米伽 -3 脂肪酸 DHA 来提高脑源性神经营养因子水平，但我们正逐步发现，这种极为重要的大脑化学物质深深依赖于肠道细菌的平衡。

2013 年 11 月，波士顿大学医学院的一组团队在《美国医学会杂志-神经病学分册》（*JAMA Neurology*）上发表了一篇精彩报道，该研究揭示了血液中脑源性神经营养因子水平与痴呆症患病风险的联系。[18] 该研究采集了非常著名的弗雷明汉心脏研究（有史以来最大规模的流行病学研究之一）的信息，并观察了 2131 人的血液脑源性神经营养因子水平。这些被调查者在研究开始时都未患痴呆症，研究人员对其进行了长达 10 年的跟踪调查。

波士顿大学的研究者们发现，与研究开始时脑源性神经营养因子水平最低的被调查者相比，具有最高水平脑源性神经营养因子的人患痴呆症的风险要降低一半以上。他们认为，"在注定要患上痴呆症或阿尔茨海默病的健康人中，或许脑源性神经营养因子水平也有所下降"。研究者们总结道："我们的发现揭示了脑源性神经营养因子在生物学及痴呆症和阿尔茨海默病预防中的重要作用。"[19]

肠道细菌制造的另一种重要化学物质 GABA 是一种氨基酸，它是中枢神经系统中的神经递质。在大脑中，这种主要的化学信使能够通过抑制传递令脑电波恢复正常而让神经活动恢复平静。换言之，GABA 令神经系统回复到更加稳定的状态，这样人们才能经受住压力。2012 年，贝勒医学院和得克萨斯州儿童医院的研究者们发现了一种可以大量分泌 GABA 的双歧杆菌菌株，这表明 GABA 不仅参与了脑疾病的预防或治疗，还能作用于克罗恩病等炎症肠道疾病。[20] 由于 GABA 能够减弱神经活动，所以它也负责监控焦虑状态。当然，焦虑也是导致炎症肠胃疾病的常见诱因。

肠道细菌生产的另外一种重要神经递质——谷氨酸，则参与了认知、学习、记忆等大多数正常大脑功能。在健康大脑中，谷氨酸水平十分充裕。不管是焦虑、行为障碍还是抑郁症、阿尔茨海默病，一连串的神经问题都要归咎于 GABA 和谷氨酸的缺乏。

在众多微生物与大脑健康联系的最新研究中，最需要牢记的一点就是，"破坏"并不仅仅是指微生物组的失衡。在这种情况下，有害细菌要远远超过有益细菌，从而诱发炎症反应并掠夺身体中有益细菌所生产的重要材料。如今，数百万人的肠道已被逐渐增加的肠壁通透性所破坏，这会持续诱发低水平的炎症反应。

肠道渗漏的危险

从食道到肛门，人类的消化道表面仅由一层上皮细胞组成。这层细胞为身体的内外环境之间隔开了一道重要的屏障。实际上，包括眼睛、鼻子、咽喉、消化道在内的所有黏膜表面都是各种病原微生物入侵的主要通道，所以我们的身体一定会把它们完好保护起来。这些表面的黏膜组织能够分泌黏液（mucus），所以才有了黏膜（mucosal）的称呼。肠道黏膜是人体最大的黏膜表面，它有三项主要功能。第一，肠道黏膜是人类从食物中获取营养的媒介或机制。第二，肠道黏膜可以阻挡可能有害的颗粒、化学物质、细菌以及其他有机体进入血液中，以免造成健康威胁。第三，肠道黏膜含有一种叫作免疫球蛋白的化学物质，免疫球蛋白能够与细菌和外来蛋白结合，从而阻止它们吸附到肠道表面。这类化学物质是肠道表面另一侧的免疫细胞所分泌的抗体，它们能够穿过肠壁并运输到肠道中。这最终令病原微生物和外来蛋白能够被清除出去。

人体从肠道中吸收营养物质的途径有两种：在跨细胞途径中，营养物质可通过上皮细胞进行移动；在细胞旁途径中，营养物质则通过上皮细胞之间的紧密连接（tight junction）进行移动。细胞之间的这种紧密连接是错综复杂并经受高度调节的。当我们提到肠道的通透性或者说"肠道渗漏"时，指的就是这些紧密连接的能力，而这些细胞连接组织通常只有10～15Å（Å是长度单位"埃"的缩写，这一单位大约仅有针头的百万分之一大小，它要比典型的病毒或细菌小得多）。如果这些连接组织不能正常工作，它们就无法合理判断能够通过肠道表面的营养物质或应拒之门外的潜在威胁。作为忠诚的守门员，这些连接组织在很大程度上决定了炎症的临界值，即身体在任何时间点的炎症基线水平。当前已经有据可查的是，当肠道屏障受损时，由于炎症水平增加，人更容易遭受一系列的健康威胁，包括类风湿性关节炎、食物过敏、哮喘、湿疹、乳糜泻、炎症性肠病、HIV、囊性纤维化、糖尿病、自闭症、阿尔茨海默病和帕金森病。[21]

　　很难想象，人们会主动想要造成肠道渗漏，但事实上，肠道渗漏还是有些好处的。霍乱弧菌（Vibrio cholerae）造成的霍乱等肠道感染，其特征就是肠道在另一方向的渗漏增加，这令血液中的更多液体进入到肠道中，可能有助于稀释有机物及其毒性，可以使身体最终通过腹泻清除掉这些烦人的细菌，而腹泻在这种疾病中表现得尤为强烈。

　　有趣的是，正是与霍乱有关的肠壁通透性增加这一模型让哈佛大学的阿莱西奥·法萨诺鉴定到了最新确立的科学关系，即谷蛋白消耗、肠道通透性增加与全身广泛分布的炎症之间的关系。[22] 我有幸聆听过几次法萨诺博士关于这一课题的讲座。几年前，他曾经分享过自己职业生涯中的意外发现所带来的影响。当意外发现这一惊人的关系时，教科书上关于肠道渗漏、麸质和炎症的内容又增添了新的章节，而他曾试图开发出治疗霍乱的疫苗。这说明，科学研究也能带来意想不到的发现。

　　人们现在逐渐开始强调肠道渗漏的危害，因为新的科学研究告诉我们，肠道完整性缺失所造成的炎症还会导致大脑渗漏。长久以来，人们认为无论如何大脑都是受到绝缘保护的，身体其他部位所发生的事情均与其无关，仿佛大脑是一处不可侵犯的圣地。你之前可能听说过，大脑有一处具有高度保护性的强化门能将有害物质隔绝在外，那就是血脑屏障。许多年前，人们一度认为血脑屏障就像一堵密不透风的墙，它能将所有造成威胁的物质阻挡在外。然而，直到最近，科学研究才发现，许多物质能对血脑屏障的完整性造成威胁，并且让大脑中的多种分子面临可能的麻烦，这包括蛋白质、病毒甚至是正常情况下会被排除掉的细菌。[23] 仔细想来，肠道环境的改变竟然可以暗中破坏大脑保护自身对抗潜在有毒入侵者的能力。

　　令人更加震惊的是，法萨诺博士的近期研究发现，当肠道暴露于麸质中的醇溶蛋白时，不仅肠道的通透性会增加，血脑屏障也会变得更通透。[24] 这就像是错误打开了一扇门后，另一扇门也被打开了。入侵者接踵而至。

　　这时你可能会问一个问题：我们怎样才能判断自己的肠道是否渗漏呢？我每天都会对患者进行简单的血液测试，来辅助判断他们肠壁的完整性。我所采用的测试叫作 Cyrex Array 2，这是当今市场上能够提供的最为全面的筛选测试。Cyrex 实验室（www.CyrexLabs.com）所提供的这种测试能够测量免疫系统在脂多糖条件下所产生的抗体。所有与微生物组、炎症和大脑相关的情景都无法回避这种分子的影响。

身体的燃烧装置：脂多糖

　　如果生物学中真的存在点燃身体炎症通路的恶人，那一定是脂多糖（lipopolysaccharide，LPS）无疑了。脂多糖是脂质（脂肪）和糖的组合物，它是部分细菌外膜的重要成分。除了保证细菌结构的完整性，脂多糖还能保护这些细菌免遭胆囊分泌的胆汁盐分解。受脂多糖保护的细菌叫作革兰氏阴性菌（这类细菌在用于鉴别细菌的革兰氏染色法中可脱去结晶紫的染色），正常情况下，肠道中的革兰氏阴性菌十分充裕，大约占所有肠道菌群的 50%～70%。我们一直都知道，如果脂多糖进入到血液，就会在动物体内诱发强烈的炎症反应。（脂多糖被归类为内毒素，也就是说，这是一种来源于细菌的毒素。）

在研究试验中，脂多糖通常用于制造即刻的炎症反应。在阿尔茨海默病、多发性硬化、炎症性肠病、糖尿病、帕金森病、肌萎缩侧索硬化（ALS，俗称"渐冻症"）、类风湿性关节炎、狼疮、抑郁症甚至自闭症等疾病的研究中，动物模型都会采用脂多糖，因为它能够快速引发身体的炎症反应。这最终令研究者们得以了解这些疾病，并检验其与炎症的关系。人体研究表明，在上述多种疾病中，脂多糖标记物水平均有所提高。

通常情况下，脂多糖被肠壁细胞的紧密连接阻隔在血流之外。但是如你所想，当这些连接组织受到损伤而肠壁发生渗漏或渗透时，脂多糖便进入血液循环、"点燃"炎症反应并造成损伤。所以血液中的脂多糖水平不仅能够反应炎症水平，而且能对肠道渗漏起到指示作用。

在一项关于脂多糖的惊人研究中，得克萨斯基督教大学的研究生玛丽耶勒·苏珊娜·卡恩（Marielle Suzanne Kahn）及其同事发现，在实验动物的体内（而不是大脑）注射脂多糖会导致压倒性的学习障碍。[25] 此外，这些动物的大脑记忆中心海马体中会发生 β- 淀粉样蛋白的水平提升。β- 淀粉样蛋白是一种与阿尔茨海默病病理学强烈相关的蛋白质。研究者们正在努力攻克降低大脑中 β- 淀粉样蛋白水平或者抑制其形成的方法。

最重要的是，血液中脂多糖水平的提高对于大脑中 β- 淀粉样蛋白的增多而言会发挥巨大的助力作用，而 β- 淀粉样蛋白又是阿尔茨海默病的主要特征。其他研究发现，接受腹腔脂多糖注射的小鼠会发生严重的记忆问题。[26,27] 脂多糖也被发现与脑源性神经营养因子的产量下降有关。[28] 此外，我们现在还发现，阿尔茨海默病患者血浆中的脂多糖水平是健康人的三倍（见图 2-2）。[29] 这是肠道–大脑联系及炎症与肠道通透性影响的又一力证。我们已知的是，所有人的肠道中都存在脂多糖，因为这是肠道细菌的一种重要结构组分，但它绝不应出现在血液中，血液中的脂多糖极具毁灭性。

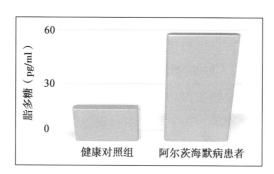

图 2-2 脂多糖与阿尔茨海默病

肌萎缩侧索硬化又称卢伽雷病（Lou Gehrig's disease），由于无法治愈且仅有一种疗效甚微的 FDA 批准药物，所以肌萎缩侧索硬化几乎是一种毁灭性的致命疾病。在美国，肌萎缩侧索硬化波及超过 3 万名患者。当前的研究正聚焦于肌萎缩侧索硬化中脂多糖及肠道通透性的作用。肌萎缩侧索硬化患者不仅血浆中的脂多糖水平较高，而且脂多糖水平与疾病严重程度直接相关（见图 2-3）。这一最新数据令许多专家都感到好奇，肌萎缩侧索硬化的主要诱发因素究竟是不是既不在大脑中也不在脊髓中，而是存在于肠道里。换言之，这些年来，研究者们对这种疾病的研究可能都用错了地方。关于脂多糖及其诱发炎症的证据十分确凿，以至于旧金山大学的科学家们认为这一知识可能"代表着对肌萎缩侧索硬化患者进行干预治疗的最新靶点"。[30]

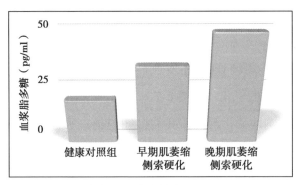

图 2-3　脂多糖和 ALS

　　还有一项研究也可以展示脂多糖的威力：拉什大学医学中心的克里斯托弗·福塞斯（Christopher Forsyth）博士及其同事已经发现脂多糖和肠道通透性对于帕金森病的直接相关联系。[31]帕金森病患者的脂多糖水平要高于健康者。在下一节中，我们会继续了解抑郁症的最新研究，以及最凶恶的犯罪嫌疑人——脂多糖水平提高是如何诱发情绪障碍的。

大脑健康，始于肠道

　　各位读者现在大概已经可以猜测到我即将给出的结论了，我们确实应当关注自身肠道部落的饮食和培养。同时，我们还应确保肠壁的完整性。在先前的著作中，我曾提出过与神经功能和大脑健康干扰有关的身体炎症的主要诱因，比如说麸质和糖等常见成分，以及健康脂肪、锻炼、舒适睡眠等解毒剂的缺乏。但现在我们更能证明的是，故事并非起始于身体对面包和薄饼卷的炎症反应，而是起始于扰乱的微生物组，以及脂多糖等分子一旦进入血液循环所带来的灾难性影响。

正如各位读者将在后续章节中所学习的知识一样，抗生素及其他药物、氯化水、部分食物甚至是压力等因素都会参与到肠道细菌多样性和平衡的决策中，因此也决定着炎症的临界值。肠道微生物不仅影响人类的身体环境，而且会通过产生某些影响大脑和整个神经系统健康的化学物质来作用于整个环境。它们决定着肠壁的力量和坚韧性。它们甚至可以产生对大脑健康至关重要的多种维生素，包括维生素 B_{12}。当前的研究已经证实，低水平的维生素 B_{12} 是痴呆症的巨大风险因素，更不用说抑郁症等其他神经系统疾病了。[32] 在职业生涯中，我不止一次看到抑郁症患者仅通过维生素 B_{12} 补充剂而在临床上获得显著改善。研究表明，在美国，维生素 B_{12} 缺乏症影响到 10%～15% 60 岁以上的老年人，[33] 而且这可能与其不良的饮食习惯和想要保持健康而服用药物所导致的肠道细菌的变化有关。其中的联系很简单：在体内，维生素 B_{12} 的合成主要发生在小肠中，肠道细菌就是在这里利用钴和其他营养物质对其进行制造。虽然我们也可以从饮食中获得维生素 B_{12}，并且主要来源于包括鱼、肉、禽、蛋等动物性食物，但是在肠道吸收并用于满足日常需求的维生素 B_{12} 往往来自那些细菌工厂。

我已经无数次重申：肠道细菌的健康和多样性直接取决于你的食物。那些高纤维的食物可以为肠道细菌提供燃料，精制糖的减少则会巩固细菌的多样性，这都有助于保持肠道壁的完整性，维持血糖水平，减少炎症发作以及对大脑健康和功能至关重要的物质和分子的制造。此外，诱发炎症和控制炎症的脂肪酸之间的区别很大。欧米伽 -6 脂肪酸在当今的美国饮食中十分典型，一方面这种能够诱发炎症的脂肪酸常见于许多植物油，而它与多种脑疾病和心脏病的风险增加有关；另一方面，常见于橄榄油、鱼、亚麻仁、野生食草动物等的欧米伽 -3 脂肪酸则会促进脑功能并消灭炎症发作，实际上，它还能抵消欧米伽 -6 脂肪酸所带来的危害。人类学研究表明，人类的祖先食用欧米伽 -6 脂肪酸和欧米伽 -3 脂肪酸的比例大约为 1：1。[34] 而在当今，我们摄入欧米伽 -6 脂肪酸的含量大约是人类祖先的 10～25 倍。

让我先来简要介绍一下"咖啡是大脑的保护剂"这一观点，因为这将让你更加信服，饮食选择对于肠道细菌的巨大影响。《阿尔茨海默病杂志》（*Journal of Alzheimer's Disease*）的最新论文表明，饮用咖啡的人患阿尔茨海默病的风险有所下降。芬兰的科学家们与瑞典卡罗林斯卡学院的研究者共同合作，他们对 1409 名年龄为 65～79 岁的老年人进行了平均 21 年的观察。[35] 每日饮用不超过两杯咖啡的人被界定为低度咖啡饮用者，每日饮用 3～5 杯咖啡的人被视为中度咖啡饮用者，而高度咖啡饮用者每日饮用超过 5 杯咖啡。与低度饮用者相比，中度咖啡饮用者在中年就体现出阿尔茨海默病患病风险的 65% 下降。（尽管高度饮用者的痴呆症患病风险也有所下降，但是该组人数不足以得出统计学上的显著结论。）研究负责人、卡罗林斯卡研究所临床老年流行病学教授米亚·基维佩尔托（Miia Kivipelto）博士如此评论道："全球范围内咖啡消耗数量之大，研究结果对于痴呆症及阿尔茨海默病的预防或延迟或许有着重要影响。这些发现仍需其他研究的进一步证实，但这项研究已经说明，饮食干预或许能够改变痴呆症及阿尔茨海默病的患病风险。"[36]

我想继续深入介绍一些内容。研究者们刚刚开始阐释咖啡对于大脑的保护作用，而最新研究也指出，这种作用是在微生物组的水平上产生的。实验室研究已十分广泛而确定地表明，咖啡可借助肠道微生物的作用来降低 2 型糖尿病、中风、阿尔茨海默病、帕金森病甚至是癌症和心血管疾病的患病风险。[37,38] 其中大量的作用机制涉及肠道细菌的功能。[39] 首先，肠道细菌可以很轻松地消化残留在液体中的咖啡豆纤维，并从中提取能量用于自身的生长和健康。其次，也有研究表明，饮用咖啡会造成厚壁菌 / 拟杆菌比例的下降，稍后我们会介绍这一比例的转变与糖尿病和肥胖风险下降以及炎症发作减少的联系。此外，我们还了解到，咖啡富含多酚类物质，而多酚具有众所周知的健康属性，它是人类饮食中最为丰富的抗氧化物。据估计，人类每日平均摄入 1 克多酚类物质，这可是维生素 C 摄入量的 10 倍、维生素 E 和维生素 A 摄入量的 100 倍。多酚不仅存在于咖啡中，红酒和其他食物同样富含多酚，并因此成为研究的焦点。

可问题的关键在于，人类身体提取和利用多酚的能力很大程度上取决于肠道细菌。对于人体健康而言，这些细菌再次成为生理功能调节的重心所在。为了从食物来源的多酚中全面获取健康效益，大家必须有个健康的微生物组。

肠道细菌降低大脑疾病患病风险的三种方法

1. 肠道细菌可以控制炎症发作。肠道细菌的平衡及多样性可以调节身体炎症的发生。多种有益细菌的健康水平限制着身体及大脑中炎症化学物质的生产。如你所知，炎症是糖尿病、癌症、冠心病、阿尔茨海默病等退行性疾病的基础。

2. 肠道细菌可以维持肠壁完整性并阻止肠道渗漏。肠道细菌失衡所造成的肠道渗漏会导致肠道中常见的多种蛋白质穿透肠壁并激发免疫系统。这种场景会激发免疫反应，从而再次导致炎症。我们现在知道，多种因素会提升肠道通透性，其中包括部分药物、病原细菌、压力、环境毒素、血糖升高以及麸质等成分。

    3. 肠道细菌能够制造有益于大脑健康的重要化学物质，其中包括脑源性神经营养因子、多种维生素甚至是谷氨酸和GABA等神经递质。它们还能将多酚等食物来源的成分分解成更小的抗炎症分子，令其得以被吸收到血液中并最终对大脑起到保护作用。

炎症、肠道和强大的线粒体

为了完整讲述炎症的循环，我们不得不细细观察人体中线粒体的作用。线粒体是人体中微小的细胞器，它们存在于除红细胞外的所有细胞中，并以三磷腺苷（ATP）的形式为人供给化学能量。线粒体具有自身的DNA，而当前科学认为线粒体来源于细菌的内共生，也就是说，线粒体曾经是独立生存的细菌，而这种细菌最终寄居在人体细胞中并为细胞提供能量。线粒体DNA和细菌DNA一样呈环状，这和细胞核中的遗传物质大不相同。

我们现在已经意识到，这种细胞器的功能可远不止产生能量这么简单。线粒体可以对细胞核DNA起到非常重要的调控作用。鉴于线粒体的细菌来源及其独特的DNA，它也应当被视为人类微生物组的一部分。健康的线粒体打造健康的人类。例如，在阿尔茨海默病、帕金森病甚至是癌症中，线粒体都发挥着重要作用。

1897年，德国医生卡尔·奔达（Carl Benda）首次观察到这种如微小的丝状谷物般的亚细胞颗粒。线粒体的英文mitochondria就来源于希腊语的mitos（线）和chondrin（谷物）。（顺便一提，尽管细胞核含有两份DNA拷贝，但线粒体可能含有5～10份DNA拷贝。）

直到 1949 年，美国科学家尤金·肯尼迪（Eugene Kennedy）和阿尔伯特·伦宁格（Albert Lehninger）才发现了线粒体"能量工厂"的作用。基本来说，线粒体可以利用碳水化合物作为燃料并将其转化为能量，从而驱动大多数细胞功能。通过这种反应产生的能量叫作有氧代谢，因为在这一过程中氧气已被耗尽，就像点火燃烧一样。但线粒体呼吸和点火燃烧这种在失控反应中释放能量可不一样，线粒体能量被储存在 ATP 这种独特分子中。富含能量的 ATP 继而可被运输到整个细胞中，并在特定酶的存在下，根据需求释放能量。大脑、骨骼肌、心脏、肾脏和肝脏中的每个细胞可能都含有上千个线粒体，甚至在一些细胞中，线粒体能够占到整个细胞的 40%。根据米兰大学恩佐·尼索利（Enzo Nisoli）教授的说法，每个人都拥有超过 1000 万个线粒体，这占据了人体体重的 10%。[40]

为了便于理解，各位读者需要了解一项根本事实，在产生能量的过程中，氧气的利用效率十分之高。尽管细胞的确可以在缺氧条件下利用其他化学途径来生产 ATP，但这种厌氧代谢过程的效率仅是有氧代谢的 1/18。这种极高的氧气利用率可谓代价不菲。

线粒体工作过程中的一种重要中间产物就是与氧气有关的化学物质——活性氧（ROS）。活性氧通常被视为自由基。（在严谨的科学描述中，"自由基"不仅指活性氧，它还包括类似的活性自由基家族——活性氮。为了简化文字并遵循非科研出版物中的常用惯例，我们采用"自由基"这种表述来指代活性氧。）

当今世界的大多数人都很熟悉"自由基"这个词汇，不管是美容杂志，还是抗衰老护肤品广告，自由基的字眼都十分常见。尽管自由基在体内的副作用已被妖魔化，但它在人体生理学中的确有多种积极作用。自由基参与了细胞凋亡的调控，而这是细胞发生自我毁灭的过程。尽管把细胞自杀的过程看作有利事件有点让人费解，但凋亡确是重要而必需的细胞功能。细胞凋亡的英文 apoptosis 最初可追溯到希腊名医希波克拉底（Hippocrates），它的最初含义是"叶的脱落"。直到 1972 年，阿拉斯泰尔·居里（Alastair R. Currie）在《英国癌症杂志》（*British Journal of Cancer*）上发表的文献中才首次赋予这个词科学含义。此后，研究者们便采用这一词汇来描述细胞被有意消除的过程。

比如说，没有细胞凋亡，人类就不可能有五根不同的手指，因为在胚胎发育时期，正是细胞凋亡的过程令肢芽得以分化成手指，从而令连指手套般的手掌发育成五指分明的手。细胞凋亡至关重要，它令人体得以摆脱大量持续出现的癌细胞。每天都有 100 亿个细胞终止生命，为更新、更健康的细胞让路。而线粒体在生产能量过程中制造的自由基就在细胞凋亡过程中发挥着作用。

和生命中的大多数事物一样，细胞凋亡也有它的黑暗面。尽管在许多情况下，激活细胞中被毁坏的基因是一件好事，但当线粒体功能受损时，正常的健康细胞也能诱发细胞自杀的过程。实际上，这是一种神经元损伤的基础机制，它会造成阿尔茨海默病、多发性硬化、帕金森病、卢伽雷病等神经退行性疾病。然而，大脑细胞的凋亡并不仅仅发生在这些疾病过程中。我们每个人在生命过程中都会不断发生大脑细胞凋亡，而这也与衰老过程中脑功能的整体下降有关。

直到最近，科学家们才开始同意，包括细胞凋亡在内的所有细胞功能都遵循细胞核的指示。但正如英国生化学家尼克·莱恩（Nick Lane）在《权力、性和死亡》（*Power, Sex, and Suicide*）一书中所说："这种改变的程度无异于一场革命，颠覆着最初的范式。细胞核作为细胞的操作中心，控制着细胞的命运。从许多方面而言的确如此，但细胞凋亡是个特例。缺少细胞核的细胞仍能执行细胞凋亡。在这一惊人的发现中，正是线粒体控制着细胞命运——它们决定着细胞的生死存亡。"[41]

所以，线粒体绝不只是供应能量的简单细胞器。它挥舞着达摩克利斯之剑。毫不惊讶的是，它也很容易遭到炎症的损伤，尤其是肠道微生物群体发生混乱所造成的炎症。毕竟，鉴于寄居微生物与免疫系统的复杂相互作用，肠道可谓是炎症的源头。所以，肠道细菌调控的炎症反应以及通过血液进入细胞和组织中的炎症分子，都会对线粒体造成攻击。

此外，肠道细菌失衡的中间产物同样会对线粒体造成直接伤害，转而引发更激烈的炎症反应。当前的研究正在探索人类微生物组与线粒体疾病之间的联系，尤其是那些遗传性线粒体疾病。线粒体疾病包括线粒体功能失调造成的一系列神经、肌肉和代谢紊乱。糖尿病、自闭症和阿尔茨海默病等多种疾病均可能与线粒体问题有关。在第 5 章中，我们会介绍线粒体功能失调对自闭症儿童的影响，以及肠道细菌在大脑疾病发生过程中的作用。

具备了线粒体价值的基本知识后，大家会很庆幸新的线粒体无时无刻不在生长。或许更重要的是，我们可以做出生活方式的改变来促进线粒体的增长，这一过程被称作线粒体生物合成，从而改善人类微生物组的重要组成。可以刺激这一过程的生活方式因素包括从脂肪而不是碳水化合物中摄取更多的能量或卡路里（这也是《谷物大脑》一书的主题）、减少卡路里摄取和多参与有氧锻炼。在后文中，我会介绍关于改善线粒体及整个微生物组的更多细节。

对我而言，线粒体 DNA 的另一特性具有深远的意义。所有的线粒体 DNA 都仅由雌性谱系遗传而来。在繁殖过程中，当精子的细胞核 DNA 与卵细胞结合时，雄性的线粒体被排除在外。细细考虑这个过程你会发现，线粒体是维持生命的能量来源，是纯女性遗传密码的体现。这样的理念促使科学家们设想出"线粒体夏娃"，所有人类都从第一位人类母亲处遗传得到了他们的线粒体 DNA。科学家们认为，线粒体夏娃在大约 17 万年前生活在东非，那时智人作为一个物种从其他人类中分离。当你想到地球的原始居民是细菌，就丝毫不会奇怪，当人类出现时多细胞生物早已与许多细菌发展出共生关系，而其中一些细菌最终寄居在人类的细胞里，并建立起遗传指纹的"第三维度"。

神秘疾病的控制

就利用肠道细菌的力量来解决影响脑部的炎症性疾病而言，最杰出的病例之一可能就是我的患者卡洛斯。

2014 年 6 月，我第一次见到 43 岁的卡洛斯。他依靠手杖站立，觉得自己腿部有残疾，很容易就失去平衡。当我向他询问病史时，他提到 1998 年的一个早上，他一醒来便感觉"醉酒般的头晕"。当他去看神经科医生时，按医嘱进行了磁共振成像（MRI）的大脑扫描，但结果显示一切正常。卡洛斯在接下来的两周里一直不太稳定，但后来开始感觉好了些。两个星期后，他在锻炼时感到仿佛有蚂蚁在背上爬行。他的视线模糊了，希望自己的症状能得到解释，便去看了理疗。就在那时，他开始服用各种营养补充剂，此后他感觉好多了。

3 年后，他突然发生"腰部以下双腿麻木"。他又开始了新一轮的营养补充，3 个月后他感到有所改善。两年后他又发生其他症状，这次他同样通过服用补充剂进行解决。然而，到 2010 年，他开始注意到自己的平衡感在逐步下降，尽管服用着各种营养补充剂，但他的症状仍然迅速恶化。2014 年，卡洛斯在神经科医师处接受了更多的测试，其中包括另一种 MRI 脑部扫描。这一次，他的诊断结果显示出极端异常，尤其是在两个大脑半球的深部白质甚至是脑干区域。此外，颈椎磁共振成像、腰椎穿刺和电气测试结果中的异常，统统指向多发性硬化的诊断结果。

多发性硬化是一种炎症性疾病，其特征是大脑和脊髓神经受损。这些神经细胞的绝缘层被称为髓磷脂，当髓磷脂受到损伤，神经系统就会崩溃，导致各种身体、认知问题甚至精神病等症状的出现。科学家们一直以来都大惑不解，虽然人们一般认为多发性硬化来源于免疫系统故障，但我们仍不清楚发病的原因。我们只是不知道是什么诱发了这个故障，使机体开始攻击自身的神经细胞。然而，流行病学研究已经确定，城市生活环境是发生自身免疫疾病的重要风险因素，这与在西方社会的城市环境会增加阿尔茨海默病的患病风险类似。[42]

多发性硬化及其他神经疾病是否与肠道细菌环境的改变直接相关呢？在过去的几年里，我发现多发性硬化患者几乎都是通过剖腹产出生，没有接受母乳喂养，或是在早期生活中用抗生素进行一些疾病的治疗。（事实上，在 2013 年发表的新研究表明，在接受母乳喂养的人群中，多发性硬化的患病风险降低了 42%。）[43] 在考察卡洛斯的早期生活经历时，我再次发现了同样的成长模式：他仅接受母乳喂养几天。

我向卡洛斯解释说，我们现在更加了解肠道细菌在免疫系统中的作用，而最近的动物研究也清楚地发现肠道细菌的变化可能在这种疾病中起着重要作用。而后，我提出一项行动计划，并告诉他我想启动一项益生菌灌肠治疗的项目，这项技术我将在第 9 章中进行描述。他毫不犹豫地同意了，并开始接受每周两三次的益生菌灌肠治疗。两周后，我接到他的电话。他表示他现在走路更加舒适，已经好几天没用手杖了！一个月后我们又通了电话。他继续着每周三次的益生菌灌肠治疗，并且觉得自己的症状已经"稳定下来"。

那时候，我和他讨论通过一种叫作粪便微生物移植（fecal microbial transplantation，FMT）的革命性新技术来重建健康肠道菌群，他同意了这样做（后文将进一步介绍这项技术；目前在美国，该技术不可用于多发性硬化的治疗）。他在英国选择了一家诊所，该诊所在治疗免疫和炎症问题上已采用这项技术进行常规操作。在卡洛斯离开之前，我请他仔细记录自己的经历，并向我汇报。

卡洛斯从英国回来一个月后，我们又通了电话。他报告说，在接受第二次粪便微生物移植治疗后（他总共接受了10次治疗），他注意到自己的行走有了显著的改善，并且一直在持续好转。他对我说："我现在走起路来别人察觉不到任何异样。"

他很兴奋自己的进步如此之大，还给我发送了一个自己独立走路的视频。看到卡洛斯情况好转我也十分激动，同时我也很感激他允许我在讲座和网站（www.DrPerlmutter.com）上使用他的视频。这真是一个圆满的故事。

从事神经病学30多年来，我从未见过多发性硬化患者有如此显著的改善，而当今这些革命性的新技术就实现了这一点。我可以向你保证，我每个月都会搜索医学期刊来了解这种灾难性疾病的最新治疗方法。令我震惊的是，主流的神经学家们并没有利用这种技术，然而当你把这些零散的信息拼凑在一起，再考虑到已经在研究实验室中有据可查的宝贵数据，会发现它的确是有意义的。

这对卡洛斯而言意义重大，他的生活一直疾速下坠，直到我们恢复了他的免疫系统。对我来说，这些经验是令人愉快的；我所接受的训练总是让我相信，某些新型药物开发可以帮助我们管理多发性硬化等疾病，甚至有可能治愈。现在，显而易见的是，这种疾病最强大的治疗方式并非是一项专利，因为没有人能够拥有它。是时候让全世界意识到，我们需要采纳和接受完全不同的观点来面对多发性硬化及其他神秘的神经系统疾病。

　　了解这些之后，让我们也感性起来，思考一下喜怒无常的肠胃与大脑之间的联系。接下来我将要介绍给各位的知识有可能颠覆你对抑郁症、焦虑症和 ADHD 的所有认知。最终的大脑塑造者即将浮出水面。

第 3 章

CHAPTER 3

肠道也会抑郁吗？

愤怒的肠胃为何会让大脑反复无常

当玛丽走进我的办公室时，她已经服用多种抗抑郁药和抗焦虑药长达一年以上却毫无效果。她来见我是因为她还患有严重性的记忆差错，她想要知道自己是否患上了早发型阿尔茨海默病。我进行了几项测试来判断她的精神表现状态，并向她询问了有关生活和生活方式的问题。我很快就排除了这种可能性。

玛丽会时常服用抗生素吗？没错。她的饮食中是否含有高度占比的碳水化合物？是的。（事实上，她正在采用低脂饮食而努力减肥。）她在服用其他的药物吗？实际上，她曾服用他汀类药物治疗高胆固醇，服用耐信治疗胃酸反流，并且接受着治疗失眠的睡眠援助。这足以辅助我判断得出，玛丽的微生物组正处于非健康状态，她很有必要接受康复计划。

三个月后，经过一些简单的饮食调整（将在第三部分进行相关介绍），玛丽断掉所有药物，感觉像"获得了重生"。她恢复了敏锐、冷静的心智，每晚都能安享睡眠，也不再感到抑郁。她甚至甩掉了困扰自己十年之久的多余体重。她的转变是特例吗？答案绝非如此。在我经手的一些显著案例研究中，人们对饮食做出选择，进行有益于大脑塑造的简单改变，便改善了自己的健康和生活。他们减少碳水化合物的摄入，在饮食中添加健康的脂肪（尤其是胆固醇，这可是助力脑健康和心理健康的关键成分）。我目睹了这种基本的仅尝试饮食转变就消灭了抑郁症及相关症状，不管是慢性焦虑、记忆力减退甚至是多动症。在这一章中，我将介绍心理健康和肠道功能之间的关系。原来，肠胃的心情不好，精神状态也会不好。

抑郁症的范围

下一次再参加人数众多的大型活动时，无论你身处礼堂还是体育场，记得环顾四周想想这句话：每 10 个人中就有 1 个人正在服用精神治疗药物来对抗情绪障碍。在 40 岁和 50 岁年龄段的女性中，每 4 个人中就有 1 个人在服用抗抑郁药物。[1] 没错，当今有 1/4 的中年妇女正在服用强力药物来改善症状，通常情况下被临床诊断为抑郁症的症状有持续的痛苦、不适、焦虑、躁动、疲劳、性欲低下、记忆力差、烦躁易怒、失眠、绝望无助以及情感平淡、不知所措、陷入困境。最新数据显示，14% 的非西班牙裔白人均服用抗抑郁药，而非西班牙裔黑人和墨西哥裔美国人中这一比例分别仅占 4% 和 3%。有趣的是，抗抑郁药的使用并不因收入状况而异。[2]

正如我在引言中所说，抑郁症已在世界范围内成为致残的主要原因，其影响波及超过 3.5 亿人（根据世界卫生组织的统计，到 2020 年，在病患护理成本方面，抑郁症将取代心脏病）。在美国，这一数字在持续上升。2014 年，3000 万名美国人共计服用了价值 120 亿美元的抗抑郁药物。这意味着我们在抗抑郁药上的花费超过了全世界半数以上国家的国民生产总值！[3]

自从选择性血清再吸收抑制剂（serotonin-specific reuptake inhibitor, SSRIs）药物在 3 年前获得美国食品药品监督管理局批准后，公众已经开始相信，药物可以改善心理疾病的症状甚至治愈心理疾病，特别是抑郁症、焦虑症和恐慌症，在美国，这些疾病成为药物的主要治疗内容。在过去的 20 年里，这类药物的使用量增加了高达 400%。截至 2005 年，抗抑郁药已经在全美范围内成为第一号处方药。[4]

但这些药物并不能治疗抑郁症。无论是百忧解、欣百达、左洛复、阿米替林、依地普仑、安非他酮，还是任何其他常见的处方抗抑郁药，这些药物仅能改善症状，而且疗效甚微。在美国，抑郁症的治疗药物在销售和用药上都十分激进；无须舍近求远，看看那些在广播媒体中占主导地位的直接面向消费者的广告就清楚了。ADHD 药物同样如此：美国所使用的 ADHD 药物占到全世界的 85%。虽然儿童仍然是这些药物的主要使用者，但近来，使用该药物的成年人数量也在以更快的速度增长。2008～2012 年，使用 ADHD 药物的儿童数量增加了 18%，而在同一时期，享受私人保险的成年人中，使用该药物的人数飙升了 53%。[5]事实上，价值数亿美元的精神医药产业建立在人们服用药物来改善症状的基础之上，而潜在的疾病却被忽视了。所以，人们从未真正关注过实际的治愈或者改善疾病的根本原因，更不用说让大众远离药物了。

从商业的角度来看，这当然是有意义的，因为它能促成反复使用药物的终身客户。美国人已经将此误认为理所当然。作为一名医生，我每天阅读的医学期刊中无不充斥着抗抑郁药广告。在这个配给医疗的时代，医生们需要诊断尽可能多的病人，也难怪快速修复的心态和处方笺已成为常态。但这种做法绝对是错误的，其潜在的后果不堪设想。同样令人不安的是，大多数处方抗抑郁药都是由初级保健医生开具的，并非心理健康专家。

我们需要重点了解精神疾病的原因，这样才能找到真正的治疗及治愈方法，而不是采用具有严重副作用的潜在危险药物。各位读者可能已经猜到我要讲述的内容了；当前的研究已十分明确，肠道的变化在某种程度上决定了大脑所发生的事情。探索肠道和精神问题之间关联的研究正缩小范围至微生物组。这其中有多种运转机制，包括肠道细菌对肠道屏障的直接作用，及其对可影响心理健康的神经递质生产的效应。

目前市场上所有抗抑郁药物的作用机制都是人为改变大脑神经递质的活性。然而，当我们考虑到，肠道也会生产与大脑相同的这些化学物质，并且大脑中这些化学物质的可用性很大程度上是由肠道细菌活性进行调控的，那么我们就会意识到，与情绪相关的所有物质的出发点都在肠道。

比如说，作为一位神经学家，我注意到，当前的抗抑郁药物据称是通过增加神经递质血清素的可用性而发挥作用的，[6] 但是就连血清素的前体（色氨酸）也会受到肠道细菌的严格监管。事实上，正是婴儿双歧杆菌（Bifidobacterium infantis）这种特定细菌令色氨酸不得不接受调控。[7]

在上一章中，我从炎症的角度为大家整体介绍了微生物组的威力。如果你向街上的路人提问抑郁症的概念，你可能会听到一些"大脑化学失衡"的说法。好吧，我得告诉各位那是错误的。20 年来，科学文献一直在强调炎症在抑郁症、精神分裂症等精神疾病中的作用。20 世纪末，精神病学领域已经更深入地认识到免疫系统在抑郁症发病中的作用。但直到最近，我们才开始认识到这种联系，这主要得益于更先进的技术和纵向研究。肠道微生物不仅控制着身体内炎症化学物质的产生，成为心理健康的影响因素，而且控制人类吸收欧米伽 -3 脂肪酸等营养物质以及制造与心理健康息息相关的维生素的能力。让我们来浏览一下最新的科学进展。

抑郁症是一种炎症性疾病

抑郁症与肠道的联系并不是什么新消息。[8] 在 20 世纪初，科学家和临床医生就已对此进行了深入研究，并认为肠道生产的有毒化学物质会影响人的情绪和大脑功能。这个过程甚至被称为"自体中毒"。80 多年前，一组科学家团队写道："人们很难相信所有精神疾病都具有相同的致病因素，但我们逐渐认识到，精神疾病的出现都具有一个基本的致病因素，那就是肠道中出现的有毒条件。"[9]

不幸的是，关于肠道与饮食模式的研究开始被视为"不科学的"研究。到 20 世纪中叶，肠道物质可能会影响心理健康的观点迅速消失，取而代之的概念是抑郁症和焦虑症是影响肠道的重要因素——这与此前的观念恰恰相反。随着医药行业的爆炸性发展，这些有先见之明的研究被逐渐忽视。80 多年后，我们竟又不可思议地回到了原点。

如今，大多数研究的焦点都集中在肠道功能失调与大脑的联系上，更确切地说，是血液中炎症标志物的存在（这表明身体的免疫系统处于高度警备状态）与抑郁症患病风险的联系。较高水平的炎症会显著提高抑郁症的患病风险。[10] 而炎症标记物的水平越高，抑郁症的病情程度也越严重。[11] 这样看来，抑郁症与帕金森病、多发性硬化、阿尔茨海默病等其他炎症性疾病也就一致了。

抑郁症已不能再被视为一种单纯由大脑功能障碍而引发的疾病。一些研究发现给予我们的启发着实发人深省。例如，当科学家们对无抑郁症征兆的健康人注射某种物质来诱发炎症，经典的抑郁症症状几乎很快就出现了。[12] 与之类似，研究表明，当人们接受用于治疗丙型肝炎的干扰素注射时，会增加炎症细胞因子的水平，而且其中 1/4 的受试者都发展出重性抑郁障碍（major depression disorder，MDD）症状。[13] 干扰素是一类自然存在的蛋白质，它们组成了免疫系统内在的一部分，但也能作为一种药物而进行人工生产并用于治疗某些特定的病毒感染。

让人更加感兴趣的是，最新研究发现，抗抑郁药物在部分人群中可能是通过降低炎症化学物质水平而产生疗效的。[14] 换句话说，现代抗抑郁药物的实质机制可能与血清素没有任何联系，这一切都是靠降低炎症水平而发挥作用的。不幸的是，这并不意味着抗抑郁药物是永远有效的。即便这些药物可以通过抗炎症效果减缓抑郁症症状（这其中或许还有安慰剂效应存在），但它们并没有触及问题发生的根本。形象地说，抗抑郁药物只是在伤口表面粗糙地贴上一条不会起到任何治疗作用的创可贴。

每当想起日益增长的抑郁症发病率时，我都很好奇，人类当前这种缺乏运动的生活模式以及富含促炎症糖分的饮食（促炎症的欧米伽 -6 脂肪酸含量太多，而抗炎症的欧米伽 -3 脂肪酸含量过少）究竟会有什么影响。[15] 比如说，我们知道经典的西方饮食富含精制碳水化合物和人造脂肪酸，这与较高水平的 C 反应蛋白不无关系。[16] 血糖指数的范围是 0～100，指数水平越高表示食物引起血糖水平升高的速度越快、效果越持久。纯葡萄糖的血糖指数是 100，这也为指标的判断提供了参考值。血糖指数较高的食物会显著增加炎症反应。

实际上，除了阿尔茨海默病外，高血糖也是抑郁症的最大风险因素之一。[17] 尽管我们一度认为糖尿病和抑郁症是两种不同的疾病，但人们对此的认知正在改变。2010 年发表在《内科学文献》（*Archives of Internal Medicine*）期刊上的一项为期 10 年的研究调查了超过 6.5 万名女性，其研究结果表明：糖尿病女性患者患上抑郁症的概率要高出将近 30%。[18] 研究者们将体重、缺乏身体锻炼等其他抑郁症风险因素考虑在内后，这一结论仍然成立。而注射胰岛素治疗糖尿病的女性患上抑郁症的概率要高出 53%。在过去的 20 年里，我们一直见证着糖尿病发病率的快速增长，与此同时，抑郁症的发病率也有着类似的增长速率。毫不吃惊的是，肥胖同样与炎症标记物的水平增长有关。肥胖与 55% 的抑郁症患病风险的增加有关，而抑郁症与 58% 的肥胖患病风险增加有关。[19]

　　抑郁症与炎症之间的关系如此紧密，以至于研究者们目前正在探索利用免疫改变药物来治疗抑郁症。但这种炎症又是从何而来的呢？引用一组比利时研究团队的话来说："目前已有证据表明，重性抑郁障碍与炎症反应系统的激活有关，而促炎症细胞因子和脂多糖可能会诱发抑郁症症状。"[20] 以防各位读者已经忘记了脂多糖这种诱发因子，我不得不提醒各位，这是我在上一章节中介绍过的身体的"燃烧装置"。2008 年，比利时的这组研究团队发现了重性抑郁症患者血液中抗脂多糖抗体水平的显著提高（见图 3-1）。（有趣的是，作者还对重性抑郁症常伴有肠道症状的事实进行了评论。一种可能的解释就是肠道微生物群体受损的附带结果。）这些发现的确毫无争议，所以作者强烈推荐重性抑郁症患者通过检测抗体水平来检查肠道渗漏情况，从而对这种症状进行治疗。

　　世界范围内的研究者们最终都聚焦于脂多糖及其在抑郁症中的作用。[21] 正如我们所讨论的，炎症标记物与抑郁症有关，而脂多糖会增加这些炎症化学物质的生产。这其中真正令人感兴趣的地方在于：脂多糖不仅会加重肠道的渗漏情况，它还能穿透血脑屏障，使促炎症化学物质对大脑发起攻击。这同样适用于痴呆症，正如 2013 年一项研究的作者所说，"在抑郁症患者中，痴呆症或轻度认知损伤的继发风险最多可达到两倍，而研究者们将继续将低程度炎症评估为认知能力衰退的首要驱动因素"。[22]

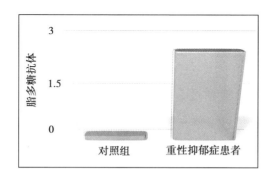

图 3-1　对照组及重性抑郁症患者的脂多糖抗体水平

对我而言，这类研究展示出了确凿证据。脂多糖在肠壁中的移动在大脑和身体中点燃了火焰，从而导致了抑郁症及继发性痴呆症。实际上，在肠易激综合征、慢性疲劳综合征、纤维肌痛、胰岛素抗性及肥胖等其他炎症性疾病及自身免疫疾病患者中，抑郁症的发生要更加普遍。这些疾病的特征都是炎症及肠道通透性的水平过高，这也是我们应当关注肠道健康的原因。

许多研究正在探索，人类饮食在肠道通透性增加和细菌多样性损失两方面所发挥的作用。这其中的联系最终确定在饮食与抑郁症患病风险之间。科学研究表明，坚持富含抗炎症脂肪酸和蛋白质的健康地中海式饮食的人群患抑郁症的概率显著较低。[23] 相反，碳水化合物及糖分含量较高的饮食会造成"炎症性微生物组"。我们甚至可以检验特定食物成分对身体炎症通路的影响；比如说，果糖可将循环脂多糖的水平提高 40%。[24] 但从饮食中移除果糖或对果糖进行严格限制时，肠道微生物的平衡会发生改变，一切又能恢复正常水平。目前，高果糖玉米糖浆占据所有卡路里甜味剂的 42%，这可能是抑郁症甚至痴呆症发病率急速增加的因素之一。后文中，我们会继续介绍，可可因、咖啡、姜黄素等成分通过微生物组平衡对降低抑郁症患病风险的作用。

自身免疫疾病、感染和抑郁症

前文中，我已提到过自身免疫疾病与抑郁症患病风险的联系。2013 年，来自丹麦和约翰·霍普金斯大学布隆伯格公共卫生学院的合作研究团队报道了一项研究，他们在 1945～1996 年对大量人群进行跟踪研究。[25] 在研究期间跟踪调查的 356 万人中，有 91 637 人曾因情绪障碍而接受住院治疗。研究者们对此进行了精确计算，最终发现，因自身免疫疾病而住院治疗的人群中，因情绪障碍而住院治疗的风险提高了 45%。此外，因感染而住院治疗的病史竟然会将此后确诊情绪障碍的风险提高 62%。而具有自身免疫疾病和感染双重病史的人群患上情绪障碍的风险则要翻上一番。

尽管人们总是倾向于将二者分开考虑，而不会在年轻时的感染史与此后的抑郁症患病间建立联系，但此类研究进一步验证了二者之间的联系纽带：炎症。以感染为例，免疫系统为了对抗感染会点燃炎症反应。如果抗生素参与治疗，它就会降解微生物组并进一步促进炎症过程。固醇等治疗自身免疫疾病的药物也会打破肠道细菌的平衡，并改变免疫系统的功能。

在这项发表于美国医学协会专刊《美国医学会杂志–精神病学分册》（*JAMA Psychiatry*）的研究中，作者们总结认为，自身免疫疾病和感染是发生情绪障碍的风险因素。实际上，一生中的用药史也会影响到你是否会在当前或未来患上某种精神病。例如，一系列研究已经表明，婴儿时期未接受母乳喂养或许与成年后重性抑郁症的患病风险增加有关。在一项研究中，共计 52 名重性抑郁症患者和 106 名从未患抑郁症的健康人接受调查，研究者们发现，未患抑郁症的人群中有 72% 在婴儿时期曾接受母乳喂养，然而抑郁症患者中仅有 46% 曾接受母乳喂养。[26]

改善肠胃，改善心情

尽管表明肠道–大脑联系、肠道微生物组与心理健康之间关系的研究确实能追溯到许多年前，但直到最近，科学家们才开始深度挖掘这种联系，力图发现人类操纵肠道细菌来改善心理健康的方法。2011 年，加拿大麦克马斯特大学的一项研究首先发现，肠道自身能够与大脑发生交流并影响行为。[27] 在这项研究中，科学家们对比了无菌小鼠与正常小鼠的行为。无菌小鼠不仅表现得十分冒险，而且其应激激素皮质醇水平较高，大脑化学物质 BDNF 的水平也有所下降。较低水平的 BDNF 与焦虑症和抑郁症的患病有关。

该团队的进一步研究验证了这些发现。在另一项发表于《胃肠病学》(Gastroenterology) 期刊的研究中，科学家们表明他们可以替换小鼠的某种肠道细菌并显著改变其行为。[28] 他们将一组胆小小鼠体内的微生物移植到冒险小鼠的肠道内，并观察它们的性格变化。内向的小鼠变得活泼起来；厚颜无耻的小鼠变得敏感不安。研究负责人简·福斯特 (Jane Foster) 表示：“这很好地证明了微生物组会遮蔽这些行为。”[29]

美国加州大学洛杉矶分校的研究团队进行了一项绝妙的小型实验

并于 2013 年发表在《胃肠病学》期刊上，这项研究中的部分证据首次
表明，由食物中摄取而来的有益细菌会影响人类大脑的功能。[30] 尽管
这是一项小型实验，它却引发了医学界的讨论，因为这项实验在根本
上表明，肠道细菌的微小改变将如何影响人类对世界的认知。

在这项实验中，36 名女性被分为 3 组：第一组每天两次、连续 4
周食用含有几类益生菌的酸奶混合物；第二组所食用的奶制品在外观
和口味上均与酸奶相似，但不含任何益生菌；第三组则没有食用任何
特定的产品。在研究开始时，每个受试者都接受了 fMRI 扫描，并在 4
周后进行了重复检查。在这项实验中，fMRI 并非用于查看大脑结构，
而是评估大脑活动，以便研究人员能够确定大脑的哪些区域处于活跃
状态，以及它们在任何特定时间内的活跃程度。当神经病学家观察这
样的大脑活动时，我们在术语上将其称为"兴奋"，即大脑回应刺激或
环境变化的过程。在第四周结束时，研究人员向受试者展示了用以诱
导情绪反应的图像。具体来说，她们会看到一系列具有愤怒或恐惧情
绪的面孔，并要将其中具有同样情绪的面孔匹配起来。

科学家们发现的结果十分惊人。在情绪反应任务中，第一组食用
含益生菌酸奶的女性其脑岛和躯体感觉皮层的活性有所降低。脑岛是
大脑处理和整合内部身体感觉的区域，比如肠道的感觉就是在这里得
到处理的。这些女性与情绪、认知和感觉加工相关的大脑广泛网络也
同样缺乏活性或兴奋。另外两组女性则表现出稳定或增强的大脑网络
活动，这表明她们在感情上受到了图像的干扰和影响。更重要的是，
当研究人员在非情绪反应任务中扫描受试者的大脑时，食用益生菌的
女性在与认知有关的关键脑干区域和前额叶区域间展现出更强烈的活
性。但是，没有食用任何特定产品的女性在与情感和感觉有关的大脑
区域表现出更强烈的活性。食用不含益生菌奶制品的女性的扫描结果

则相对居中。

　　这项研究的资深作者、医学生理学和精神病学教授埃默兰·迈耶（Emeran Mayer）博士在加州大学洛杉矶分校的新闻稿中指出了这些发现的启示："信号从小肠传递到大脑并通过饮食改变而进行调节的事实，可能会引发此类研究的爆发式增长，以挖掘预防或治疗消化、精神和神经系统疾病的新策略。"[31] 然后他继续表述了总结的重心："有研究显示，我们的食物可以改变肠道菌群的组成成分和产物，与采用富含脂肪和碳水化合物的典型西方饮食的人群相比，尤其是以高纤维蔬菜为主要饮食的人会具有不同的微生物成分或肠道环境……现在我们知道，这不仅影响了代谢，也影响了大脑的功能。"在最近的一次会议上，我和迈耶博士讨论了他的研究并称赞了这些发现。他很谦虚地回答说："是的，结果是令人兴奋的，但还需要做更多的研究。"

　　肠道变化可以影响大脑对消极事物或情绪激动图像的反应，这一事实令人难以置信。但这也充满力量。这意味着，我们放入嘴中的食物以及我们养活肠道细菌的方式确实影响着大脑的功能。

双向调控

　　各位读者应该要注意很重要的一件事，虽然我们一直在探索肠道对大脑的影响（这在医学上是一个比较新的概念），但我们不能忘记，大脑也是可以对肠道进行操控的。[32] 这会产生恶性循环，使心理压力和焦虑增加肠道通透性并改变肠道细菌的组成，从而加剧肠道炎症和肠道的进一步渗漏。近期，已有大量研究针对下丘脑–垂体–肾上腺轴（HPA 轴）进行了探索。一般说来，HPA 轴可在承受压力时刺激肾上腺来生成化学物质皮质醇。皮质醇是身体的关键应激激素。皮质醇是由位于肾脏顶端的肾上腺所产生的，它能帮助我们在受到威胁时进行抉择，并做出本能的生理反应。但它的阴暗面也不少：高水平的皮质醇与各种问题相关，其中包括抑郁症和阿尔茨海默病。

高水平的皮质醇对肠道也有一定的破坏作用。首先，它会改变肠道细菌的组成。其次，皮质醇会诱发细胞中化学物质的释放从而加剧肠道的通透性；多种研究表明，包括 TNF-α 在内的这些化学物质会直接攻击肠壁。[33] 此外，皮质醇可促进免疫细胞产生更多的炎性化学物质。这些促炎性细胞因子会加剧肠道炎症并导致进一步的渗漏，也会直接、负面地刺激大脑，使其更容易受情绪障碍干扰。

仅从实例研究而言，我们已经知道压力过大会导致胃部不适，甚至与肠道疾病有关，而现在已有的科学证据可以解释这种情况的发生机制。最新研究表明，就肠道通透性和炎症而言，慢性应激可能比急性应激更有害。该研究同时发现，肠道细菌在很大程度上控制着身体的应激反应。日本研究人员在 2004 年发表于《生理学杂志》（*Journal of Physiology*）的一项研究尤其揭示了压力对于无菌小鼠（缺乏微生物的小鼠）的影响。[34] 果不其然，小鼠对压力的反应过激。这些小鼠的 HPA 响应更为夸张，这意味着身体释放了更多具有破坏性的皮质醇。而好消息是，仅通过婴儿双歧杆菌的施加就可以回复这种状态。我十分惊叹，在身体中控制应激反应的竟然不是我的大脑，而是肠道细菌。

肠道细菌与良好睡眠

应激激素皮质醇与人体的昼夜节律有着独特的联系，在一天 24 小时内，激素减少和增多影响着人体的生理活动，决定着我们是否感到警觉或疲倦。在情绪障碍中，失眠是一种常见症状，人们目前已知这种症状与微生物有关。最新研究表明，某些白细胞介素和 TNF-α 等细胞因子对于催眠而言十分重要，尤其是最有助于恢复精力的深度睡眠和非快速眼动睡眠。此外，肠道细菌还能刺激与皮质醇水平相协调的化学物质的生成。[35]

自然情况下，皮质醇在夜间处于最低水平，在清晨时开始升高。细胞因子本质上具有由肠道细菌决定的昼夜周期。当皮质醇水平在早晨上升时，肠道细菌便会抑制细胞因子的产生，这种转变就被定义为非快速眼动睡眠和快速眼动睡眠之间的过渡。因此，肠道细菌的破坏会对睡眠和昼夜节律产生显著的负面影响。平衡肠道，解决失眠。

焦虑的细菌

了解了这些内容后，让我们简要地关注一下也与抑郁症相关的焦虑症。这两种疾病经常联系在一起，慢性焦虑患者也可被确诊为抑郁症，并被医生建议同时服用抗抑郁药物和抗焦虑药物。同时患有焦虑症和抑郁症很常见，有时，持续性焦虑给患者生活带来的影响才是导致抑郁症状的原因。然而，这两种疾病的主要区别是，焦虑症的特点是恐惧、忧虑、思维紧张以及对未来的过度担忧。另外，抑郁症患者并不会感到恐惧，而是被一种绝望感包围。所以，和焦虑症患者觉得"天要塌下来"相比，抑郁症患者觉得天空已经陨落，生命如此糟糕，什么也好不起来了。

尽管如此，人们常常同时提及焦虑症和抑郁症，因为二者在心理上有相关性（都涉及很多负面思维），并且具有共同的身体症状（如疼痛、恶心、胃肠道问题等）。焦虑症有许多类型，正如抑郁症的水平也十分广泛一样，但这两类疾病在肠道细菌的状态方面却有许多共同之处。与抑郁症相同，焦虑症也与肠道菌群的破坏密切相关。大量研究已经发现，焦虑症患者和抑郁症患者具有同一种特征：肠道炎症及全身性炎症水平较高、大脑生长激素 BDNF 水平较低（在海马体中尤其如此），皮质醇及过激应激反应水平较高、肠道通透性增加。[36,37,38,39] 这听起来熟悉吗？

偶尔感到焦虑甚至压抑是很自然的，但当这些情绪无休无止，由此而带来的痛苦已经影响到生活质量时，就成了精神疾病问题。焦虑症每年影响着 4000 万美国成年人的生活，其中包括惊恐障碍、强迫症、社交恐惧症和广泛性焦虑障碍。[40] 虽然关于焦虑症的研究还处于起步阶段，但越来越可以肯定的是，焦虑症和抑郁症一样，是由一系列综合因素引起的，这其中一定包括肠道及寄生物的状态和功能。

尽管引发焦虑症的"最后一根稻草"很有可能是大脑中控制恐惧等情绪的区域擦枪走火，但我们不能否定的事实是，这种神经传输功能部分取决于微生物组的健康。当肠道细菌失衡，激素、免疫、神经等其他生物学途径也随之出现问题。而处理情绪等所涉及的大脑处理中心也会受到强烈的影响。根据我自己的经验，我发现病人的肠胃出问题之前，他们的报告中从来没有感到焦虑或沮丧。我不相信这只是巧合。谢天谢地，研究终于展示出二者之间的关联。

2011 年发表于《美国科学院院刊》（*Proceedings of the National Academy of Sciences*）的一项研究表明，与饲喂普通肉汤的小鼠相比，饲喂益生菌的小鼠的应激激素皮质醇水平显著降低。与普通肉汤喂养的小鼠相比，益生菌喂养的小鼠亦表现出较少与压力、焦虑和抑郁相关的行为。[41] 有趣的是，动物和人类的研究表明，某类益生菌（我将在第 10 章详细介绍）可通过调整微生物组平衡来缓解焦虑。[42] 例如，在最近的一项研究中，牛津大学的神经生物学家发现，摄取益生元（维持益生菌的"养料"）会给人带来积极的心理影响。[43] 先让年龄为18～45 岁的 45 名健康成年人连续 3 周每日服用益生元或安慰剂，然后再接受测试，这样研究人员就可以测量他们对情绪信息的处理能力。该研究的基础理论在于，如果你在研究起始时已患有焦虑症，那么你对待情绪化的图像或文字等消极情绪的反应就会更加强烈。

事实上，牛津大学的研究人员发现，与安慰剂对照组相比，服用益生元的人能够更加关注积极信息而不太关注消极信息。这种效果也出现在服用抗抑郁药或抗焦虑药的群体中，这表明益生元服用组面对消极刺激时更少感到焦虑。有趣的是，通过在早晨唾液皮质醇水平最高时进行测量，研究人员还发现益生元服用组具有较低水平的皮质醇。这项研究与加州大学洛杉矶分校的一项发酵乳制品研究相差不多，但它对肠道细菌与心理健康，尤其是焦虑症之间的关系研究对于人类研究而言是非常重要的。

在这里我必须分享一组更重要的数据，来帮助大家了解焦虑症患者（很可能也是抑郁症患者）。你一定记得 5- 羟色胺是一种重要的神经递质，这往往与幸福感有关。5- 羟色胺是由色氨酸合成的，但是当色氨酸在体内被某些酶降解时，它就不能再生产 5- 羟色胺。色氨酸分解的其中一个中间产物是犬尿氨酸，所以高水平的犬尿氨酸是低水平色氨酸的一个指标。

犬尿氨酸水平升高不仅常见于抑郁症和焦虑症患者，它也是阿尔茨海默病、心脑血管疾病，甚至抽动障碍患者的常见征象。在将来，我希望我们开始尝试用益生菌来治疗这些疾病，因为我们已经了解到许多内容，就比如我刚才提到的益生菌婴儿双歧杆菌也与犬尿氨酸水平有较低相关。[44] 这意味着更多的色氨酸可用于 5- 羟色胺的生产，而这是缓解焦虑症和抑郁症的关键。

以玛蒂娜为例，这位 56 岁的女性来找我问诊焦虑症和抑郁症，她的故事有助于说明心理健康与微生物组的关系。

玛蒂娜吃了 10 年的药，一直不起作用，但她又不敢停药。当时她正在服用抗抑郁药物，并且同时服用非甾体抗炎药物来治疗纤维肌痛在胳膊和腿部引起的慢性疼痛。在回顾她的用药史时，我注意到她早在 20 多岁时就开始出现抑郁问题，却直到 40 多岁才开始服用药物。玛蒂娜是自然出生但并非母乳喂养。她童年时期曾因喉咙感染而进行了扁桃体切除手术，并接受了多个疗程的抗生素治疗。在十几岁时，她曾因痤疮而接受了为期 18 个月的抗四环素治疗。肠道运动也一直是个问题，玛蒂娜说"自记事起"她就患有慢性便秘或腹泻。

我的第一反应就是制定一些实验室研究。那时候我发现她对麸质非常敏感。她的维生素 D 水平偏低，而她的脂多糖水平（肠道通透性及炎症标志）高得吓人。

我向她解释道，我们的主要任务是恢复她的肠道健康。我推荐了一款无麸质饮食和攻击性口服益生菌方案，辅以益生菌食物和维生素 D 补剂。我还为她提出了几个有关生活方式的建议，包括定期进行有氧运动以及增加睡眠时间。

6 个星期后，我再见到玛蒂娜时，甚至不用谈话我都能很明显地看出她的改变。她看起来容光焕发。在诊所里，我们会在初次检查时为所有的病人拍照。我当时又拍了一张照片并且进行了治疗前后的对比。玛蒂娜的状态有了大大的改善（可在 www.DrPerlmutter.com 进行查看）。

尽管我没有建议，但玛蒂娜这次回诊之前 4 周就已停止服用抗抑郁药物，现在她已经停掉了所有的药物。"我觉得云开雾散。"她说道。

她的慢性焦虑消失了。她睡得很好，很享受锻炼，而且几十年来头一次有规律地排便。我向她询问纤维肌痛引起的疼痛，她说她已经完全忘记这一切了。

年轻、心烦意乱、深陷药物

要想理解喜怒无常的肠胃与不太稳定的大脑之间的关系，或许ADHD患儿这个特定群体可谓绝佳的研究对象。虽然成人通常被诊断患有ADHD，但在我看来，儿童患者才是最危险的，因为他们的大脑尚未发育完全。尽管人们通常分别看待ADHD和抑郁症，但二者有很多共同之处。毕竟，这两种疾病的一些症状相同，其内在机制也相同，那便是猖獗蔓延的炎症。[45] 此外，两者都采用强大的心理治疗药物，而不是通过饮食进行治疗。事实上，在某些情况下，医生也会采用抗抑郁药物治疗ADHD。

如今，美国4～17岁的儿童中超过11%被诊断患有ADHD，而其中2/3的孩子在接受药物治疗。在美国疾病预防控制中心的网站上，介绍ADHD的主页囊括了疾病症状、诊断以及治疗选项，而并不涉及饮食方案，也根本没有提到预防措施。

与ADHD发病率十分罕见的其他国家儿童相比，美国儿童在遗传方面与其并无显著差异（正如前面提到的，世界范围内的绝大多数ADHD药物都是在美国使用的，这可不是什么值得骄傲的事情）。却没有人提出如此明显的问题：为什么西方社会中的儿童会出现注意力不集中、学习障碍和冲动控制问题？这其中显然是环境因素在作祟。一些可被改变的事情已经发生了变化。可怕的最新数据显示，美国有超过1万名2～3岁的儿童正在接受ADHD的药物治疗。[46] 对这个年龄段的儿童进行药物治疗已经完全脱离了已有的儿科指南。几乎没有数据能够解释这些强有力的药物将对尚在发育中的大脑起到什么作用。更令人不安的是，与中产和上层阶级家庭的儿童相比，接受医疗补助的儿童更容易被开具利他林（Ritalin）或阿德拉（Adderall）等刺激类药物。[47] 也就是说，低收入家庭的孩子更有可能接受药物治疗。

尽管对这些药物的担心促使了所谓的"非兴奋剂"治疗方法的普及，但替代药物同样存在问题。托莫西汀（Strattera）等药物也具有各自的不良反应，比如嗜睡、精神不振、食欲减退、恶心、呕吐、胃痉挛、睡眠障碍、口干等。除去这些不良反应，研究表明，这种药物确实会刺激 114 个基因的表达并沉默其他 11 个基因的表达。[48] 然而，医生还在不断开出处方。用一个高度关注这些遗传变化的研究小组的话来说："我们对其治疗效果的分子基础知之甚少。"[49]

我在临床实践中花费了很多时间治疗 ADHD 儿童。我的临床考试的一部分就涉及病史。可以预见的是，ADHD 儿童的父母经常告诉我，他们的孩子有频繁的耳部感染并开具了抗生素治疗。有些儿童切除了扁桃体。许多儿童仅接受短时间母乳喂养，甚至没有接受过母乳喂养。许多儿童是通过剖腹产出生的。

2000 年，在《美国临床营养学期刊》（*America Journal of Clinical Nutrition*）的一项研究报道中，美国普渡大学的劳拉·史蒂文斯（Laura J. Stevens）博士认为，接受母乳喂养的儿童被确诊患有 ADHD 的可能性较低；她还注意到母乳喂养的时长与孩子的 ADHD 患病风险之间的关系。[50] 更有启发性的是，她发现多次耳部感染并接受抗生素治疗与 ADHD 患病风险增加之间高度相关。在第 1 章曾提到的另外一项研究中，通过剖腹产出生的儿童具有 3 倍的 ADHD 患病风险。也就是说，ADHD 并不是随机发生的。[51]

　　以上所有相关性都指向肠道细菌的变化。正如你所知道的一样，生育和哺乳方式对于肠道内正确生物平衡的建立而言至关重要，在此基础上才能创造出稳定的环境，令身体产生适当的免疫反应。抗生素可以改变肠道细菌的组成，从而改变肠壁并改变大脑对肠道的反应。这可以改变重要神经递质的水平，增加炎症化学物质的表达来刺激大脑并影响大脑的功能。对大脑功能而言十分重要的必需维生素的生产也发生了中断。所有事件的累积就导致了炎症的发生，无论从短期或是长期来看，这对大脑都是有害的。在 ADHD 患者中，具有遗传性患病倾向或患有慢性炎症的个体处于患病高风险中。对于 ADHD 病例与儿童肥胖症发病率增加的正相关性，我丝毫不会感到诧异。肥胖症是另外一种与肠道细菌有关的炎症疾病，我们将在第 4 章中对其进行探讨。

　　对于 ADHD 患者经常性的消化障碍我也感到习以为常。在大多数情况下，即便是在未服用兴奋剂的人群中，慢性便秘都是一种常见疾病（兴奋剂也可能导致便秘）。但我不是唯一观察到这一情况的人。在最近出版的《儿科学》（*Pediatrics*）期刊上，研究人员对 742 939 名儿童进行了评估，其中 32 773 人（4.4%）患有 ADHD。[52] 在 ADHD 患病儿童中，便秘的症状几乎要高出 3 倍。ADHD 患病组的大便失禁（肠道控制缺失）发病率则要高出 67%。无论这些儿童是否服用 ADHD 治疗药物，这两项数据都无任何显著差异。

　　这种大规模的数据清楚地表明，这些儿童的消化系统发生了问题，而这与大脑功能直接相关。此外，德国的研究人员在最近揭示了 ADHD 儿童对麸质敏感的高患病率。研究人员安排这些麸质敏感儿童采用无麸质饮食，据报道称："无麸质饮食开始后，患者或其父母报告

称患者的行为和功能较之前有显著改善。"[53] 作者继而推荐麸质敏感性
试验作为 ADHD 评价过程的一部分。他们还指出，ADHD 不应该被看
作一种独特的疾病，而应是多种问题的综合症状。我对此表示完全同
意。ADHD 只是由于麸质等诱发因素及生病的微生物组下游效应所导
致的一种炎症出现错误的表现。

事实上，饮食因素自身也参与到 ADHD 的发病过程中。除了我
们已经知道的饮食对微生物的影响，研究表明，许多儿童的行为问题
都可以通过饮食变化得到有效的纠正。根据 2011 年发表于《柳叶刀》
（*Lancet*）的一项研究，研究人员记录下一系列由限制膳食而引起的
ADHD 症状的惊人改善。[54] 虽然这不是饮食第一次被牵连到 ADHD 的
发病中来，但这是第一例真正指出饮食影响到 ADHD 等疾病的研究。
研究人员甚至认为，一半以上的 ADHD 确诊儿童实际上可能具有食
物过敏经历，比如牛奶、小麦或者含有人工配料和食品色素的加工产
品等。尽管这项研究确实有待完善并且需要更多的研究来进行验证，
但它的确启动了人们对饮食影响 ADHD 的关注。这样的研究再次重
申了 ADHD 等行为障碍起源于外部因素（例如饮食）的可能性，这
或许可以通过自身环境的改变来进行治疗。这其中也包括微生物组的
变化，因为饮食改变可以导致肠道细菌组成的改变，从而对行为产生
影响。

让我再分享一个故事，你会发现一切的源头都在肠道。这个故事
涉及我曾经提到过的重要神经递质 GABA。ADHD 儿童患者的大脑内
极度缺乏这种化学物质。在约翰·霍普金斯大学医学院放射学副教授
理查德·艾登（Richard Edden）博士主持的一项研究中，研究人员采
用了一项名为磁共振波谱的尖端技术。打个比方来说，这就像是在大
脑上打开一个窗口，使科学家们能够直接测量活体中的各种物质。[55]

研究人员将该技术应用到一组年龄为 8～12 岁的儿童中，结果表明，ADHD 患者与健康人大脑中的 GABA 水平有显著性差异。ADHD 患者组的 GABA 水平低于对照组。研究者们认为，ADHD 很可能是 GABA 缺乏的结果。

到底是什么导致了 GABA 缺乏？我们又该如何增加这些儿童大脑中的 GABA 含量呢？ GABA 由体内的氨基酸谷氨酰胺合成而来。但是由谷氨酰胺到 GABA 的转换需要所谓的辅助因子的存在，即某个特定化学反应发生所必需的化学物质。具体而言，这一转换需要锌和维生素 B_6 两种成分，二者仅能由食物来源获取。而后，特定的肠道细菌便可利用这些辅助因子产生 GABA。现在，科学家们正试图找出参与 GABA 生产的菌株。发表在《应用微生物学杂志》（*Journal of Applied Microbiology*）上的一项研究已经发现，某种乳酸杆菌和双歧杆菌可以大量地产生 GABA。[56] 此外，以益生形式使用这些细菌的研究已经表明其减缓焦虑的功能。[57,58]

当前，许多研究正聚焦于 GABA 及其与 ADHD 这类疾病中的神经冲动的特定成分之间的关系。[59] 研究人员也在探索 GABA 和另一种大脑疾病——Tourette 综合征之间的潜在联系。[60] 关于 GABA 缺乏对大脑的重要影响，当前人们普遍认为这与它的抑制性神经递质作用有关，也就是说 GABA 可减少神经元的电荷，从而令其很难刺激邻近的神经元。缺乏 GABA 活性就意味着大脑区域即将进入过度工作状态，这也完全符合我们在 Tourette 综合征儿童身上所观察到的过度肌动活动特征及冲动控制缺失。（关于 Tourette 综合征的更多内容将在第 9 章进行介绍。）

正如我所说，我们必须认识到，用药物干预来解决大脑相关的问题是不可行的。这些药物干预仅能解决症状，却忽略了潜在的原因，涉及儿童的疾病尤其如此。想象一下，如果我们可以采用饮食健康、益生菌及其他营养补充剂来治疗 ADHD 患病儿童，而非使用利他林。早在 2003 年，人类微生物组计划启动的 5 年前，就有这样一项研究发表。研究人员对 20 名 ADHD 儿童患者进行了评估。[61] 其中一半儿童接受利他林治疗，另一半儿童则接受乳酸杆菌等益生菌及含必需脂肪酸在内的营养补充剂治疗。

令研究者惊讶的是，益生菌和补充剂所提供的结果与利他林相同。作者注意到，修复肠道内膜细胞的"必需脂质"以及"友好菌群的重新接种和益生菌管理"，可能很好地解释这些孩子的良性结果。这些发表在 10 年前的信息为具有潜在危险的药物提供了良好的替代方式。尽管这只是一项小型研究，且需要更多的研究来进行验证，但我仍然期待有更多的研究涌现，来证明 ADHD 与健康肠道细菌平衡之间的强有力联系。[62] 我们已经有 35 年的研究历史来检验饮食敏感性与 ADHD 症状的关系。[63] 现在我们只要进一步证明肠道细菌在其中发挥的作用。

此前我曾提到 ADHD 的发病率上升反映了儿童肥胖症发作的急速攀升。在过去的 20 年里，我们目睹了这两种疾病的发生率飙升到前所未有的高度。而且，正如我所言，二者绝对无法与微生物组脱开关系。大家已经了解到肠道细菌在情绪和焦虑疾病中的作用，现在是时候转向另一重要话题了。人类对造成肥胖流行的可乐和蛋糕如此喜爱，这究竟是我们的嗜好，还是我们体内微生物的嗜好？让我们进入下一章吧。

肠道细菌如何引发肥胖和大脑疾病

肠道细菌、食欲、肥胖和大脑之间的惊人联系

每每在报纸杂志的头条新闻上看到肥胖等流行病时，你就知道那到底有多可怕了。关于肥胖症的报道实在太多了，让人真想对它置之不理。在世界范围内，超重和肥胖的人数已由 1982 年的 8.57 亿上升到了 2013 年的 21 亿，增长了超过 145%。[1]意识到问题严重性的另一种方式，就是要考虑到，在 1990 年美国大多数州里，仅有不到 15% 的人口过胖。到 2010 年，36 个州的肥胖率已经达到甚至超过 25%，其中有 12 个州的肥胖率达到了 30% 以上。在美国范围内，大约有 2/3 的成年人超重或肥胖。[2]根据目前的标准，体重指数（BMI，相对于身高的体重衡量标准）25～29.9 为"超重"；"肥胖"则指 BMI 为 30 以上。

肥胖对女性的影响要略多于男性，而美国有 26% 的儿童已被归类为肥胖。我们每年要花费 1470 亿美元来治疗肥胖。在全球范围内，每年有 340 万人因超重或肥胖相关的原因死亡。[3]与肥胖带来的心理负担相比，其造成的健康后果要严重得多。人们要忍受由肥胖而带来的偏见、歧视和耻辱，但除了这些个人情感问题，超重或肥胖还与心血管疾病、糖尿病、关节炎、肿瘤、慢性肾脏疾病和包括阿尔茨海默病在

内的神经退行性疾病相关。不幸的是，人们往往忽略了肥胖对大脑的影响，但我们应当注意到这种联系。我们现在有确凿且无法否认的科学证据表明，超重或肥胖可显著增大认知能力下降、脑组织损伤以及从抑郁症到痴呆症等各种脑疾病排列组合的机会。肥胖甚至可以影响到子宫内的胎儿：《细胞》(Cell) 期刊在 2014 年年初发表的一项研究表明，妊娠期肥胖可能导致胎儿与控制食欲相关的神经元回路发育异常，从而使儿童在以后的生活中面临着更多的体重增加与糖尿病患病风险。[4] 雪上加霜的是，俄勒冈大学的研究人员在 2014 年年底发表的论文中表明，妊娠期肥胖会危害胎儿的干细胞，而干细胞负责的可是创造并维持终生的血液和免疫系统功能。[5]

几十年来，科学家们一直试图想出一个方案来解决肥胖问题。药物公司斥资数十亿美元，希望发明出一种奇迹药丸，实现没有任何不良反应的快速、安全减肥。数以百万计的人掏空钱包来购买有希望的"治愈"方法，不管是书籍和相关媒体，还是补剂和节食噱头，只要能减小腰围就行。尽管还没有什么办法能改变这个行业，但我相信有些东西可以。你可能已经猜到，答案就是调整肠道菌群。事实上，所有最新科学研究都表明微生物在控制食欲、新陈代谢健康和体重中的作用。能否实现最佳体重的关键就在于你是否拥有"肥胖"细菌。

肥胖一族与瘦弱一族

在我介绍与细菌相关的肥胖内容之前，让我们再考虑一下普通西方儿童和来自撒哈拉以南非洲地区的农村儿童之间的差异。记住，与西方人口相比，在非洲人口中，肥胖或超重是几乎闻所未闻的事情。

当然，这些差异是由于日常所获食物的差异造成的，但我们要讨论的部分内容就是围绕着不同种群的肠道细菌组成而展开的。在一项 2010 年哈佛大学的高被引研究中，研究人员通过评估非洲农村儿童的肠道细菌来研究饮食对微生物的影响。[6] 这些孩子采用高纤维饮食，这和"农业诞生时期的早期人类聚落的饮食相似"。通过基因检测，科学家们鉴定出儿童粪便中的细菌类型。此外，他们还查看了总的短链脂肪酸，这是肠道细菌消化植物纤维（多糖）所产生的物质。

在之前的内容中我们已经了解到，数量最多的两种细菌是厚壁菌和拟杆菌；这两种细菌占肠道细菌的 90% 以上。这两种细菌的相对比例决定了炎症水平，并且与肥胖、糖尿病、冠状动脉疾病和整体炎症直接相关。虽然没有哪种完美的比例可以等同于健康，但我们知道厚壁菌 / 拟杆菌比值较高（即肠道内的厚壁菌多于拟杆菌）与炎症和肥胖密切相关。

为什么？如前所述，一方面，厚壁菌非常善于从食物中摄取卡路里，所以它们可以增加热量的吸收。如果你的身体可以从通过肠胃的食物中吸收更多的热量，那么就很有可能会体重增加。另一方面，拟杆菌则专注于将庞大的植物淀粉和纤维分解成较短的脂肪酸分子，令这些能量被身体所利用。厚壁菌 / 拟杆菌比值现在被看作一种"肥胖生物标志物"。[7]

哈佛大学的研究发现，西方人群的肠道中以厚壁菌为主，而非洲人群的肠道容纳了更多的拟杆菌。如图 4-1 所示。

肠道以厚壁菌为主自有其原因，多种研究也都表明厚壁菌可帮助调控人体代谢基因。这意味着超重人群过多拥有的这些细菌实际上控制着对新陈代谢产生不利影响的基因。在本质上来讲，它们劫持了人类的 DNA，并且创造出一种令人体认为需要保持热量的情景。

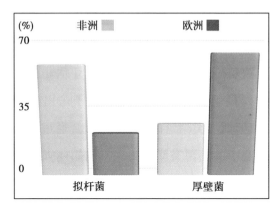

图 4-1　粪便样本中的细菌百分比

2011 年的一项研究报告指出："微生物不仅增加了肠道的能量吸收，它们还影响着能量储存的调控和免疫系统的运作。后者十分重要，因为微生物群落组成的失衡会导致炎症性疾病，这种炎症就与肥胖相关。"[8] 此外，在 2015 年年初，《美国临床营养学杂志》发表的一项研究进一步表明高水平的厚壁菌会改变我们的基因表达，并指出这将造成肥胖、糖尿病、心血管疾病和炎症。但是，正如他们在研究中所揭示的，你可以改变现状。只要增加膳食纤维，就可以提高有益厚壁菌的比例。[9]

当研究人员分别检测了欧洲和非洲人群的短链脂肪酸后，他们又发现了显著的差异，如图 4-2 所示。[10]

在第 5 章中，我们将介绍不同比值的具体含义。但现在我们可以说，你需要更多的丁酸、乙酸以及更少的丙酸。高水平的丙酸表明肠道主要由不太友好的细菌构成。所以，事实上，非洲人群的状况反映出比欧洲人群更健康的微生物组。这些微生物差异都与饮食有关。非洲饮食特点是高纤维和低糖，欧洲饮食则相反。这可能有助于解释肥胖和哮喘等疾病为何在非洲农村地区不常出现。

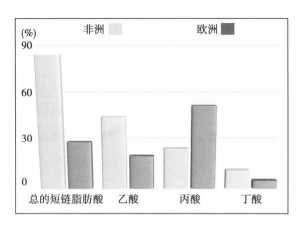

图 4-2 粪便样本中的短链脂肪酸

当我以肥胖和肠道菌群为主题进行演讲时，我喜欢分享最近发表在《科学》（*Science*）杂志上的富有开创性的 2013 年双胞胎研究，这项研究首次揭示了肠道微生物类型和肥胖之间的联系。[11] 当华盛顿大学的科学家们将来自肥胖双胞胎的肠道细菌移植到苗条小鼠的胃肠道后，小鼠便开始长胖。将苗条双胞胎的肠道细菌移植到精瘦小鼠中后，只要小鼠采用健康饮食就能一直保持精瘦。先前的研究已经注意到，与正常体重者的肠道细菌相比，肥胖人群的细菌组成有着显著差异。2006 年发表在《自然》（*Nature*）杂志上的一项研究中，来自华盛顿大学的同一组研究人员证明，与正常体重者相比，肥胖人群的厚壁菌平均多出 20%，而拟杆菌则减少接近 90%。[12] 其他研究也进一步表明糖尿病患者和肥胖人群往往缺乏细菌多样性。[13, 14] 此外，克利夫兰诊所的研究发现，有些细菌可以代谢肉和鸡蛋中的成分并产生加剧动脉堵塞的化合物。[15] 所以如果你有太多的这种细菌，那么你患上心血管疾病的风险会更大。这也许可以解释为什么有些人疯狂地吃"动脉阻塞"食物不会患心脏病，而另一些微生物组失衡的人却很容易患病。这并不意味着你应该避免吃肉和鸡蛋，相反，这些食物是重要的营养来源和大脑塑造者计划的一部分。关键就在于，肠道细菌的失衡是健康挑战的根源。所以，如果你要追究心脏病的来源，错就错在你肚子里的坏细菌。

在介绍肠道细菌和腰围的科学关系之前，让我们先来回顾一些大脑健康与肥胖关系的基础知识，也就是高血糖、胰岛素耐受性和糖尿病的影响。

和大脑疾病一样，肥胖也是一种炎症性疾病

尽管我们很难想象肥胖是一种慢性炎症性疾病，就好像我们很难接受痴呆症和抑郁症也是炎症性疾病一样，但它们确实如此。肥胖与促炎性化学物质或细胞因子的水平提高有关。[16] 这些分子主要来自脂肪组织本身，它就是一个不断推出激素和炎性物质的器官。脂肪细胞不仅储存额外的卡路里，它们还广泛参与到人体的生理活动中。如果你的脂肪多于身体的需求量，特别是在肝脏、心脏、肾脏、胰腺和肠道等内脏器官中，那么你的新陈代谢会受到影响。

这类"内脏脂肪"在肥胖者中往往十分明显，并且给身体带来双重麻烦。它不仅具有激活炎症通路的独特能力，而且会激活干扰人体正常激素动力的信号分子。[17] 另外，内脏脂肪不仅通过一连串生物事件催发炎症；它自身也会发炎。这种脂肪具有成群的炎症性白细胞。更重要的是，当内脏脂肪产生激素和炎症分子时，这些物质会被直接倾倒到肝脏中，从而引发另一轮大战，具体来说就是产生炎症反应和激素干扰物质。

简而言之，内脏脂肪不仅是袖手旁观的敌人，它更是全副武装的危险敌人。现在与内脏脂肪有关的疾病数量很多，显而易见的有肥胖

和代谢综合征，你可能想不到的还有癌症、自身免疫疾病和脑部疾病。内脏脂肪的危险解释了你的腰围为什么往往是"健康"的衡量标准；腹部的饱满程度可以预测未来的健康挑战和死亡率。简单地说，腰围越大，患病和死亡风险就越高。腰围还能预测大脑结构的不良变化。

在 2005 年进行的另一个高被引研究中，来自加州大学伯克利分校、加州大学戴维斯分校和密歇根大学的研究人员研究了 100 多人的腰臀比，并与其衰老过程中的大脑结构变化进行了比较。[18] 他们想确定大脑结构和人肚子大小之间的关系，而研究结果在医学领域引起一片哗然：腹部越大（即腰臀比越大），大脑的记忆中心海马体就越小。而海马体的功能取决于它的大小，如果你的海马体萎缩，那么记忆也就随之衰退。

更令人震惊的是，研究人员发现腰臀比越高，小中风（微小脑血栓引起的瞬间脑局部缺血）的风险就越高，而后者与大脑功能下降有关。作者表示："这些结果与越来越多的证据都具有一致性——肥胖、心血管疾病和炎症与认知减退和痴呆症有关。"包括 2010 年波士顿大学研究在内的其他研究也已经证实了这一点：体重超出多少，脑容量就减少多少。[19] 现在，一些人可能希望列举身体的其他部位来反驳这一观点，但是在讨论海马体时，其大小的确十分重要。

记住，无论是关节炎、心脏病、自身免疫疾病还是老年痴呆症，脂肪生成的细胞因子在所有炎症疾病中的水平均有所增高。而且，正如你所知道的，我们可以通过 C 反应蛋白（CRP）标记来检测炎症反应。据《新英格兰医学杂志》报道，高水平的 CRP 导致痴呆症（包括阿尔茨海默病）的风险增加了 3 倍。它也与认知损害和普通思维障碍有关。[20]

这样你就可以把这些知识串联起来了：如果炎症水平能够预测神

经系统疾病，并且体内多余的脂肪会增加炎症，那么肥胖就是大脑疾病的一种危险因素。这种炎症是多种疾病的诱因，而我们却将其归咎于肥胖。这里所说的疾病不仅指神经疾病，比如说，炎症同样是糖尿病和高血压的关键参与者。这些疾病可能具有不同的症状和分类（比如糖尿病是代谢问题，而高血压是心血管疾病），但是它们却有共同的关键特征：炎症。

血糖和大脑

由于肥胖是代谢紊乱的结果，所以我们讨论的话题会不可避免地涉及血糖控制。本节内容我将从胰岛素的简要介绍开始。大家都知道胰岛素是人体最重要的激素之一，它在人体的新陈代谢中发挥着主要作用，帮助我们从食物中汲取能量并导入细胞以供使用。这一过程独特而又复杂。我们的细胞只有在胰岛素的帮助下才能接受葡萄糖，而由胰腺产生的胰岛素就在其中扮演着转运蛋白的角色。胰岛素将血液中的葡萄糖转运到细胞内，而后血糖在细胞中将作为燃料使用。

正常健康的细胞含有丰富的胰岛素受体，因此可以产生对胰岛素的响应。但是，当人们消耗过多的碳水化合物和精制糖时，细胞便无情地暴露于高水平胰岛素环境中，面对着永无止境的葡萄糖，细胞不得不做出适应：它减少了自身表面的胰岛素响应受体的数目。这就像是细胞关闭了几扇门，所以它就听不到胰岛素敲门的声音了。这最终会导致细胞对胰岛素变得麻木或产生"抵抗"。一旦细胞产生胰岛素抵抗，它便无法从血液中提取葡萄糖，葡萄糖只能留存在血液中。与大多数生物过程一样，这个过程中也有一个"故障安全"备份系统。我们的身体也想解决这个问题，因为它知道血液中不能有太多的葡萄糖。所以它告诉胰腺增加胰岛素的生产来吸收葡萄糖，而尽职尽责的胰腺就遵从指示去做。胰腺将继续泵出尽可能多的胰岛素来推动葡萄糖进入细胞。由于细胞对胰岛素没有响应，所以需要更高水平的胰岛素。

当然，这种过程导致的恶性循环通常在 2 型糖尿病中最为明显。根据定义，糖尿病患者是由于细胞无法吸收葡萄糖而导致血糖过高的人。如果葡萄糖仍存在于血液中，那简直就像是攻击性武器，会造成大量的伤害。糖尿病是导致早逝、冠心病、中风、肾脏疾病、失明和神经系统疾病的主要原因；如果多年不治疗，糖尿病也将成为老年痴呆症的主要原因。虽然大多数 2 型糖尿病患者体重超标，但仍有大量正常体型，甚至说得上是苗条的人伴有长期血糖失衡。无论体重情况，通往糖尿病甚至是脑疾病的路都是从血糖失衡开始的。在这一连串的事件中，身体饱受炎症的折磨。

当血糖水平不能得到很好的调控时，胰岛素成了机体反应的重要参与者。作为一种所谓的合成代谢激素，胰岛素可以促进细胞生长、脂肪的形成和保持，并刺激进一步的炎症。高水平的胰岛素可活跃或降低其他激素，从而使身体的整体荷尔蒙系统失去平衡。而这种不平衡甚至可以将身体进一步推向生命的暗礁。

血糖激增对大脑有着直接的负面影响，这会引发更多的炎症。血糖升高会造成重要神经递质的消耗（包括血清素、肾上腺素、去甲肾上腺素、GABA 和多巴胺；用于合成这些神经递质的物质，比如 B 族维生素）也消耗殆尽。高血糖还会造成镁含量减少，并损伤神经系统和肝脏。更重要的是，高血糖会引发一种叫作"糖基化"的反应，我在第 2 章曾详细介绍过这一点。这里再提醒大家，糖基化是糖分子与蛋白质和某些脂肪结合形成叫作 AGEs 的致命新结构的生物过程，这比任何其他因素对大脑及其功能退化的影响都要大。这个过程甚至可以导致关键脑组织的萎缩。事实上，科学家现在明白了胰岛素抵抗会促成阿尔茨海默病患者大脑中那些臭名昭著的斑块的形成。记住，糖尿病患者罹患阿尔茨海默病的概率至少是正常人的两倍，并且肥胖者大脑功能受损的风险更大。

可以肯定的是，糖尿病并不直接导致阿尔茨海默病。但两者有着相同的起源：糖尿病和阿尔茨海默病都是由于身体受到饮食攻击而不得不通过发展生物途径来进行适应，最终导致功能障碍并形成疾病。糖尿病，甚至是低于糖尿病阈值的轻微血糖问题都与脑萎缩和阿尔茨海默病的风险增加直接相关。在过去的 10 年里，2 型糖尿病、肥胖、阿尔茨海默病患病人数的平行上升无疑有着某种联系。

但是，所有糖尿病的诱因是什么？数据显示，高碳水化合物消耗与糖尿病之间的关系几乎是无可争辩的。1994 年，当美国糖尿病协会（American Diabetes Association，ADA）建议美国人日常消耗热量的 60%～70% 应来自碳水化合物时，糖尿病（及肥胖）便作为流行病而出现了。1997～2007 年，美国糖尿病病例数目翻了一番。1980～2011 年，这一数字更是翻了三番。2014 年，美国疾病预防控制中心预计超过 2900 万美国人患有糖尿病（即每 11 个人中便有一人患病），而其中将近 28% 的人甚至不知道自己患病，因为这些人尚未确诊。[21] 我可以很有把握地说，糖尿病前期患者（血糖开始失衡自身却不知道的人）的数量也一样会飙升。

千万别错怪了糖果，细菌才是罪魁祸首

千万别搞错：涉及脑功能保护和阿尔茨海默病预防时，血糖调控

才是第一要务。血糖水平不仅反映了饮食中的糖分和碳水化合物消耗，还反映了肠道内的细菌平衡。在过去几年里进行的新研究发现，某些肠道细菌实际上有助于人体控制血糖水平。（我很快就会提到最新研究的细节。）

科学家们正在研究，某些益生菌为何能够逆转 2 型糖尿病以及随之而来的神经系统疾病。在 2014 年的哈佛微生物讨论会上，阿姆斯特丹大学马克斯·尼乌多普（Max Nieuwdorp）博士的工作给我强烈的震撼，他完成了与肥胖和 2 型糖尿病有关的一系列令人难以置信的研究。[22] 通过粪便微生物移植，他已成功改善了超过 250 名 2 型糖尿病患者的血糖混乱问题，他也采用这个疗法来改善胰岛素敏感性。

这两项成就在传统医学中几乎闻所未闻。我们根本没有逆转糖尿病或明显改善胰岛素敏感性的药物。在尼乌多普博士的演讲过程中，整个屋子一片沉寂。在这个实验中，他将健康、精瘦、无糖尿病志愿者的粪便材料移植到糖尿病患者体内。实验对照组的设计很巧妙：他仅将对照组参与者的肠道细菌移植回各自的结肠中，所以他们不知道自己是否接受了"治疗"。对于我们这些每天都能见证糖尿病对患者造成深远影响的医生而言，尼乌多普博士的研究结果就像一座希望的灯塔。而作为一名神经学家，我充分了解血糖升高与大脑退化之间的深刻关系，而我相信这项开创性的研究为脑疾病的预防和治疗打开了一扇通往全新世界的大门。

似乎每天都有新的饮食或补剂出现，宣称其有助于减肥。肥胖的人因自身体重问题而受到指责，因为他们似乎无法克制自己食用导致体重增加的食物。一般来说，我们承认富含碳水化合物、精制糖以及加工脂肪的现代西方饮食与肥胖流行有关。我们也倾向于认为超重的人是懒惰的，他们所燃烧的卡路里相对于摄取卡路里而言还不够多。

但是，如果超重或肥胖与意志力甚至遗传无关，而更像是与肠道中的微生物状况相关该怎么办？如果我们把肥胖问题归咎于病态而功能紊乱的肠道细菌呢？

知道体重增加可能不是自己的错，大部分人都松了一口气。新的研究表明，我们的肠道细菌并不只是帮助消化，你现在可能也意识到这一点了。肠道细菌在人体的新陈代谢中起着至关重要的作用，这直接关系到我们的增重或减重。因为肠道细菌影响着人类储存脂肪，平衡血糖水平，表达新陈代谢相关基因，对使我们感到饥饿或饱足的激素产生响应的方式，所以它们在许多方面都是主宰者。从出生的那一刻起，肠道细菌就为我们的成长打下了基础，影响到我们究竟是患上肥胖、糖尿病、大脑疾病，抑或是成为精瘦、思维敏捷、长寿健康的人。

现在，人们已经很确定，瘦人的肠道群落就像是栖息着许多物种的热带雨林，肥胖者的肠道细菌多样性则要少得多。我们曾经认为超重或肥胖是一个数学问题，即热量消耗与过量热量摄入的比值问题。但是这项新的研究表明，微生物在人体能量的动态平衡中发挥着重要作用，影响着热量的摄入和消耗平衡。如果你的身体里寄居着多种能够从食物中摄取卡路里的细菌，你猜怎么着：你会吸收超过所需的卡路里，最终促进脂肪的形成。

为了更好地了解科学家如何记录胖人和瘦人之间的微生物差异并将其与肥胖关联起来，我们可以来仔细了解一下华盛顿大学杰弗里·戈登（Jeffrey Gordon）的研究。[23] 他和他的同事是众多进行"人源化"小鼠开创性实验的科学家中的一员。在我此前提到的非常著名的 2013 年双胞胎研究中，戈登也再次展示了肠道中"胖""瘦"菌群的力量与肥胖的风险。[24] 戈登团队首先获取了一对体型差距较大的双胞胎姐妹的微生物组，再将其分别整合到幼年小鼠中，令小鼠采取等量的相同饮食。这时他们观察到小鼠的体重很快出现了变化。携带肥胖女性细菌的小鼠不仅比携带精瘦女性细菌的小鼠更胖，而且其肠道微生物的多样性也要少得多。

此后实验又进行了一次重复，但是这次戈登团队让这些携带不同肠道微生物的幼年小鼠在同一个笼子内生长。这使得携带肥胖女性微生物的小鼠从它们的瘦室友身上获取一些微生物，这主要是通过一种典型的小鼠行为，即消耗其他小鼠的粪便而完成的。结果呢？两组小鼠均保持精瘦体态。在进一步的实验中，戈登将瘦小鼠身上的细菌转移到那些注定会发生肥胖的小鼠身上，肥胖小鼠反而以健康的体重生长。引用戈登的话说："这些实验综合起来为其中的因果关系提供了令人信服的证据，预防肥胖的发展或许是有可能的。"[25]

戈登和他的团队是如何理解的呢？他认为肥胖小鼠体内的肠道细菌缺少了维持正常新陈代谢和健康体重的微生物。戈登以及他人的研究正在逐渐提供这些微生物角色所包含的新信息。例如，其中一种与调节饥饿有关的缺失微生物是幽门螺杆菌（Helicobacter pylori），它通过影响胃饥饿素水平来控制食欲，而胃饥饿素是刺激食欲的主要激素。在过去的至少 5.8 万年里，幽门螺杆菌都在我们的肠道里与我们共生，但是由于卫生、生活条件改善和抗生素滥用，西方人的消化道中不再含有很多的幽门螺杆菌。

戈登团队同时也验证了饮食质量、肠道细菌质量和多样性以及肥胖风险之间的联系。再一次利用小鼠模型，戈登已经表明当人源化小鼠采取"西方饮食"（即低纤维、低水果、低蔬菜、高脂肪饮食）时，携带肥胖型微生物的小鼠即使与瘦小鼠室友共处也会变得肥胖。换句话说，不健康的饮食习惯会阻止"苗条"细菌的进入及其积极影响的产生。这些结果进一步指出了饮食在控制肠道细菌组成及最终控制体重中的影响。显然，这些发现仍需要更多的研究来验证，尤其是人体实验必不可少，但戈登的研究仍然在卫生领域吸引了大量的关注并启发了更深入的调查。

2013 年，来自麻省理工学院和希腊塞萨洛尼基亚里士多德大学的另一组研究团队又增添了新的研究证据，他们的研究关注于益生菌酸奶强大的减肥功效。[26] 该团队为小鼠提供多种饮食，但这些可不是普通小鼠，它们是具有肥胖遗传倾向的小鼠。采用"快餐"饮食的小鼠迅速肥胖起来，这是一种富含不健康的脂肪和糖类、低纤维、低维生素 B 和维生素 D 的饮食。这些小鼠的肠道微生物吃了几周快餐后就发生了变化。相比之下，每周食用 3 份益生菌酸奶的小鼠仍然保持苗条。但最重要的是：这些吃酸奶的小鼠也能随心所欲地享用快餐饮食！这项研究结果的标题已经说明了一切——"采用西方'快餐'风格饮食可重塑小鼠的肠道菌群并促进与年龄相关的肥胖"，以及"含益生菌酸奶的膳食补充可抑制肥胖"。很明显，我不想让大家认为摄入益生菌就能给你想吃什么就吃什么的授权，但是这项研究的确有着巨大的影响。

在肠道微生物组中，最阴险的小人之一就是加工果糖，此前我已经简单提到过，后面我还会进行深入的细节探讨。典型的美国人每天摄入 132～312 卡路里的高果糖玉米糖浆。[27]（我将进一步指出这种产品的消费已经和肥胖增长率并行稳步增加。）许多科学家认为加工果糖是导致肥胖流行的因素，而在创造西化肠道菌群的过程中，这是最大的影响因素之一。在所谓的西化肠道菌群中，细菌的多样性较少，而能够为脂肪细胞提供养料的细菌类型太多。

为什么果糖特别有攻击性？因为它不仅能够供给致病性肠道细菌从而破坏健康的微生物平衡，它还不能像葡萄糖一样刺激胰岛素的分泌。果糖会被肝脏马上处理，这意味着人体瘦素（抑制食欲相关的另一个重要激素）分泌的下降。你感觉不到饱，所以你不停地吃。人工甜味剂也同样让人缺乏饱腹感。尽管我们曾经认为，糖精、三氯蔗糖、阿斯巴甜等糖替代品由于不会提高胰岛素，所以没有代谢影响，但是它们的确可以造成巨大的破坏，会和真正的糖分一样，引起同样的代谢紊乱。怎么会这样呢？这些糖替代品通过有利于微生物生态失调、血糖失衡和整体非健康代谢的方式来改变微生物组。的确，食品和饮料行业面对 2014 年发表在《自然》期刊上的这项最新研究时简直头痛欲裂。[28] 我会在第 6 章详细介绍该研究的细节，它提供的证据表明，肠道细菌有助于调节血糖控制，从而影响体重和疾病风险。

胃旁路手术如何生效：这得感谢肠道细菌了

可物理性重组消化系统的胃旁路手术（缩胃手术）是实现体重下降的极端办法之一，而类似的手术已变得越来越流行。这些手术往往令胃部缩小并更改小肠的连接方式。虽然我们曾经认为这些手术是通过迫使人们减少摄入而快速减重的，但 2014 年发表于《自然》期刊的一项研究提出，是微生物决定了胃旁路手术的成功。[29] 我们现在有惊人的新证据表明，大部分的体重下降要归功于肠道菌群的变化。术后的肠道细菌变化不仅是解剖学上的变化，也有着饮食结构的变化，而后者通常只有手术者采用更健康的食品时才会发生，因为这更有利于不同细菌的生长。毫无疑问，当我们查明糖尿病胃旁路手术患者在术后经常经历糖尿病完全恢复的细节原因后，我们会再次发现微生物在其中发挥的作用。

之前我们已经介绍过，肠道细菌类型的比例很重要。多种研究表明，厚壁菌数量的减少与糖尿病等代谢疾病患病风险的提升有关。另外，拟杆菌数量较低又会增加肠道的通透性，这转而又会引发各种各样的风险，其中最重要的是免疫系统的破坏、炎症以及下游的抑郁症和阿尔茨海默病等脑相关疾病。

我必须补充说明的是，锻炼身体对促进微生物的平衡有一定的作用。长久以来，我们一直了解运动的普遍好处，但事实证明，锻炼对于体重降低和体重管理的影响不仅仅是燃烧更多的热量。新的科学研究表明，锻炼可对肠道细菌平衡产生积极的影响，更有利于防止体重增加的菌群生长。在实验室的小鼠研究中，高水平的运动与厚壁菌的减少及拟杆菌的增加相关。换言之，运动有效降低了厚壁菌／拟杆菌比值。虽然对目前正在进行的人类研究的结果仍拭目以待，但我们已经有令人信服的证据表明，同样的道理也适用于人类。锻炼的确会培养微生物的多样性。

2014 年，爱尔兰科克大学的研究者们对血液和粪便样本进行了检测，以比较专业橄榄球运动员与健康的非运动员之间的微生物多样性差异。[30] 这些非运动员有的体重正常，有的体重超重。（血液测试可提供有关肌肉损伤和炎症的信息，这是近期运动量的标志）。总体而言，该研究涉及的 40 名运动员与任意一名非运动员相比都要表现出更丰富的微生物多样性。在这篇最终发表在《胃肠病学》（Gut）期刊的论文中，研究人员认为这些结果与运动员的剧烈运动及高蛋白质的饮食有关（运动员饮食中 22% 的卡路里来自蛋白质，而非运动员的这一比值为 15%～16%）。另一项重要的发现是，除去运动员的更丰富的肠道微生物多样性外，研究者们还发现这些橄榄球运动员的肠道微生物中有一种细菌与较低的肥胖及肥胖相关疾病发病率相关。

　　科学总是不言而喻。从我们出生的那天起，肠道细菌与饮食之间的相互作用就令我们更容易患上代谢功能障碍及脑疾病。对于我和我的医学同事而言，我们都已经了解到为什么在早期生活中没有接触到大量有益细菌的儿童在后期生活中患上肥胖、糖尿病的风险要更高。这些高风险的婴儿通常通过剖腹产出生，经配方奶喂养，经常遭受慢性感染并接受抗生素治疗。在一项特别有启发性的研究中，加拿大的研究人员发现，配方奶喂养的婴儿在早期就具有了某些肠道细菌，而母乳喂养的婴儿直到开始摄入固体食物后才会具有这些细菌。[31] 这些细菌不一定致病，但提早暴露于这类细菌可能不是一件好事，因为婴儿的肠道和免疫系统尚不成熟。这一领域的研究者们都认同这一事实，这也可能是配方奶喂养的婴儿更易患上哮喘、过敏、湿疹等自身免疫疾病以及乳糜泻、肥胖等疾病的原因之一。

　　既然如此，我要在这里为使用配方奶的女性简单说几句话。有些女性或许根本无法选择母乳喂养，或者一些女性会选择或不得不提早断奶。这是否意味着她们就此注定了孩子的命运呢？绝非如此。尽管我们知道母乳喂养的婴儿要比配方奶喂养的婴儿具有更为多样化的微生物组，且一系列疾病的患病风险也要相对较低，但是在缺少母乳喂养的条件下，你们仍有很多选择来促进健康微生物组的发育。如果了解到微生物组仅通过生活方式的改变就能恢复健康，你一定会十分高兴。我会在第 8 章为妈妈们介绍更多的详细内容。

　　鉴于儿童肥胖症的流行，对儿童抗生素过度使用的担忧只能愈发强烈。我们现在有很多证据可以将肥胖流行的部分原因归咎于抗生素的使用及其在改变肠道微生物平衡中所起的作用。纽约大学微生物组计划的马丁·布莱泽博士也表明，当小鼠接受相近于家畜剂量的低剂量抗生素时，这些小鼠的身体脂肪要比未接受抗生素的小鼠多增加

15%。[32] 仔细考虑下这件事，而且我要告诉你：美国儿童接受三疗程抗生素的平均时间是在生命的第一年。在 2014 年的哈佛大学益生菌研讨会上，布莱泽在他的展示中很清楚地指出了这一点。

引用纽约大学的研究者玛利亚·格洛丽亚·多明戈斯-贝洛（Maria Gloria Dominguez-Bello）博士（也是布莱泽博士的妻子）很有说服力的话来说："抗生素就像是森林火灾。婴儿正在形成一片森林。如果森林里有火，那一定是走向灭绝。"[33]

在一项相关研究中，布莱泽实验室的一名研究生同时采用高脂饮食和抗生素来喂养小鼠，而小鼠变得肥胖，这一结果表明了抗生素和饮食之间的"协同作用"。[34] 有趣的是，布莱泽指出，全美范围内的抗生素使用差别迥异，你甚至能够在地图上看出一个模式：肥胖率最高的州同样也是抗生素使用剂量最高的州，美国南部就是如此。

在你觉得快要被这些内容压倒并且合上本书之前，特别是因为它可能涉及你自己的生活时，请让我来梳理出清晰的思路：这些惊人的新数据意味着，只要保养好自己的微生物组，你就能控制新陈代谢或者是炎症通路和大脑健康。即使你不是由阴道分娩而出生，即使你以前服用过抗生素（谁又没服用过呢），或者采用富含碳水化合物的饮食，我也有帮你回天逆转的解决方案。

我很快就介绍到所有的实用策略。现在，让我们来了解发生在每个人心中的另一种疾病：自闭症谱系障碍。最后，我们很可能在 21 世纪发现这类神经疾病的部分预防措施和更好的个性化治疗方法。尽管关于这个神秘的大脑障碍仍然存在许多问题，但是肠道微生物在其中发挥的作用正日益明了。正如你即将发现的那样，最新的科学研究将为医学新前沿打下基础。

第 5 章

CHAPTER5

自闭症与肠道健康

大脑医学的前沿

我几乎每天都要回答关于自闭症的问题，这是过去 10 年来争论最多的疾病之一。自闭症究竟是什么原因导致的呢？为什么如今有这么多的孩子被诊断出自闭症？自闭症能否治愈或有预防措施吗？为什么自闭症的严重程度差异如此之大？在首次鉴定出自闭症的近 60 年后，自闭症数量仍在持续上升。联合国预计，全世界有超过 7000 万人死于自闭症，其中有 300 万人在美国。[1]

首先我要说明的是，出于讨论目的，我将使用"自闭症"（autism）这个词来概括不同的疾病严重程度。可以肯定的是，自闭症谱系障碍和自闭症都是用来描述一个庞大而多样化的大脑发育复杂疾病家族的统称。这些疾病有三个共同的典型特征：社会交往困难、语言及非语言沟通障碍、重复行为。据美国疾病预防控制中心的说法，儿童或成人自闭症患者可能有以下特点。[2]

- ⊙ 不会指向物体以表示兴趣（例如不会指向飞过头顶的飞机）。
- ⊙ 其他人指向物体时不会看向物体。
- ⊙ 人际关系困难或缺乏对他人的兴趣。

- ⊙ 避免目光接触，喜欢独处。

- ⊙ 不能理解其他人的感受或很难表达自己的感受。

- ⊙ 不喜欢握手或拥抱，或者只有在想拥抱时才接受拥抱。

- ⊙ 与人讲话时反应迟钝，但会注意到其他声音。

- ⊙ 对他人非常感兴趣，但不知道如何与其谈话、玩耍或交往。

- ⊙ 重复他人所说的单词或短语，或者用重复的单词或短语代替正常的语言。

- ⊙ 很难使用典型词汇或动作来表达自己的需求。

- ⊙ 不玩典型的"假装"游戏（例如假装喂娃娃）。

- ⊙ 一遍又一遍地重复动作。

- ⊙ 难以适应日常活动的变化。

- ⊙ 在嗅觉、味觉、视觉、感受或声音上有异常反应。

- ⊙ 失去曾经拥有的能力（例如可能会停止使用以前用过的词汇）。

尽管我们已经鉴定出包括阿斯伯格综合征（Asperger's syndrome）和儿童自闭症（autistic disorder）在内的不同亚型，在 2013 年，所有的自闭症亚型都被归类于自闭症谱系障碍这一大类之下。但是，没有两个患者是完全相同的；例如，一个轻微自闭症患者尽管会有社交困难，但在数学或艺术上颇有天赋，而严重的自闭症患者却很难运动协调、有智力缺损，并且有失眠、慢性腹泻和便秘等严重的健康问题。多伦多儿童医院应用基因组学中心及多伦多大学麦克劳林中心的主任斯蒂芬·谢勒（Stephen Scherer）博士刚刚完成了有史以来最大的自闭症基因组研究，他采用了一个贴切的比喻说道："每个患有自闭症的儿童就像一片雪花，他们每个人都是独特的。"[3]他的最新研究显示，这种疾病的遗传基础甚至比以前认为的要更复杂。与科学家们长久以来的认知相反的是，具有相同亲生父母并被确诊为自闭症患者的大多数兄弟姐妹并不一定携带相同的自闭症相关基因。[4]本研究提出了关于自闭症的新观点，其中就包括自闭症通常并非是遗传疾病的可能性，即便它有可能呈家族性发病。

尽管自闭症患者之间存在着巨大的差异，但有一点是可以肯定的：他们是大脑功能有所不同的一个群体。在他们的早期大脑发育过程中，一些因素引发了生理和神经上的变化，从而导致了疾病的发生。既然自闭症如此普遍并且程度差异广泛，我们看待自闭症的方式也就发生了文化转变。有些人更愿意将这种疾病看作一种个性风格，高功能自闭症患者尤其如此。与之类似的是，聋人群体的许多成员并不认为自己有残疾，他们将这看作一种不同的沟通方式。我很欣赏这种人文视角的转变，但是我也知道，任何自闭症儿童患者的父母但凡有选择，都不会避免治愈或有效的治疗。即便是那些在视觉技能、音乐和学术方面有着非凡能力的孩子也会有其难言之隐。

无论我们把自闭症视为一种个性风格还是一种疾病，不可否认的是，自闭症的发病率正在急剧上升。自闭症的症状和体征往往出现在两三岁之间，也有些医生可以在儿童出生的第一年就发现其症状。在美国，每 68 个儿童中就有一个患有自闭症。这反映了过去的 40 年来，自闭症患病率增加了 10 倍，这种增长速率实在太快，已经不能仅仅靠人们对自闭症的了解增多并主动寻求诊断来解释了。自闭症在男孩和女孩中的发病率分别为 1/42 和 1/189，即男孩的发病率是女孩的四五倍。在美国，超过 200 万人得到了正式诊断。我知道不仅仅是我自己将其称为流行病。图 5-1 展示了 1970～2013 年自闭症病例数的增长趋势。[5]

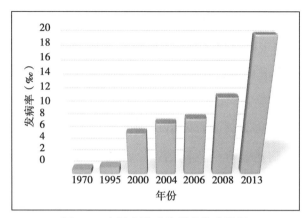

图 5-1　自闭症谱系障碍的发病情况

几年前，我本没有必要接触自闭症的。这个话题太令人难堪了；自闭症一度陷入与疫苗有关的争议，而这种联系已被科学证伪。[6] 那时，对于自闭症的发病原因，我们仍处于"我不知道"的盲目时代。有些人发现，与逐一检验其他看似不太可能的因素相比（例如不健康的微生物组），将自闭症全部归咎于疫苗要简单得多。但如今，事实已经发生了重大转变。顶级机构的合法研究正在逐渐揭示肠道细菌与自闭症之间的联系，为我们提供了既令人惊讶又令人鼓舞的答案。科学家们如今关于自闭症发现，其影响远远超出了理解并解决这种疾病的程度。与大众认知不同的是，这个领域的最新研究发现与其他神经系统疾病的内容高度重叠。研究自闭症意味着走在大脑医学的前沿，当这些研究涉及微生物组时则尤其如此。

正如我此前所说，很长一段时间里人们都认为肠道疾病的症状与大脑无关，但我们现在发现肠道的健康和功能，尤其是肠道细菌，与大脑的发育有关。我们也终于发现了肠道细菌可能会造成大脑功能的紊乱，比如自闭症的发生和发展。[7] 你很快就会了解到，证明肠道微生物与自闭症之间联系的一个最有说服力的事实是，自闭症儿童的肠道细菌组成中表现出正常儿童所缺乏的某种模式。[8] 对于我这种要帮助父母治疗自闭症儿童的神经学家而言，这一结果是个明显警告，况且自闭症患者几乎无一例外地具有胃肠道问题。

正如没有单一类型的自闭症，自闭症的发病原因也不止一种。例如，科学家们已经鉴定出大量与自闭症有关的罕见基因改变或突变。事实上，在我撰写这一章节时，已有两项意义深远的新研究证明了多达 100 个基因与自闭症之间的联系。[9, 10] 这些突变会扰乱大脑的神经网络，并且这些突变并非全部来自父母，也就是说，有些突变可以自发地发生在受孕前的卵子或精子中。

尽管少量的基因突变可能就足以引起自闭症，但自闭症和大多数疾病一样，大部分病例可能是由自闭症风险基因与环境因素的结合对早期脑发育产生影响而形成的。这也有助于解释为什么作为亲兄弟的两位自闭症患者也不一定携带相同的自闭症风险基因。从环境的角度来看，其他因素也会影响自闭症的发生。综合诊断经验和最新的研究发现，我猜想环境的影响要超过遗传的影响。正如肠道细菌的变化会影响健康的免疫系统和神经系统，从而增加多发性硬化和痴呆等疾病的风险，这种变化同样会导致发育中儿童的自闭症发生率更高。毕竟，大多数患有自闭症的儿童在早期生活史中至少会有一或两个创伤，因此你在健康杂志上读到的文章标题都是"母亲怀孕子痫前期与自闭症患病风险增加相关""怀孕期间使用某药物与自闭症风险增加有关""早产儿患自闭症的风险增加""母体炎症与自闭症后代"等。这些事件不仅影响孩子尚在发育中的免疫系统和大脑，而且孩子在出生时还会错过产道微生物的洗礼，而后面临多重感染而不得不采用抗生素治疗，其发育中的微生物组也将受到很大影响。由于这些影响在子宫内就已经形成，因此就算有可能的话，我们也很难弄清楚自闭症发生的"开关"到底是在何时开启的。当一个孩子被诊断出患有自闭症时，在其独特的身体里已经存在着许多潜在的疾病诱发因素，而自闭症的发展清楚地反映了这些力量的汇合。未来的研究将证明这一点，但我也毫不惊讶，许多携带自闭症遗传风险因素的人从来没有患上自闭症，因为基因从来没有得到表达的机会。换句话说，基因可能被它们所处的环境沉默掉了。事实上，这适用于许多疾病。携带某些基因的人患上肥胖、心脏病和老年痴呆症的风险要比没有遗传易感性的人高出许多，但他们可能永远不会患有这些疾病，因为基因因其所处环境而处于休眠状态。

在本章中，我们将深入探讨这项神秘的疾病——自闭症。我将介绍科学研究的最新事实和相关性，其中一些发现甚至是在我撰写本书时才发表的。有关自闭症与肠道细菌变化的科学显然正处于早期阶段并且正在迅速发展。我不得不分享我们所知道的内容，因为迄今为止的报告内容都如此强大和充满希望，我相信许多迫切需要知道答案并接受指导的人应当了解这些内容。我相信，今天介绍的这些线索最终将通过严谨的大规模人体研究而得到证明，并为许多患者提供有意义的治疗方式。我只希望为你打开一个你可能从未听说过的全新视角。我猜测，即使你深爱的人从未患有自闭症，在这章结束时，你也会感受到一种预料不到的感受。其中的许多信息将巩固本书中非常重要的观点：微生物组的强大与脆弱。（我将在我的网站 www.DrPerlmutter.com 上持续更新这一主题。）

杰森的故事

在了解肠道与自闭症的具体联系之前，让我先介绍一个标志性的病例，这是我自己的脑部疾病患者的故事。虽然这可能听起来很极端，但它反映了我在诊断中的常规体验，而且我知道我并不孤单。我和同事们进行过交流，他们现在推荐的治疗方案就类似于你将要听到的这个故事，这种疗法有着惊人的疗效。在了解杰森的故事时，请注意生活中可能影响他微生物组的事件。这将引导你了解肠功能障碍和神经功能障碍之间的细节联系。

12 岁的杰森被他的母亲带来见我，因为杰森被认为是自闭症患者。我的第一件事就是了解他当前的全部生活史。我了解到杰森是自然分娩出生，但他的母亲在整个妊娠晚期因"持续性膀胱感染"而每日服用抗生素。杰森出生后不久，他也因持续性耳部感染而开始接受多个疗程的抗生素治疗。他的母亲说，在杰森 1 岁前，他"多半时间"都在服用抗生素。她还说杰森曾经患有肠绞痛，他 1 个月大时一直哭个不停。由于慢性耳部感染，医生最终在他的耳朵里安置了管道。这个手术必须进行两次。当杰森两岁时，一段时间的慢性腹泻导致了乳糜泻，但这从未被证实。在杰森 4 岁时，他不得不采取多轮抗生素治疗以应对包括链球菌性喉炎在内的各种感染。他的一些病非常严重，所以医生们采取了抗生素注射。

在杰森 13 个月大的时候，父母开始担心他的发育问题。他们开始了职业疗法和物理疗法。杰森的说话能力有着极端的延迟；3 岁时，他可以使用手语，但只会说单句话。

如你所料，多年来杰森的父母带他去看了许多医生，收集了大量的资料。不管是脑电图检测、脑部核磁共振还是各种各样的血液研究都毫无发现。杰森对诸如开关灯、重复的手部动作等事情产生了强迫症。他缺乏社交能力，不会与人发生任何深入的交往。他的母亲还说，杰森在感到不稳定或没有平衡感的环境中会变得焦虑和不适。

　　回顾杰森的医疗记录时，我注意到多年来他的治疗医师开具的抗生素处方有多个条目，不只是喉咙和耳朵感染，而且有胃肠道的问题。例如"胃痛"是就诊的常见原因，还有一次他的就诊原因是"喷射性呕吐"。

　　我对杰森进行检查时，他轻松地通过了神经学检查。他表现出良好的协调性、扎实的平衡感，而且行走和运行能力正常。然而，在检查过程中，他显得很焦虑，而且会反复地扭动双手。他不能长时间保持坐姿，在检查时不能与我保持目光接触，也不能对我说出完整的句子。

　　当我坐下来与杰森的母亲讨论我的检查结果及建议时，我第一次证实了自闭症的诊断，而后迅速陷入如何治疗杰森的思考中。我花了很多时间描述他在出生前及出生后接触抗生素所造成的影响，介绍了肠道细菌在控制炎症和调节脑功能方面的作用，以及最新研究如何明确揭示了自闭症与肠道细菌类型之间的关系。尽管我小心翼翼地不将杰森的自闭症针对任何单一的诱因，以给他母亲留下这是遗传因素和环境因素共同作用结果的印象，但我还是强调了尽一切可能来尽可能多地控制对大脑功能有影响的变量的重要性。当然，这也包括杰森的微生物组状态。了解到当前研究表明自闭症患者的肠道细菌有着特定模式，并且其微生物组可能对神经行为发育影响较大，我便有了提供解决方案的出发点。杰森的治疗将集中在肠道。

　　我觉得对杰森进行大量的实验室研究没有必要，但我做了一个粪便分析以了解他的肠道健康状况。而就在那时，我验证了自己设想的真实性：杰森的肠道中几乎没有乳杆菌，这是微生物组严重创伤的指示。

　　我第一次随访杰森的母亲是三个星期后。那时他已经开始积极口服益生菌和维生素 D。杰森的母亲有好消息汇报：杰森的焦虑已经大大减轻，而且他第一次自己系上了鞋带。令人难以置信的是，他居然可以乘坐过山车，同时也是第一次在外过夜。又过了五个星期，杰森的母亲报告说他一直有所改善，但她很好奇，想让杰森尝试粪便微生物移植来获得更多的健康受益。她已经在这个问题上受过良好的教育，并且很显然完成了作业。

　　粪便微生物移植是重置并重新移植严重受损微生物组的最积极的治疗方式。正如你所记得的，这是卡洛斯用来治疗多发性硬化的疗法。（我会在后记部分阐述医学领域的未来并对其进行更详细的解释；如前所述，粪便微生物移植在美国并未广泛应用，它仅限于治疗某些艰难梭菌的感染。但是，鉴于粪便微生物移植在治疗一系列疾病中的实用性和有效性，这种状况可能会发生改变。

　　这种治疗的名字很容易令人浮想联翩，在你直接跳到结论部分之前，请让我解释一下粪便微生物移植的内容。就像我们用移植手术来治疗肝衰竭或肾衰竭一样，现在有一个非常有效的途径来重建肠道微生物的平衡性和多样性，那就是将健康人的有益细菌移植到患者的结肠中。我们提取富含有益菌的粪便材料并将其引入病变肠道。（郑重声明：我并不实施粪便微生物移植，但我可以提供可进行这类手术的诊所信息；这是一个快速成长的行业，需要在术前对病人和捐助者进行仔细研究，并且需要经验丰富的从业人员。更多详细内容请参看后记部分。）杰森的母亲采用一个朋友的健康女儿作为供体，进行了粪便微生物移植。

　　我与这家人的下一次接触是一段发送到我手机上的视频，那是大约一个月后，当时我正在德国讲学。这个简短的视频片段令我屏住呼吸、热泪盈眶。视频里，快乐、充满活力的杰森在蹦床上跳来跳去，他和母亲的对话比以往要更加吸引人。视频没有附带的文本，也完全没有这个必要。

从德国回来，我又接到了杰森母亲的电话。她大概是这样和我说的："杰森是如此健谈，事实上他现在能主动开启对话了。生活不再绝望，他也不再自说自话了。他十分冷静，也能和别人互动。有一天，我正在做头发，他坐在椅子上和我说了40分钟的话。我从没见过他这样做过……在我们拿到的学校报告中，他的老师也表示杰森现在很有'存在感'，十分健谈。他第一次在教堂里唱圣歌，我们感到很幸福……谢谢你帮我拯救我的儿子。"

不要误会我的意思：我并不是说粪便微生物移植对于所有被诊断出患有自闭症的人来说都是一种万无一失的治疗方法，但是这样的结果激励着我继续在自闭症患者中尝试这种疗法，并抱有令患者受益的希望。毕竟，现在有坚实的科学证据表明肠道微生物作用的改变是自闭症的一个重要因素。在我自己的临床经验中，从零开始重建肠道微生物组的确有效。

在结合了我的治疗方案和粪便微生物移植后，杰森的表现不仅拯救了自己，也拯救了他的家庭。杰森母亲发送给我的视频说明了我们治疗自闭症的模式转变。我与她的谈话现在集中在可以做些什么让其他人能了解到这种治疗自闭症的新方法。就此，她允许我在本书以及我的网站上写下关于杰森的情况，甚至允许我分享视频来展示杰森令人难以置信的恢复情况，我已将其发布在我的网站（www.DrPerlmutter.com）上。

肠功能障碍导致神经功能障碍

多项研究表明，胃肠道疾病是自闭症的特征之一。自闭症儿童的父母通常报告他们的孩子出现腹痛、便秘、腹泻和腹胀。2012 年，美国国立卫生研究院的研究人员对自闭症儿童患者进行了评估，发现其中 85% 的患者患有便秘，92% 的患者出现过胃肠道疼痛。[11] 这项研究的主要目的是回答这个问题：自闭症儿童的确具有胃肠道问题，或者这是父母的错误观察？研究人员得出的结论表示："这项研究证实了家长对于自闭症儿童胃肠功能障碍的担忧。"他们还进一步指出，他们发现了"便秘与语言障碍之间的强烈关系"。如今，据美国疾病预防控制中心预计，自闭症儿童经历慢性腹泻和便秘的风险要比正常儿童高出 3.5 倍，这项统计绝不能被忽略。

　　其他研究已经确定，许多自闭症患者还具有另一种特征：肠道渗漏。[12] 正如你知道的，这会导致过度活跃的免疫反应和直达大脑的炎症反应。2010 年的一项研究甚至发现，重度自闭症患者体内有较高水平的促炎症分子——脂多糖（见图 5-2）。[13] 你应该还记得，脂多糖一般不存在于血液中，但如果肠壁受损就会发生这种事情。由于这样的发现，包括我在内的许多专家现在都会为自闭症儿童推荐不会威胁肠壁（即无麸质）的饮食。

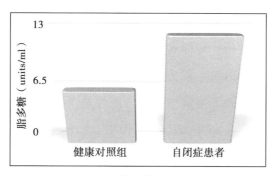

图 5-2　脂多糖与自闭症

　　研究还发现，多达 93% 的自闭症患者淋巴组织增多。[14] 作为免疫系统的一部分，淋巴组织可存在于疏松的结缔组织间隙，例如胃黏膜、肠黏膜、气管黏膜的下方等。在科学家们观察到的异常现象中，淋巴组织可以从病人的食道延伸到大肠。

很明显，自闭症患者的肠道中发生了许多变化。如果我们退后一步，思考下导致这些问题的原因，那么一定会考虑到微生物组。前沿研究发现，自闭症患者的肠道生态系统与非自闭症患者有很大不同。[15] 特别是自闭症患者往往具有更高水平的梭菌，这会打破其他肠道菌群的平衡作用，导致较低水平的有益细菌（如双歧杆菌）。[16, 17] 高水平的梭菌可能有助于解释为什么许多自闭症儿童渴求碳水化合物，尤其是梭菌所需要的精制糖，从而形成一个恶性循环，促进了更多梭菌的增殖。

梭菌中最著名的就是我在第 1 章中简单提到过的艰难梭菌。艰难梭菌的过度生长可以是致命的。某些抗生素，主要是氟喹诺酮类抗生素、硫基抗生素以及某些头孢菌素类抗生素，可以引发这样的过度增长并打破肠道细菌的整体平衡。具有讽刺意味的是，治疗艰难梭菌感染通常需要使用万古霉素，这种抗生素会再次改变肠道细菌的平衡，杀死艰难梭菌而不被肠道吸收。事实上，高知名度的研究已经表明，口服万古霉素治疗可能会显著改善一些自闭症儿童的行为、认知和胃肠道症状。[18, 19] 这就提出一个问题：某些梭菌是许多自闭症案例的潜在病原体吗？或者说，如果这些细菌不会导致自闭症，但它们是否有可能增加自闭症的风险，促进疾病发展，驱动某些症状并加剧病情发展呢？科学研究需要调查的另一种可能性是，肠道细菌的破坏是否可能是自闭症的结果，而并非其致病原因。无论这些重要问题的答案如何，一个简单的事实仍旧成立：迄今为止的研究表明，利用微生物来减缓自闭症症状的疗效在多种病例中都十分引人注目。

自闭症与潜在病原体的过度生长之间的关联是由理查德·桑德勒（Richard Sandler）博士及其同事在 2000 年发表于《儿童神经学期

刊》（*Journal of Child Neurology*）的论文中首次提出的。[20] 桑德勒博士在 11 位自闭症儿童中进行了抗生素治疗的初步研究。虽然在芝加哥圣路克医学研究中心进行的这项研究只有少数儿童参与，但它毫无疑问掀起了医学领域的风暴。这项研究首次提出证据表明，肠道细菌的破坏可能导致某种自闭症，并且对其进行治疗可明显减轻自闭症的症状。在论文中，桑德勒博士和他的团队介绍了安迪·博尔特（Andy Bolte）的病例，他的母亲爱伦怀疑儿子的自闭症与肠道细菌感染有关。她显然是查阅过医学文献的。安迪一直健康成长，直到他在 18 个月大时因耳部感染而接受抗生素治疗，并在 1994 年被确诊为自闭症。爱伦有一种预感，抗生素消灭了肠道中的有益细菌，反而使有害细菌茁壮成长。1996 年，爱伦在医生的帮助下终于测试了自己的猜想，这位医生愿意用治疗艰难梭菌的抗生素来为安迪进行治疗，从而使其肠道细菌恢复平衡。安迪的病情立即得到了改善，他的故事也成为一部纪录片的亮点，这部叫作《自闭症之谜》（*The Autism Enigma*）的纪录片于 2012 年在美国播出。

其他研究也有类似的发现。桑德勒博士的开创性研究的共同作者之一、加州大学洛杉矶分校的医学荣誉教授悉尼·芬戈尔德（Sydney Finegold）博士进行了另外一项有 10 名自闭症儿童参与的小型试验。他的研究小组发现，在接受相同的药物治疗后，有 8 位患者表现出行为和沟通能力的改善，且在治疗结束后疾病复发。[21] 芬戈尔德博士曾多次发现，自闭症儿童粪便中的梭菌数量要远远大于非自闭症儿童（即这些研究所使用的对照组）。[22] 在其中一项研究中，自闭症儿童粪便中有 9 种梭菌是对照组儿童所缺乏的，然而对照组儿童的粪便中仅有 3 种梭菌在自闭症儿童的粪便中没有鉴定到。

要了解高水平的梭菌与自闭症之间的联系，我们需要明白短链脂肪酸在肠道内所发挥的作用。短链脂肪酸是肠道细菌在处理食物纤维时产生的代谢产物。肠道微生物产生的三种主要脂肪酸（乙酸、丙酸和丁酸）都由结肠排泄或吸收，并作为人体细胞的能量来源。总的来说，丁酸是结肠细胞最重要的燃料，这种脂肪酸是结肠细胞的主要能量来源，并具有抗致癌性和抗炎性。这些脂肪酸的比例取决于肠道细菌的种类以及饮食。换句话说，不同类型的细菌会产生不同的短链脂肪酸。梭菌可以产生丰富的丙酸，但丙酸进入到血液中可不是一件好事。事实上，大脑接触到丙酸以及某些肠道细菌产生的其他分子，可能是造成自闭症的重要因素。

丙酸的重要关联

简单来说，由梭菌产生的丙酸对大脑有毒害作用，并且这种影响从肠道中的梭菌泛滥时就开始了。首先，丙酸通过削弱肠黏膜细胞的紧密连接来增加肠道的通透性。缺乏正确的肠道细菌来保持肠道屏障的完整，丙酸就可以很容易地穿过肠壁细胞并进入血液，通过这一线路开启炎症并激活免疫系统。丙酸也会影响细胞间的信号传导，令细胞间的交流基本瘫痪。丙酸可直接导致线粒体功能受损，这意味着它改变了大脑使用能量的能力。它还能增加氧化应激，这转而又会损害蛋白质、细胞膜、重要的脂肪，甚至是 DNA。丙酸会消耗大脑中的各种分子，比如大脑正常运行所需的抗氧化剂、神经递质和欧米伽 -3 脂肪酸。然而，丙酸最迷人之处，或许就在于它在引发自闭症症状中所发挥的作用。

德里克·麦克费比（Derrick F. MacFabe）博士是这一医学领域最杰出的研究人员。[23] 他进行的一些重要研究已经发表在最受人尊敬的期刊上。10 多年来，麦克费比和他在西安大略大学的自闭症研究小组已经发现梭菌等肠道细菌是如何影响大脑发育和功能的。当我和他交谈时，他甚至把这些有害细菌称为"自闭症的感染原因"。让我来重点介绍他的一些研究，这样你就能知道他是如何得出这样一个大胆的结论的。

在一项研究中，他们用富含丙酸的饮食喂养怀孕大鼠及其后代。[24] 幼仔 4～7 周大时，其大脑发育的变化类似于自闭症儿童。麦克费比还记录了丙酸更直接的影响。当他和他的团队为动物注射丙酸后，它们几乎立即表现出通常认为与自闭症有关的症状。大鼠会出现重复性行为并极度活跃，它们一直转圈、向后移动，并失去了与其他大鼠交流的欲望。它们表现出更多的焦虑并且会"注视物体和其他大鼠"，甚至会有"最喜欢"的物体。令人难以置信的是，这些效应发生在丙酸注射的 2 分钟内，在持续大约 30 分钟后，动物恢复了正常行为。

麦克费比的小组同时在这些动物大脑的不同细胞中发现了炎症的增加。他告诉我，出于这些原因，他认为自闭症可能是一种"涉及丙酸代谢改变的疾病"。读一篇详述实验细节的科学文章是一回事，但观看这些动物的视频是另一回事。麦克费比对实验过程进行了录像，所以大家都能看到丙酸注射前后的对比。这十分激动人心，麦克费比博士允许我将视频公布在网站上，你也可以在我的网站上亲自观看。

有没有办法可以对抗丙酸的影响并扭转这些伤害呢？麦克费比博士建议自闭症患者采用他们通常缺乏的重要生物分子补剂。这些生物分子包括左旋肉碱（这种氨基酸对健康的大脑功能十分关键）、欧米伽 -3 脂肪酸和 N- 乙酰半胱氨酸（NAC），后者能提高谷胱甘肽的生产。我们有大量证据表明，自闭症患者通常会缺乏谷胱甘肽，这是大脑中有助于控制氧化损伤和炎症的关键抗氧化剂。[25] 2013 年发表在

《神经炎症期刊》（*Journal of Neuroinflammation*）上的一项研究表明，NAC 预先处理的大鼠在接受丙酸注射后，其大脑化学特性并没有发生自闭症症状的不利变化。[26] NAC 可预防神经化学、炎症和排毒的变化，甚至是接触丙酸将造成的 DNA 损伤。作者认为，如果丙酸的确在自闭症中发挥着核心作用，那么 NAC "有望成为化学预防丙酸毒性的候选治疗方案"。他们进一步引用了另一个研究，"证明 NAC 在治疗自闭症儿童过敏和行为障碍中的潜在用途"。

2012 年，斯坦福大学医学院报告了自己的研究结果，表明 NAC 补充可降低一组自闭症儿童的烦躁和重复行为。在过去的 5 年里，许多类似的调查已证明口服 NAC 和左旋肉碱治疗有望治疗自闭症儿童，但仍需更多的研究进行进一步验证。[27] 我鼓励愿意尝试这些方法的人与你的医生讨论这一话题。

自闭症是一种线粒体疾病

如果自闭症的故事只是与梭菌和丙酸超标有关，那么这种疾病早就被根除了。但是我们知道自闭症非常复杂，而目前的研究仍处于早期阶段。我相信，人们将鉴定出更多与疾病发展有关的传染因子。梭菌可不是唯一一种过度生长并生产过度分子的细菌，这些分子如果进入血流，会对大脑产生毒害，刺激免疫系统并使神经系统恶化。我猜想，未来的研究会发现像梭菌一样对脑功能有害的其他微生物，并牵连到自闭症等疾病的发展。有趣的是，在柬埔寨等发展中国家，自闭症的发病率极低，那里的卫生状况远不如西方国家，但却保持着微生物的多样性和数量。

实际上，采用基于人群研究的作者们创造了"生物群落耗竭理论"

这个术语来描述城市和后工业社会中微生物甚至是寄生虫的缺乏，而这些地区的自闭症发生率相对更高。在西方文化中，缺乏这些生物意味着西方人的免疫系统无法接触到这些生物，也就无法在本质上建立起更强壮、更聪明的免疫系统来控制梭菌等病原微生物。这就是为什么西方儿童的免疫系统会发生过度反应，从而引发炎症，并且在易感人群中出现自闭症症状。

为此，我想简要地说明另一项强调自闭症与微生物相关性的研究。2012 年，加州理工学院的微生物学家伊莱恩·萧（Elaine Hsiao）所参与的团队进行了一项绝佳的实验。[28] 早期证据表明，妊娠期间患流感的妇女患自闭症的风险加倍；她基于此进行了实验。萧计划给怀孕的雌性小鼠注射模拟病毒，以获得具有类似自闭症症状的小鼠幼崽。模拟病毒生效了，而且小鼠产下的后代的确显示出典型的小鼠自闭症症状，比如过分地舔舐自己、在笼子里埋下弹珠并且拒绝与其他小鼠社交。没错，它们也有肠道渗漏症。（这里需要说明的是，病毒不一定对妊娠小鼠产生严重影响，它会触发妊娠小鼠类似感染的免疫反应，从而影响胎儿的健康成长。）

萧真正想了解的是，这些改造小鼠的肠道细菌将如何影响它们的行为。她对小鼠的血液进行了分析，发现"自闭症"小鼠体内的丙酸水平高出正常值 46 倍以上，而丙酸是由肠道细菌产生的副产物，如果丙酸从肠道渗透到血液中，就有可能诱发自闭症的症状。

然后，萧在小鼠的饮食中添加了脆弱拟杆菌（B. fragilis），先前研究表明这种益生菌能够治疗小鼠的胃肠道问题，而结果也令人感到惊讶。5 个星期后，"自闭症"小鼠的肠道渗漏停止了，其血液中有害分子的水平急剧下降。它们的行为也发生了变化，表现出更少的自闭症症状。这些小鼠变得不那么焦虑，也有了更多的社会交往，它们停止了重复性行为。

　　然而，令萧失望的是，在这些小鼠的笼子里放入一只新的小鼠后，这些改造小鼠却仍然保持冷漠。这再次指向了自闭症的复杂性。许多自闭症儿童在社会交往中所具有的缺陷正是这种疾病的核心。显然，脆弱拟杆菌或者是其他任何单一的益生菌都不是自闭症的保证治疗方法。但毫无疑问的是，将来的自闭症治疗一定会包括益生菌，并且为部分患者的部分自闭症症状带来惊人的疗效。我还有一个预感，在未来我们会将自闭症等脑疾病视为线粒体疾病，后者则与肠道细菌有着很强的联系。

　　在本书中，我已经在你最初认为毫不相关的疾病之间建立起了联系，比如糖尿病和痴呆症。我也介绍了大多数脑疾病的常见共同特征，尤其是炎症。即便是自闭症这类疾病也会与其他脑部疾病有着线粒体上的共同之处。[29] 自闭症、精神分裂症、躁郁症、帕金森病和阿尔茨海默病等神经系统疾病都与线粒体缺陷有关。[30] 这是我们了解这些疾病的一条非常重要的新线索，尤其是自闭症这种有着诸多不同严重程度的疾病。

　　2010 年，发表于《美国医学会杂志》的一篇启发性研究为自闭症之谜增添了又一项重要内容。[31] 美国加州大学戴维斯分校的研究者们发现，自闭症儿童产生细胞能量的能力很有可能远远低于正常发育儿童，这表明自闭症与线粒体缺陷之间的强烈联系。虽然以前的研究也曾提到自闭症与线粒体功能障碍之间的联系，但这项研究首次真正建立起这种联系，并激励着其他人进一步探讨这方面的研究。

　　加州大学戴维斯分校招募了 10 名年龄为 2～5 岁的自闭症儿童和 10 名背景相似的正常同龄儿童。采集了每个儿童的血液样本后，研究人员集中研究了淋巴细胞的线粒体并分析了其代谢途径。他们专门研究免疫细胞的线粒体，是因为先前的研究已经检查了肌肉细胞的线粒体，但线粒体故障并不总是出现。肌细胞可以通过厌氧糖酵解产生大量的能量，而无须依赖于线粒体。另外，淋巴细胞和脑神经元在很大程度上要依赖于线粒体有氧呼吸的能量。

结果不言而喻，自闭症儿童表现出线粒体活性降低的迹象，因为其线粒体消耗的氧气与对照组相比要少得多。换句话说，自闭症儿童的线粒体跟不上自身细胞的能量需求。就像你能想到的那样，大脑是人体内最大的能量消耗器官之一，其能量消耗仅次于心脏。这项研究的作者假设，为脑神经元提供能量的能力缺陷可能会导致与自闭症相关的认知障碍。

记住，线粒体拥有自身的遗传物质，并且是细胞的首要能源生产来源。研究人员发现，由于自闭症儿童的线粒体中过氧化氢含量较高，这表明其氧化应激水平较高。更重要的是，其中两名自闭症儿童表现出线粒体 DNA 基因缺失，这一现象在对照组儿童中是不存在的。研究人员由此得出结论，自闭症儿童所有这些线粒体的异常表明，这些重要细胞器中的氧化应激可能会影响自闭症的发展并确定其严重程度。

虽然这些发现并不能确立自闭症的病因（比如说，研究人员不知道线粒体功能障碍最初是发生在患者出生前还是出生后），但其的确有助于优化自闭症起源的探索。加州大学戴维斯分校动物医学院分子生物科学教授、神经发育疾病医学研究所成员、儿童环境健康和疾病预防中心主任艾萨克·佩萨（Isaac Pessah）博士表示："当前真正的挑战是要寻找和了解线粒体功能障碍在自闭症儿童中所起的作用……许多环境压力会导致线粒体损伤。根据儿童接触环境压力的时机（在母体内或出生后）以及环境压力的严重程度，我们或许可以解释自闭症的

症状范围。" [32]

当你整体思考并考虑到肠道细菌时，就会发现这样的陈述很有意义。记得在第 2 章中我曾提到，肠道菌群与线粒体有着复杂的相互作用，除了细胞核 DNA 外，它们就像是我们体内的第二套和第三套DNA。肠道细菌的活动不仅支持着线粒体的健康，而且当肠道微生物失去平衡或受到致病菌株的支配时，它们也会对线粒体造成直接的损害。

自闭症患者中微生物和线粒体功能的独特模式将继续在科研圈内获得关注和跟踪。这是一个激动人心、生机勃勃的领域，我坚信这会催生更好的诊断工具和治疗方法。尽管我们可能需要几年的时间来梳理各个变量之间复杂的相互作用，包括环境因素、线粒体和微生物变化以及神经系统和免疫系统的作用，但我们绝不应该在多年后才意识到维持肠道菌群健康的重要性。无论肠道微生物是否是引发自闭症或其他任何神经疾病的主要参与者，它们都是人类复杂生理系统的重要参与者。尽可能地支持肠道细菌吧，这或许是我们能够影响大脑健康甚至是 DNA 的最主要方式。

控制你的基因

环境可能在自闭症的发展中起着非常重要的作用，或者自闭症的根源可以追溯到儿童生活的早期乃至怀孕之前，这两种观点都值得我们更多的关注。尽管由 DNA 编码的基因在本质上是固定的（除非发生突变），但这些基因的表达可在环境的影响下产生高度动态的变化。这一研究领域被称为表观遗传学，是目前最热点的研究领域之一。在科学界，我们认为表观遗传自胚胎到死去一直影响着我们。

在人的一生中，当我们对环境影响十分敏感时，就像是人体与外界有许多扇可以发生交互的窗口，我们在母体中的时间以及童年的早期生活则是非常容易受到影响的一段特殊时期，这段时期可以改变我们的生物学状态并且产生重要的下游影响，导致青少年时期乃至未来某一阶段发生自闭症或者其他神经系统疾病。同时，神经、免疫以及微生物组控制的激素活动等尤其容易受到环境变化的影响而遭到破坏并产生适应，这转而又会指挥整个人体的生理活动。

从专业角度来说，表观遗传学研究的是那些可以调控基因表达时间和水平的 DNA 片段（即"标记"或"标志物"）。这些表观遗传标记就像乐队的指挥一样，它们不仅控制着健康和长寿，还控制着如何将基因传递给后代。事实上，如今控制你的 DNA 表达的力量也可以传递给你未来的孩子，从而影响他的基因在其生命中的表现，以及他的孩子是否会面临自闭症等脑部疾病的更高风险。

我们目前仍然需要更多的研究来了解肠道细菌与自闭症之间的关系。我认为我在本章中提到的研究都是很有希望的，它们很有可能促进新的预防措施和治疗措施，令让人衰弱的自闭症转变为可控疾病。最重要的是，这些新疗法绝不会是具有不良反应的药物。在极大程度上，这些疗法都来自令肠道细菌恢复平衡的饮食选择和益生菌治疗。这些疗法对每个人而言都是经济实惠、触手可及的生活方式干预。

在我们结束第一部分、开始第二部分对改变微生物的环境因素的介绍之前，我想让大家记住的是，日常生活方式的选择对我们的生物学，乃至基因活性都有很大的影响。如果能够做出正确的选择，那么我们就能改变有关健康的命运，改变我们孩子的健康状况。现在，我们已经有证据表明，食物、压力、运动、睡眠以及肠道细菌的状态都会影响到基因的激活或抑制，我们可以在这些方面采取某种程度的控制。可以肯定的是，我们可能永远无法完全根除自闭症或其他的脑部疾病，但我们可以很肯定地尽己所能来减少疾病发生的机会。现在我们知道，肠道细菌会以某种形式作祟，而利用微生物组使大脑受益则成为关键。另外关键的一点就是，我们要知道健康的微生物组也有可能变坏。这也是我介绍第二部分内容的目的。

头痛药对肠道细菌有毒害作用吗？碳酸饮料和无糖饮料会暗伤健康的微生物部落吗？转基因食品会引起身体不适吗？

既然现在你已经对人体的微生物组有了宏观的认识，现在就让我们来了解会令其腐化堕落的常见原因。这不仅包括饮食因素和药物，还包括环境中的化学物质、我们喝的水、我们买的衣服以及我们所使用的个人护理产品。虽然看起来好像所有事情都会影响微生物组，但在本书的这一部分，我将把重点放在你能对其加以控制的罪魁祸首上。没有人能生活在真空世界中，我们都难以避免会接触到威胁微生物组的物质，但值得人注意的总是那些最邪恶的物质。毕竟，知识就是力量。学习过第二部分的知识后，你将充分做好准备，来执行我在第三部分提出的所有建议。

第二部分

肠道细菌也会遇到麻烦

对肠道的重重一击

关于果糖和麸质的真相

当人们要我列出所有可以摧毁一个健康成年人的微生物组的因素时，我解释说，这一切都归结于你接触到的物质和你吃下去的食物。显然，等你长大后，你已经具备了对自身或有利或不利的身体条件，而这取决于你来到这个世界的方式和你的早期生活。尽管你无法扭转个人历史，但从今天开始，你可以掌控自己的肠道与大脑的命运。这一切都从饮食开始。

看过《谷物大脑》的人都知道，我认为饮食的力量对人类健康和疾病进程都有积极的影响。但这种观点并非一家之言，也不是根据传闻逸事编写的随意见解。许多严谨的科学证据都支持这一观点，其中一些证据刚刚出炉并且蔚为壮观。最新的科学研究表明，人类营养的变化不仅与许多常见疾病有关，而且与肠道细菌的变化直接相关。

在一篇文笔优美、引用得当的综述文章中，加拿大的研究人员回顾了迄今为止我们所知道的关于饮食–肠道–微生物–健康关系的内容。作者指出："总的来说，饮食变化可以解释肠道菌群中 57% 的总体结构变化，而遗传变化的占比不超过 12%。这表明，饮食在肠道菌群的塑造过程中占据着主导地位，而关键群落的改变有可能令健康的肠道菌群转化为诱发疾病的所在。"[1]

让我来复述一下：饮食在肠道菌群的塑造过程中占据着主导地位，而关键群落的改变有可能令健康的肠道菌群转化为诱发疾病的所在。如果你看完本书却只记住了一句话，那么一定就是这一句。我在本书开头曾经介绍过的肠道-大脑关系权威人士、哈佛大学的阿莱西奥·法萨诺博士也对此表示附和。事实上，他曾在一次会议过程中告诉我，尽管抗生素和出生方式是发展和维持健康微生物组的重要因素，但饮食选择无疑是最关键的因素。

那么怎样的饮食才能塑造最佳的微生物组？我将在第 9 章介绍所有的详细内容。现在，让我们先来关注饮食中最重要的两种成分，它们可会阻止你维持肠道细菌的健康、平衡和正常功能。

果糖

正如我先前提到的，果糖已经成为西方饮食中最常见的卡路里来源之一。果糖天然存在于水果之中，但这并不是我们摄取果糖的主要来源；我们所消耗的果糖大部分来源于食物的生产过程。人类的穴居祖先也会吃水果，但他们仅在一年中的丰收时节才能吃到；我们的身体还没有进化到能够健康地管理如今所消耗的大量果糖。与一罐汽水或浓缩果汁相比，天然的完整水果具有相对较少的糖分。一个中等大小的苹果在其富含纤维的果肉中含有略多于 70 卡路里的糖分；与之相比，一瓶 350 毫升的汽水则含有两倍（140 卡路里）的糖分。一杯 350 毫升的苹果汁（不含果肉）在糖分卡路里上与汽水也差不多。你的身体根本不会知道来自苹果榨汁或汽水工厂的糖分的区别。

在所有天然存在的碳水化合物中，果糖是最甜的。难怪我们如此爱它。但是，可能与大众认知相反的是，果糖的血糖指数并不高。事实上，在天然存在的糖中，果糖的血糖指数最低，因为肝脏可以代谢大部分果糖，所以它并没有直接影响到我们的血糖和胰岛素水平。蔗糖或者高果糖玉米糖浆则非常不同，其葡萄糖最终会存在于血液循环中，并升高人体的血糖水平。

可以这么说，在这种事实下，果糖也难辞其咎。当人体大量摄入非自然来源的果糖时，果糖会对人体产生长期影响。许多研究表明，果糖与葡萄糖耐受性受损、胰岛素抵抗、高血脂和高血压有关。这对肝脏而言是一个巨大的负担，它不得不耗费大量能量将果糖转换成其他分子，以降低果糖影响其他功能的风险。这种能量消耗的危机之一就是尿酸的生成，并且与高血压、痛风和肾结石有关。此外，由于果糖不会触发胰岛素和瘦素这两种代谢调节激素的生产，所以高果糖饮食通常会导致肥胖及其代谢影响。我要补充说明的是，水果和蔬菜中的纤维减缓了血液对果糖的吸收。相反，高果糖玉米糖浆和结晶果糖会破坏肝脏代谢，这与过量的葡萄糖一样，会令血糖水平激增并使胰腺筋疲力尽。说得更明白些，高果糖玉米糖浆其实并非来自水果；顾名思义，这是一种由玉米糖浆制成的甜味剂。具体来说，玉米淀粉先被处理加工成某种葡萄糖，再进一步酶促加工成富含果糖并且比一般蔗糖保质期更长的某种物质。高果糖玉米糖浆的终产物是大约一半果糖和一半葡萄糖的混合物，而后者会升高血糖水平。

正如我在第 4 章中所提到的，新的研究表明，肥胖可能是由果糖摄入所导致的微生物组变化的反映。在旧石器时代，这种变化可能帮助我们在水果成熟、消耗果糖的夏末增加脂肪产量。多余的脂肪则帮助我们度过食物匮乏的冬天，但在果糖丰富的现代生活中，这个机制已经不利于人类的适应了。

有趣的是，我们的肠道细菌会受到摄入糖分的影响这件事是最近才从人工甜味剂的研究中得知的。人体不能消化的人工甜味剂，这也是它们不会产生卡路里的原因；但它们仍然必须通过胃肠道。长期以来，我们一直认为人工甜味剂对人体生理的影响在很大程度上是惰性成分。事实远非如此。2014 年，我曾在第 4 章中提到过的一枚重磅炸弹发表在了《自然》期刊上。[2]

以色列魏茨曼科学研究所的计算生物学家伊兰·西格尔（Eran Segal）教授及其领导的团队通过一系列实验回答了一个问题：人工甜味剂会影响健康的肠道细菌吗？西格尔和他的同事在小鼠的饮用水中分别加入了假糖（糖精、三氯蔗糖或阿斯巴甜），而给另外几组小鼠的水中加入了真正的糖分（葡萄糖或蔗糖，蔗糖是葡萄糖和果糖的综合）；对照组小鼠则采用不加糖的普通水。11 周后，食用人工甜味剂的小鼠表现出无法良好处理真正糖分的迹象，根据测量，其葡萄糖不耐受的水平与其他组相比要更高。为了检验肠道细菌是否会影响食用假糖与发生葡萄糖不耐受之间的联系，研究人员连续 4 周给小鼠注射抗生素，基本上清除了小鼠体内的肠道细菌。令人惊讶的是，清除肠道细菌后所有分组的小鼠能以同样良好的水平代谢糖分。

接下来，研究人员将消耗糖精小鼠体内的肠道细菌移植到自身没有肠道细菌的无菌小鼠体内。在短短 6 天之内，接受细菌移植的小鼠失去了部分处理糖的能力。肠道菌落的遗传分析能够清楚地说明其中的问题，这揭示了接触人工甜味剂后肠道细菌组成的变化。某些类型的细菌变得过于丰富，而其他类型的细菌则有所减少。

针对人类的研究也正在进行当中。到目前为止，初步的研究结果确实颠覆了我们一直以来的看法，人工合成的糖并非真正糖分的更安全、更健康的替代品。研究表明，经常食用人工甜味剂的人，其肠道细菌与其他人有所不同。研究还发现，食用人工甜味剂的人与体重更重且空腹血糖较高的人之间也存在着相关性，我们知道后者的状况会产生许多负面健康影响。此外，在 2013 年发表的另一项流域研究中，法国的研究人员曾自 1993 年起对超过 66 000 名妇女进行随访，并发现饮用人工甜味剂饮料的女性患糖尿病的风险要比饮用含糖饮料的女性增加一倍以上。[3] 看一看图 6-1（但这些数据也并不意味着你可以放心地喝含糖饮料）。

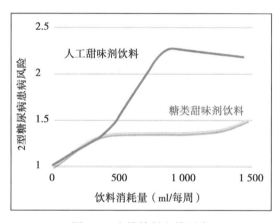

图 6-1　含糖饮料和糖尿病

　　现在，让我们回到果糖的话题上。美国人平均每天摄入 80 克果糖，并且通常是以高果糖玉米糖浆的加工形式摄入的。这些果糖不可能全部由肠道吸收到血液中去。肠道细菌也喜欢加工后的果糖，与人相比有过之而无不及，它们尽情享受着肠道中过量的果糖。果糖是肠道细菌快速发酵的副产物，类似于我们在第 5 章中讨论到的短链脂肪酸，其他产物还有混合气体，包括甲烷、氢气、二氧化碳、硫化氢等。正如你所能想象到的，发酵的气体堆积起来会引起腹胀、不适或腹痛。多余的果糖在肠道里也会产生多余的水分，具有通便作用。而这些短链脂肪酸也会在肠道中吸引更多的水分，这无疑是雪上加霜。

与大众认知相反的是，甲烷气体不是惰性的。大量的实验表明，大肠中过量的甲烷具有生物活性。它能扰乱结肠的活动，阻碍消化和大便移动，并导致腹痛和便秘。

加工果糖的破坏作用还不止这些，即使体重没有增加，它也与快速肝损伤有关。在 2013 年发表在《美国临床营养学杂志》上的一项研究中，研究人员发现，高果糖可引起细菌退出肠道，进入血液并造成肝损伤。[4]引用该研究的第一作者、威克森林浸信医疗中心的凯莉·卡瓦纳（Kylie Kavanagh）博士的话说："高果糖含量的东西似乎会造成肠道缺乏正常的保护，从而使细菌渗漏率提高了 30%。"这项研究基于动物模型（猴子）而得出结论，但它也有可能反映了人体肠道中的情况，并且有助于解释为什么有些食用大量加工果糖并保持精瘦的人仍然会遭受代谢功能紊乱和肝脏疾病的困扰。当前，更多的人类研究正在进行中。

所以，下次你想喝汽水、无糖饮料或者食用富含高果糖玉米糖浆的食物时，我希望你能够三思。在第三部分中，我给大家一些建议：在不破坏肠道细菌的情况下，如何令食物甜蜜起来。

麸质

我总是把最好的留在最后（当然也有可能是最坏的，这取决于你如何看待它）。在《谷物大脑》中，我提到了大量关于麸质的内容，这是在小麦、大麦和黑麦中发现的一种蛋白质，大概是现代社会最具煽动性的食物成分了。我认为，尽管只有一小部分人对麸质高度敏感并且患有乳糜泻，但是每个人都有可能受到麸质的负面影响，只不过还没被发现罢了。不管有没有乳糜泻，麸质敏感性都会增加炎症细胞因子的产生，而后者在神经退行性疾病中发挥着关键作用。正如我一直提示的，大脑是最容易受到炎症有害影响的器官之一。

我把麸质称为"沉默的细菌"，因为它会在你不知道的情况下造成持久的损害。虽然它的影响可能始于不明原因的头痛和焦虑，但这可以恶化为更可怕的疾病，比如抑郁症和痴呆症。如今，尽管食品制造商也在开展无麸质运动，但麸质仍旧无处不在。不管是小麦产品、冰激凌还是护手霜，它潜伏在我们身边的一切物品中。它甚至被用作"健康"的不含小麦制品的添加剂。我甚至无法列出已经证实麸质敏感性和神经功能障碍之间不可辩驳的联系的研究。即使人们在临床上不对麸质过敏（即试验结果为阴性，消化蛋白质无问题），他们也有可能发生问题。

我每天都能在工作中见证麸质的效应。我的病人经常在看过许多医生、"什么都试过了"之后才找到我。不管他们是否患有头痛或偏头痛、焦虑、ADHD、抑郁症、记忆力问题、多发性硬化、肌萎缩侧索硬化、自闭症或者只是一些没有明确定论的奇怪神经症状，我要做的第一件事就是将麸质从他们的饮食中彻底清除。结果又一次令我震惊。要明确的是，我不是说麸质会在肌萎缩侧索硬化等疾病中专门发挥因果作用，但当我们看到科学数据表明这种疾病中存在严重的肠道渗漏问题时，确实有必要尽一切可能减少这个过程。而消除麸质就是重要的第一步。

麸质主要由两类蛋白质组成，即麦谷蛋白和醇溶蛋白（麸朊）。你可能会对这两种蛋白之一或者醇溶蛋白中的 12 种不同组成单位之一感到敏感，其中任何一种反应都会导致炎症。

自从我写下《谷物大脑》一书后，新研究就已经阐明了麸质对微生物组的破坏作用。事实上，接触到麸质后，身体所发生的一系列不良反应很有可能是从微生物组的变化开始的，这才是麸质的原爆点。在解释这一系列反应之前，我得提醒你一些重要的事实。其中一些内容你可能很熟悉，但了解这些信息非常重要，尤其当它涉及麸质时。

麸质的"黏性"属性会干扰营养物质的分解和吸收，从而导致食物难以消化，免疫系统报警，最终导致对小肠内壁的攻击。那些具有麸质敏感症状的人会报告腹痛、恶心、腹泻、便秘和肠道疾病。然而，许多人并没有经历这些肠胃不适的明显症状，但他们身体中的其他地方（如神经系统）可能遭受发生无声的攻击。

一旦警报响起，免疫系统就会派出炎症化学物质，力求控制场面并且中和敌人的效应。这个过程会破坏组织，使肠壁受损，也就是你现在已经知道的所谓的"肠渗漏"。根据哈佛大学阿莱西奥·法萨诺博士的研究，所有人接触醇溶蛋白尤其会增加肠道通透性。[5]这非常正确，所有人都有某种程度的麸质敏感性。一旦你发生了肠道渗漏，就很容易在将来对其他食物过敏。你也很容易受到脂多糖进入血液的影响。或许你还记得，脂多糖是肠道中许多微生物细胞的组成成分。如果脂多糖能够通过那些紧密连接，就会增加系统性炎症，并且刺激免疫系统，这是会让你承受大量脑疾病、自身免疫疾病和癌症风险的多重打击。

麸质敏感性的特点是醇溶蛋白抗体的水平升高，从而开启特定免疫细胞上的特定基因，并触发炎症细胞因子化学物质的释放。几十年来的医学文献对这个过程的描述一贯如此。抗醇溶蛋白抗体也会与某些大脑蛋白出现交叉反应。2007 年发表在《免疫学杂志》（*Journal of Immunology*）上的一项研究发现，抗醇溶蛋白抗体会结合神经元突触蛋白 I。在他们的结论中，研究作者说这可以解释为什么醇溶蛋白会导致

"神经病、共济失调、癫痫等神经系统并发症和神经行为变化"。[6]

研究还发现，免疫系统对麸质的反应不仅仅是开启炎症的开关。法萨诺博士的研究表明，麸质增加炎症和肠道通透性与血脑屏障自身故障的机制相同，为产生更多破坏大脑的炎性化学物质奠定了基础。[7,8] 我对所有具有不明原因神经系统疾病的患者都进行了麸质敏感性测试。事实上，进行血液中脂多糖筛查测试的公司 Cryex Lab 也会进行麸质敏感性的高科技测试（可在网站 www.DrPerlmutter.com/resources 上了解更多关于这些重要测试的内容）。

现在，让我们将话题拉回到微生物组。正如我在第 5 章中所述，短链脂肪酸在维持肠道内膜的过程中扮演着重要的角色，而短链脂肪酸组成的改变则是肠道细菌组成改变的恶劣信号（记住，这些酸是由肠道细菌生产的；不同类型的肠道细菌会产生不同类型的脂肪酸）。最新的证据表明，乳糜泻患者的短链脂肪酸具有最不利的变化，这体现出肠道细菌改变的一种后果。[9] 这种关系似乎也是双向的；人们目前认为微生物群落的改变在乳糜泻的病理成因中发挥着积极作用。也就是说，肠道中不平衡的微生物群落能诱发并加剧乳糜泻，正如乳糜泻的存在会引起肠道菌群的变化一样。这是非常有意义的，因为乳糜泻与癫痫、痴呆症等一系列神经系统并发症有关。

请大家不要忘记其他的相关事实：通过剖腹产出生以及在早期生活中采取大量抗生素治疗的儿童患乳糜泻的风险更高，而这种高风险与微生物组的形成质量及其所承受的损伤直接相关。在文献的描述中，具有乳糜泻风险的儿童具有显著较少的拟杆菌，这类细菌与更好的健康状况有关。[10] 这可能就能解释，与微生物组饱含拟杆菌的其他地区的人相比，西方文化中的儿童与成人为何有着更高的炎症和自身免疫疾病风险。

目前为止，我们关于无麸质可保持健康和大脑功能这一事实的最有说服力的证据来自梅奥医学中心（Mayo Clinic）。2013 年，梅奥医学中心的一组医生和研究人员最终证明了膳食麸质可能会导致 1 型糖尿病。尽管长期来的研究一直表明摄入麸质与 1 型糖尿病的发展有关，但这是得以揭示真正机制的首项研究。在这项研究中，研究人员给具有 1 型糖尿病倾向的非肥胖小鼠喂食无麸质饮食或含麸质饮食。无麸质饮食的小鼠很幸运；它们的饮食保护其远离 1 型糖尿病。当研究人员在这些健康小鼠的饮食中加入麸质后，它逆转了无麸质饮食的保护作用。研究人员还注意到麸质对小鼠菌群的可测量的影响，并得出这样的结论："麸质的存在与饮食的致糖尿病作用直接相关，它决定了肠道的菌群。我们的新研究表明，膳食麸质可能通过改变肠道菌群来调节 1 型糖尿病的发病率。"[11]（需要说明的是，与 2 型糖尿病相比，1 型糖尿病是影响一小部分人的一种自身免疫疾病。）

这项新研究紧跟在另一项研究之后，发表在同一期刊《科学公共图书馆》（Public Library of Science）上，而后者发现麸质中的醇溶蛋白可促进体重增加和胰腺 β 细胞的过度活跃，胰腺 β 细胞过度活跃则是罹患 2 型糖尿病的潜在因素和 1 型糖尿病的前兆。[12] 正如你所知，这些疾病是脑部疾病的巨大风险因素。随着研究的日益增多，我们现在已经意识到，如今折磨着我们的许多最常见的疾病是消费小麦等大众食品的直接结果。

我发现有许多讨论无麸质热潮究竟是健康还是炒作的文章。对于那些麸质敏感性测试阴性或是接触麸质毫无问题并且狂爱煎饼和比萨的人来说，我想要分享以下的内容：研究表明，现代小麦能产生超过 2.3 万种不同的蛋白质，其中任何一种都有可能引发具有潜在破坏性的炎症反应。[13] 尽管我们知道麸质会有不良影响，但我预测此后的研究将会揭示现代谷物中与麸质有关的更多的有害蛋白质，而这些蛋白质对身体和大脑的有害影响只会有过之而无不及。

现如今，无麸质确实是个很大的挑战。虽然现在有无麸质产品的巨大市场，但最重要的问题就是这些产品不过如此，它们就像加工产品一样毫无营养，也没有"无麸质"的主张。许多产品是由精制的无麸质谷物制成的，其中的纤维、维生素和其他营养物质含量都很低。这就是我们要关注营养成分的原因，在选择无麸质食品时，营养和健康才是真正的关键。我会在第三部分给大家提供更多的建议。

我想告诉各位读者的是，要将自己饮食中的麸质和加工果糖清理出去，尽管真正的水果中天然的果糖成分有限，但这是保证微生物和大脑健康与功能性的第一步。正如大家接下来将要了解到的，第二步就是对具有健康影响的化学物质和药物进行管理，这也是下一章的重点内容。

第 7 章

肠道突袭

常见接触也会让健康的微生物组变坏

现在我们已经梳理清楚了对健康微生物组最有害的饮食，那么接下来让我们从药物和环境化学物质的角度来了解威胁肠道菌群的其他物质。在下文中，我将细数最严重的麻烦制造者。其中一些信息可能重申了我们已经讨论过的概念，但与此同时，这也将在未来的生活中为你做出的新选择提供更多的数据支持。

抗生素

我清楚地记得，在我五岁时，父亲突然变得很虚弱。当时他是一个繁忙的神经外科医生，在负责五六家医院的同时，还要照顾五个孩子（我是其中最小的）。正如你所能想象的，父亲的压力很大，但他突然开始发烧并且极度疲劳。他咨询了几个同事，最终被诊断为亚急性细菌性心内膜炎，这是一种由草绿色链球菌（Streptococcus viridans）引起的心脏感染。父亲接受了三个月的青霉素静脉注射。注射是在家里进行的，我记得他在看医学期刊，床边就挂着静脉输液袋。如果没有青霉素，这种感染无疑是致命的。所以我清清楚楚地明白了抗生素的重要性和有效性。尽管如此，我不禁好奇父亲的微生物组在治疗期间所发生的变化，以及这在他当前的阿尔茨海默病状况中有可能起到的作用。

我不能抛开抗生素的伟大而仅讨论它在人类健康过程中所发挥的作用。我知道，假如没有抗生素，我的很多朋友、家庭成员和同事都无法存活至今。多亏了抗生素，那些曾经每年导致数百万人死亡的严重疾病如今已经很容易得到治疗。在 20 世纪早期，抗生素的发现则是最重大的医学成就之一。[⊖]

1928 年，英国科学家亚历山大·弗莱明（Alexander Fleming）偶然发现一种自然生长的真菌可以杀死某些细菌。在培养常见的金黄色葡萄球菌（Staphylococcus aureus）时，他发现同一个培养皿里的一种霉菌能够消灭细菌菌落。他将这种霉菌命名为青霉菌（Penicillium），并且和同事多次进行了使用青霉素消灭感染性细菌的实验。最终，欧洲和美国的研究人员开始先后在动物和人当中测试青霉素。1941 年，人们发现即便是低水平的青霉素也能治愈非常严重的感染并挽救许多生命。1945 年，亚历山大·弗莱明获得了诺贝尔生理学和医学奖。

安妮·米勒（Anne Miller）是美国第一位受益于这种药物并被挽救生命的人。1942 年，米勒是一位 33 岁的护士，曾经经历过一次流产。她患上了一种叫作产褥热的严重疾病，学术上称为产后脓毒血症，是由体内严重的链球菌感染引起的。在整整 1 个月内，安妮因高烧和精神错乱而生命垂危。她的医生有望拿到第一批青霉素，尽管那时青霉素还没有上市。药物由飞机运送了到康涅狄格州的州警察处，而后再转交给安妮所在的耶鲁–纽黑文医院的医生手中。

在给药 5.5 克青霉素的几小时后，安妮的健康状况迅速好转。她

⊖　在医学术语中，抗生素的英文 antibiotic 意为"对抗生命"（against life）。——译者注

的发烧减退、精神恢复正常、食欲也开始恢复，1 个月后，安妮完全康复了。这药是如此令人垂涎，但供应量实在是太低了，以至于安妮的尿液被保存下来并进行过滤，以便对药物的残余物进行纯化和再次使用。1992 年，安妮回到耶鲁大学参加这一标志性事件的 50 周年纪念。那时她已 80 岁高龄，要不是青霉素，早在半个多世纪之前她就要面见上帝了。

当然，抗生素并非消灭所有感染的灵丹妙药。然而，在适当的时候使用抗生素可以治愈许多严重乃至危及生命的疾病。抗生素令医学发生了革命性的变化，但当前已经远不是抗生素稀有使用的时代了。如今，抗生素随处可见并且常常被滥用。

根据美国疾病预防控制中心的数据，有 4/5 的美国人每年服用抗生素。[1]2010 年，美国 3.09 亿人口中有 2.58 亿人使用抗生素。对 10 岁以下的儿童而言，抗生素占据了大多数的处方药物。过度使用抗生素会导致病原体的耐抗生素菌株的增殖，对于抗生素无效的病毒性疾病（如感冒、流感）则尤其如此。世界卫生组织（WHO）表示："如果不采取紧急行动，我们即将步入后抗生素时代，届时普通的感染和轻伤可以再次夺人性命。"[2]世界卫生组织将抗生素耐药性称为"21 世纪最大的健康挑战"之一。

1945 年，亚历山大·弗莱明就曾在他的诺贝尔奖演讲中向人类警示这些潜在的后果。他说："有朝一日，任何人都可以在商店里买到青霉素。那时的危险就在于，无知的人很容易因用药剂量不足，而令自身微生物暴露于非致死剂量的药物中，进而会产生抗药性。"[3]（在使用抗生素时，通常"剂量不足"和过度使用都会造成问题，这两种做法都可能导致强大菌株的抗性。）仅仅 3 年后，不受青霉素影响的葡萄球菌突变体就出现了。如今，耐甲氧西林金黄色葡萄球菌（MRSA）感染就是由一株不能被大多数常见抗生素所治疗的顽劣葡萄球菌株引起的。在美国，MRSA 已经成为一项巨大的威胁，它造成免疫系统薄弱者死亡，令年轻且原本健康的人不得不去医院进行治疗。总体而言，每年有 200 万美国人遭受耐药感染，而其中有 2.3 万人死亡。[4] 由于致命的结核分枝杆菌（Mycobacterium tuberculosis）会破坏肺部，结核病也卷土重来。

抗生素在农林牧渔行业中也广泛使用，这在一定程度上也会导致抗性问题。人们用抗生素来治疗感染，同时也能使动物们更早地长大成熟。动物实验研究表明，当家畜接受抗生素处理后，其微生物组会迅速发生巨大的变化（仅需两周）。在暴露于抗生素之后不久，所残留的细菌会促进肥胖，并导致显著的抗生素耐药性增长。这些抗生素最终以某种方式进入肉类、家禽肉和奶制品中，引起人们对抗生素残留问题的关注。抗生素属于内分泌干扰物，通过食物供应而持续摄入的这些药物会模仿并混淆体内的性激素。这还有可能干扰新陈代谢，助长肥胖。而这种新陈代谢的变化可能是通过抗生素在体内的直接影响或者对肠道细菌的间接作用而发生的。

关于儿童肥胖流行病是否应部分归咎于这些药物对儿童发育中易受伤害的身体所造成的累积影响，目前有许多争论。不幸的是，就立法工作而言，减少食品供应中的抗生素仍存在许多法律和政治漏洞。

当然，我们讨论的重点是这些药物对人类微生物组所造成的破坏。例如，抗生素令牛（可能还有人类）增重的机制就是改变微生物组。在第 4 章中，我已经介绍过导致脂肪储存和体重增加的肠道细菌类型与预防肥胖的细菌类型之间的区别。厚壁菌可以从食物中获得更多的能量，从而增加人体吸收更多卡路里及体重增加的风险。人们通常认为，肥胖者的肠道主要由厚壁菌组成，精瘦者的肠道则主要由拟杆菌组成。无论是牛或是人，一种动物服用抗生素后其体内的微生物组多样性与组成结构就会立即发生改变，因为抗生素会立即消灭掉某些菌株，剩余的那些则可以蓬勃地繁衍。不幸的是，抗生素会造成巨大的不平衡，令肠道充满促进肥胖的细菌。纽约大学的马丁·布莱泽博士就是众多认为抗生素会导致肥胖的研究人员之一。事实上，他的研究已经调查了抗生素对幽门螺杆菌的影响，此前我也提到过，这种臭名昭著的细菌通常是医生对消化性溃疡患者的治疗对象。尽管研究表明幽门螺杆菌会增加消化性溃疡和胃癌的风险，但它也是人类肠道微生物群落的常见成员。

在布莱泽 2011 年完成的一项研究中，他通过调查美国退伍军人的测试结果来密切观察上消化道情况。[5] 在研究涉及的 92 名退伍军人中，38 人的幽门螺杆菌测试呈阴性，44 人呈阳性，其余 10 人则不确定。携带幽门螺杆菌的人中有 23 名服用了抗生素，除 2 人外其他人的细菌都被清除掉了。关于这 21 位通过抗生素根除幽门螺杆菌的退伍军人，大家可以猜到：他们的体重增加得最多。他们的 BMI 指数增加了 $5\% \pm 2\%$，其他人则没有发生体重变化。更重要的是，这 21 位退伍军人的胃饥饿素（一种刺激食欲的胃肠道激素）水平增加了 6 倍，这表明他们并没有饱的感觉，并且还能吃得更多。高水平的胃饥饿素也会增加腹部脂肪。所以，当你综合考虑时，抗生素确实是一种生长促进剂。抗生素绝对有助于牲畜的体重增加。当我们服用抗生素或者从食物中获取抗生素时，它也正帮助人类增加体重。

正如图 7-1 所示，在肉类生产中的抗生素使用方面，美国一直遥遥领先。[6]

2011 年，美国制药商售出近 1.3 万吨的抗生素并用于牲畜饲养，这是至今为止有记录的最大数字，占当年所有抗生素销售的 80%。[7]

美国食品药品监督管理局自 1996 年起才开始对肉类和家禽进行

抗药性细菌的检测，而不幸的是，监控抗生素使用的政策是阻碍真正和透明监督的一个障碍。戴维·凯斯勒（David Kessler）博士是前美国食品药品监督管理局局长，也是《终结暴食》（*The End of Overeating*）一书的作者。他曾在2013年为《纽约时报》撰写的专栏文章中说道："为什么立法者如此不情愿地去发现80%的抗生素的用途？我们不能因为害怕答案而回避棘手的问题。立法者必须让公众知道，我们用以保持健康的药物如何被用来生产价格更加低廉的肉制品。"[8]

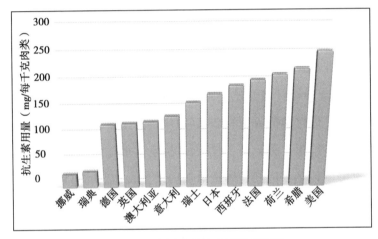

图 7-1　一些国家的抗生素使用情况

　　虽然可能需要很长时间的严格限制和管控，才能令食物中抗生素的合理使用付诸实践，但我很高兴地看到，美国疾病预防控制中心、世界卫生组织和美国医学协会针对感染的抗生素处方规定已经发生了改变。这些机构已经发出多种警告，而医生们现在正遵循这些规定。这使人们更清楚地意识到哪些感染确实需要抗生素治疗，哪些感染最好是让身体自行痊愈。我们的目标就是减少不必要的抗生素使用。例如，就在这几年里，相关部门已敦促儿科医生不得对要求采用抗生素治疗儿童耳部或咽喉感染的父母做出下意识的应答。这就是我所想看到的变化。

根据《美国医学会杂志》的数据，以下这些感染通常可以
不用抗生素治疗：[9]

- ⊙ 感冒
- ⊙ 流感
- ⊙ 大多数咳嗽和支气管炎
- ⊙ 多类耳部感染
- ⊙ 多类皮疹

2004 年，《美国医学会杂志》发表的一项研究表明，抗生素可能会显著增加癌症风险，这让我清楚地认识到了抗生素的影响。[10] 华盛顿大学的研究人员对年龄在 18 岁及以上的 2266 名原发性乳腺癌（有从乳腺扩散到身体其他部位潜在可能性的乳腺癌）女性患者进行了调查，并且与随机选择的 7953 名对照组女性进行了比较。这项研究的目的是确定服用抗生素的妇女患乳腺癌的风险是否会增加。令人惊讶的是，研究人员发现抗生素的使用天数与乳腺癌风险的增加有着明显的联系。在那些服用抗生素最多的女性中，乳腺癌风险增加了一倍（见图 7-2）。研究结果还显示，抗生素的使用与晚期乳腺癌之间有显著的相关性。作者表述道："抗生素的使用与乳腺癌发生及死亡的风险有关。"他们总结说："虽然需要进一步研究对其进行证实，但这些发现巩固了谨慎长期使用抗生素的需求。"

显然，这项研究并不是说抗生素会引发乳腺癌。但是，鉴于我们已经了解到这些强效药物会改变肠道细菌及其在免疫、解毒和炎症中的作用，这种研究至少应该引起我们警惕。在未来的 10 年中，我希望出现更多引人注目的研究来揭示肠道微生物的状态与包括脑癌和神经系统癌症在内的癌症风险之间的强大联系。

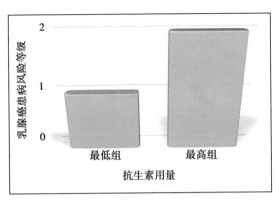

图 7-2　与抗生素用量有关的乳腺癌患病风险

　　罗伯特·施瓦贝（Robert F. Schwabe）博士是这一领域的领军人物。作为哥伦比亚大学医学部的研究医生，施瓦贝博士在 2013年撰写了一篇很有说服力的论文并发表在《自然》杂志上，这篇文章概述了微生物条件促进或预防癌性生长的方式。[11] 在结论部分，他强调了我们将注意力转向微生物研究的价值，期望发现用于癌症预防和治疗的新的治疗方法，并将微生物组称为"医学研究的新前沿"。

　　我用癌症的例子进一步控诉了抗生素是破坏人类健康的重要合作者，同时我也能列举出抗生素接触与 ADHD、哮喘、肥胖和糖尿病风险提高相关的例子，这些疾病均会显著增加痴呆、抑郁症、自杀和焦虑症的风险。到现在为止，你一定能猜测出将所有疾病联系在一起的主线了，那就是炎症。如果你再后退一步来了解炎症的过程，会发现自己正在考虑肠道菌群。

　　每周总会有好多病人打通我办公室的电话，他们因为感冒而叫我"开点药"。我总解释说那是不合适的。当他们专门来开阿奇霉素片（治疗上呼吸道感染的最常用抗生素之一）时，我都会告诉他们一个事实：大量患者的数据表明，使用这种抗生素会显著增加心脏相关死亡的风险，因为这种药物的潜在不良反应之一就是心律失常。[12] 事实上，在研究这种相关性的一项研究中，南卡罗来纳大学医学院的研究人员估计，2011 年开具阿奇霉素的 4000 万个处方中有一半都是不必要的，并有可能已造成 4560 例死亡。[13] 我总是和来开抗生素的患者说，如果不服用抗生素，感冒大约会持续一个星期，但如果服用了抗生素，感冒只会持续 7 天。我不确定他们能不能理解这个玩笑。大家似乎对有关抗生素过度使用危害的新闻都充耳不闻。这不只关乎你或我，这是关乎我们所有人的事。

下次你觉得自己或者孩子需要抗生素治疗的时候，我鼓励你多权衡利弊。不用说，如果这是一种只能用抗生素治愈的感染，那么就一定要明智、准确地按照医生的处方使用抗生素（详见第 188 页，以了解在抗生素疗程中补充益生菌的详细情况）。但如果这是一种抗生素无法治疗的感染，那么就要从微生物组的角度考虑一下能否更"节俭"了。对于那些特别脆弱的儿童来说，情况尤其如此。例如，最近的研究表明，如果仅接受减轻疼痛或发烧的药物治疗，大多数儿童在几天内就会从耳部感染中恢复过来。在 2010 年发表在《美国医学会杂志》上的一项研究中，一组儿科医生针对滥用抗生素治疗病毒引发的常见感染提出了警告。[14] 医生们指出，服用抗生素引起的不良反应的风险要远大于收益，更何况大多数情况下服用抗生素没什么好处。一轮或多轮抗生素治疗将增加儿童面对多种健康挑战的风险，无论是青少年时期的哮喘、肥胖，还是晚年生活中的老年痴呆症。这一切都是相互联系的。正是肠道细菌创造了这种持久的联系。

致服用抗生素的人：看牙医前的注意事项

已经接受全髋关节或膝关节置换术的许多老年患者都会告诉我，他们总是把抗生素作为看牙医之前的预防药物。这种做

法持续了很长时间，以至于人们普遍认为这是有道理的。但当
前的科学结果则不然：最近的研究表明，如果你具有全髋关节
或膝关节假体，在牙科手术中使用抗生素是绝对没有好处的。
最近一项研究论文的结论部分写道："牙科手术不是继发性全髋
关节或膝关节感染的危险因素。在牙科手术前使用抗生素预防
不会降低继发性全髋关节或膝关节感染的风险。"[15]

　　据称，的确有人在牙科手术之前需要考虑采用抗生素进行
预防，特别是口腔外科或牙龈外科手术。但只有少数情况隶属
于此，其中包括以下几种：

- 此前患有感染性心内膜炎；
- 人工心脏瓣膜；
- 未修复的紫绀型先天性心脏病，包括姑息性分流手术和
  导管；
- 通过外科手术或导管介入，采用假体材料或假体而完全
  修复的先天性心脏病（术后 6 个月内）；
- 假体贴片、假体装置以及邻近位置具有残留缺陷的修复
  性先天缺陷；
- 心脏移植和心脏瓣膜病的发展。

　　如果你不了解这些内容，那就说明你在接受口腔手术前不
需要预防性抗生素治疗。

避孕药

　　数百万名育龄妇女都在采取避孕措施。众所周知，自从避孕药最

早在 20 世纪 60 年代首次研发起来，它就被誉为女权运动的基石之一。但是，避孕药毕竟是对人体产生直接生物效应的合成激素，它不可避免地会对微生物群落造成损害。尽管几乎所有的药物都会对微生物有一些影响，但像避孕药这种长期日服的药物最会暗中为害。长期服用（超过 5 年）避孕药的结果包括以下这些：

- ⊙ 降低血液循环中的甲状腺激素和可用睾酮。
- ⊙ 增加胰岛素抵抗、氧化应激和炎症标志物。
- ⊙ 缺乏某些维生素、矿物质和抗氧化剂。

鉴于我们已经了解过肠道细菌在代谢、免疫学、神经学乃至内分泌学中所扮演的角色，也就不难理解它们会受到"淘气小药片"的影响——这是曼哈顿大学精神病学家凯莉·布罗根（Kelly Brogan）博士向患者形容避孕药时的用词。也难怪，服用避孕药时最常见的不良反应就是情绪和焦虑障碍。避孕药会清除维生素 B_6，而这是产生血清素和 GABA（两种对大脑健康十分关键的分子）的辅助因子。最近，科学家们还发现，使用口服避孕药可能与特定的炎症性肠病相关，克罗恩病的患病风险尤其会增加，其特征就是大肠和 / 或小肠的肠壁炎症。[16] 肠壁出血时会变得发炎红肿。

尽管这种联系的确切机制尚不清楚，但目前的想法认为激素改变了肠壁的通透性，因为研究证明，施加雌激素等激素时结肠更容易发炎。（这也可能就是有些采取避孕措施的女性会反映胃肠道问题的原因。）我们知道通透性增加对人类健康而言意味着什么：它会增加物质从肠道中渗透出来的概率，尤其是那些由肠道细菌产生的副产物，并且最终会进入血液中，对免疫系统进行刺激，继而转移到包括大脑在内的身体其他部位并造成伤害。在美国麻省总医院胃肠病学临床研究员哈米德·卡利里（Hamed Khalili）博士在 2012 年主持的一项研究中，研究人员调查了来自 23.3 万名女性的数据，这些女性参与了大型的美国护士健康研究（Nurses Health Studies），在 1976～2008 年接受了连续的跟踪调查。[17] 对从未使用避孕药者与使用避孕药者进行对比后，他发现当前使用避孕药的女性患上克罗恩病的风险要高出三倍。在研究的结论部分，卡利里博士提醒道，服用避孕药且具有强烈的炎症性肠病家族史的女性尤其应该意识到该研究所发现的两者之间的联系。

那么避孕还有其他的选择吗？作为一名女性健康倡导者，布罗根博士希望她的所有患者停止口服避孕药。她建议大家尝试一种非激素性宫内节育器，这种生育工具能够准确地跟踪女性的体温并推断排卵时间，或是使用传统避孕套。用她的话说："药物治疗没有免费的午餐，如果我们不知道个人所具备的环境和遗传风险，那么风险收益分析也是很难进行的。如果有一项治疗方案能够提供难以察觉的最小风险和某种程度的循证收益，那么对我来说，这将是更友善、更温和的健康之路。如今，妇女解放运动看起来更像是脱离处方的健康的、快乐的月经周期。"[18]

非甾体抗炎药

追溯到 20 世纪 90 年代的多种研究已经表明，服用布洛芬和萘普生等非甾体类抗炎药物两年及以上的人患上老年痴呆症和阿尔茨海默病的风险要降低超过 40%。[19] 如果你考虑到这些主要是炎症性疾病，一切都能说得通了，所以当你控制炎症时，你就是在控制患病风险。

但是最新的研究正在揭示这个故事中的转折点。研究表明，这些药物会增加肠壁损伤的风险，尤其是在麸质存在的情况下。西班牙的研究人员发现，用吲哚美辛（一种强大的非甾体抗炎药，常用于治疗类风湿性关节炎）处理易对麸质敏感的小鼠时，小鼠会表现出明显的肠道通透性增加，从而增强了麸质的破坏作用。他们的结论表明："能够改变肠道屏障的环境因素可能会令人更容易处于麸质敏感状态。"[20]未来的研究将帮助澄清这个难题，但就目前而言，我建议谨慎使用这些药物，除非它们确实必要。

环境化学物质

今天，我们的环境中有着不计其数的合成化学物质，其中的许多都存在于我们所接触、呼吸、皮肤摩擦和食用的物质中。工业化国家的大多数人经由空气、水和食物接触数百种合成化学物质。出生时的婴儿脐带血中已经发现了 232 种合成化学物质的踪迹。[21] 而这些化学物质中的绝大多数都未经过充分的健康影响测试。在过去的 30 年里，在美国已有超过 10 万种化学物质被批准用于商业用途，其中包括超过8.2 万种工业化学物质、1000 种杀虫活性成分、3000 种化妆品成分、9000 种食品添加剂和 3000 种药品。[22] 美国国家环境保护局和美国食品药品监督管理局只对其中的一小部分进行管控。自 1976 年通过《美国有毒物质控制法》（TSCA）后，资金限制和行业诉讼意味着环境保护署只能对 TSCA 化学品清单中的 8.4 万种化学物质中的大约 200 种要求安全测试。在这 8.4 万种化学物质中，有 8000 种产品的年产量为11.5 吨以上。到目前为止，其中至少有 800 种化学物质被怀疑会干扰人类的内分泌系统。

尽管我们通常认为科学家们几十年来一直在测量工业污染物并将其与人类健康联系起来，但直到最近我们才开始监测所谓的"身体负荷"，即人体血液、尿液、脐带血和母乳中的毒素水平。目前市售产品所含有的绝大多数化学物质都没有得到对人类健康影响的充分分析，所以我们不知道这些化学物质的真实风险程度或者它们可能会如何扰乱人体正常的生理状态及微生物组。出于这个原因，谨慎小心些假设它们会造成损害总没错，直到我们能够拿出可靠的研究来证明它。

环境化学物质可能有害的原因之一是它们往往是亲脂性的，这意味着它们会积聚在内分泌腺和脂肪组织中。更重要的是，当肝脏不得不超负荷地处理毒素时，将这些物质从身体中清除出去的效率就更低了。这反过来又改变了整个身体以及微生物群落的整个栖息地。

研究者们最近主要关注的一个问题是：很多化学物质能够在体内模仿雌激素，这样我们体内的雌激素立刻就会过量。以无处不在的双酚A（BPA）为例，超过93%的人体内都有携带这种化学物质的踪迹。[23] 1891年，BPA被首次制作出来并在20世纪上半叶作为女性和动物的合成雌激素药物使用。女性使用这种药物治疗月经、更年期和妊娠期恶心相关的疾病；农民用它来促进牲畜的生长。但是，BPA的致癌风险随后被揭露出来，其使用也遭到了禁止。在20世纪50年代末，BPA开始被制造厂商加入到塑料中，从而发挥了新的用途。这是因为拜耳和通用电气的化学家发现BPA连接（聚合）成长链后会形成一种叫作聚碳酸酯的硬塑料，这种材料的透明性足以取代玻璃，其坚固程度也可以代替钢材。不久后，BPA就进入了电子、安全设备、汽车和食品容器行业中。从那时起，不论是收银机收据还是牙齿密封剂，BPA已被用于许多常见的产品。每年有超过450吨的BPA物质被释放到环境中。在塑料食品容器中检测到的 BPA 在男女性体内都会产生荷尔蒙失调。目前的研究正在了解 BPA 等化学物质会对微生物细胞造成怎样的损害。虽然一些研究提出某些肠道细菌能够降解 BPA，从而减小 BPA 对人体细胞的毒性，但我担心的是，BPA 可能会助长这些细菌的增殖，并造成微生物群落的破坏和失衡。

BPA 只是我们日常生活中遇到的多种化学物质之一。多亏了消费者们的积极游说活动，BPA 可能很快就会从我们的商业产品和食品供应中消失，但是成千上万的其他有害化学物质还会继续污染我们的环境。

正如上文所说，我们不可能确切知道每天会接触到多少合成化学物质，而哪些又真正有害于微生物和人体细胞。但是我们最好还是谨慎行事，尽量降低暴露于潜在有毒化学物质中的水平。这一切从家里开始做起。在第 9 章中，我将介绍令有害接触最小化的所有步骤。特别应该尽量避免的两种物质是杀虫剂和氯。这两种物质已被证明会对肠道细菌产生有害影响。杀虫剂可是用来杀死虫子的！它对线粒体有剧毒。当前的研究发现，常用杀虫剂与微生物变化有关，进而会导致代谢紊乱乃至脑疾病等健康风险。韩国研究人员在 2011 年发表了一项令人尤其不安的研究，他们在肥胖女性的肠道中发现了过量的产甲烷菌。[24] 研究人员还测量了这些女性血液中有机氯杀虫剂的水平，发现血液中的杀虫剂含量、肥胖程度和肠道中产甲烷菌的数量有着一定的关联。人的血液越"毒"，其肠道就越"毒"。产甲烷菌可谓声名狼藉，它不仅与肥胖有关，还与牙周炎、结肠癌和结肠憩室病有关。杀虫剂的毒性是如此令人担忧，所以我将在后文中进一步说明，由于除草剂的影响，避免使用大多数转基因食品究竟有多重要。

在我们的供水系统中发现的化学物质，主要是残留氯，它也会对微生物组造成破坏。氯可用于杀菌，它能有效杀灭大量的水生病原体微生物。显然，我们不希望用水中会有有害或致命的微生物。事实上，当今发达国家的人都认为用上干净的水是理所当然的一件事。人们普遍认为氯是发达国家终止水传播疾病暴发的原因。《生命》（*Life*）杂志甚至曾经把饮用水过滤和氯消毒的使用称为"20世纪最重要的公共卫生进展"。[25]

然而，城市用水往往经过了过度处理，这导致水成为一种对肠道细菌具有毒性的化学混合物。此外，我们摄入的氯能与有机化合物发生反应，产生有毒的副产物，从而造成进一步的破坏。基于对氯对人体细胞影响的研究，美国国家环境保护局在饮用水安全标准中规定，氯含量不得超过百万分之四。即便如此，稀释法也会消灭许多生物，正如好多人都知道有人用自来水杀死了金鱼。在第9章中，我将提供如何避免氯化水的方法。这比你想象的要简单得多，你不需要打电话给水管工或者投资送水服务。

即使我们在家里安装空气过滤器和水过滤器，尽量减少已知含有可疑化学物质的产品使用，也很难控制所有污染物。但是我们可以相对容易地改变购物习惯，来限制自身对有害化学物质的潜在接触。

在谈及环境中的毒素时，另一个严重的问题就是我们人类处于食物链的顶端。处于食物链顶端自然有它的好处，但这也意味着我们会通过生物体内积累的过程接触大量的有毒物质。食用肉类、奶制品和鱼是我们接触有毒物质的一种重要方式。例如，剑鱼等鱼类组织中的化学物质浓度要远大于所处水环境中化学物质的浓度。在陆地上，许多牲畜都食用喷洒过杀虫剂的谷物，然后将有毒物质储存在脂肪中，同时还有激素、抗生素和其他化学物质等潜在毒素。食用这些产品会使你接触到整个农业产业链中所使用的化学品。

承载除草剂的转基因食品

让我先说明，对于转基因生物的潜在健康影响，仍需要大量的研究来证明。而我们无论是讨论转基因生物对人体的直接生物影响或是其对微生物组的影响都是有意义的。根据定义，转基因生物是经过来自其他生物（包括细菌、病毒、植物和动物）DNA 的基因工程改造的植物或动物。自然界或传统杂交是不会产生这种遗传组合的。

美国最主要的两种转基因作物是玉米和大豆（引申开来，还包括所有含有此类成分的产品；据估计，转基因作物在传统加工食品中的使用多达 80%）。在全世界 60 多个国家，包括欧盟所有国家、日本和澳大利亚，转基因产品的生产和销售都受到了重大限制或是彻底禁止。而在美国，政府已经认可了转基因产品，许多人都在呼吁改良食品标签，让他们可以对所谓的"实验品"有所选择。一个棘手的问题就是，许多表明转基因生物安全性的研究都是由生产转基因生物并从中获利的同一家公司所进行的。

可想而知，农民面临的主要问题之一是大田生产中的杂草侵入。因此，与其采用人工除草，不如选择另外一种方法。美国农民现在会在作物上喷洒一种叫作草甘膦（农达）的除草剂。收获的作物虽然是除草剂的靶标，却不会受到损害，因为农民所用的种子是经过基因改造并具有抗除草剂特性的。在农业世界里，这些种子被称为"抗草甘膦"产品。

抗草甘膦转基因种子的使用令农民能够大量使用这种除草剂，这种现象也正在全球范围内发生。据估计，截至 2017 年，农民在作物上使用的草甘膦数量将达到惊人的 135 万吨。[26] 那么问题就来了，草甘膦残留会威胁人类的健康。特别是在小麦产业中，农民会在收获前几天用草甘膦浸透农田以获得更大、更好的产量。这意味着麸质敏感性的话题将上升到一个新层次：麸质不耐症和乳糜泻病例的增多可能主要是由于草甘膦除草剂的使用。当你绘制出过去 25 年里乳糜泻发生率和小麦中草甘膦负载量的关系时，就会发现惊人的并行关系（见图 7-3）。[27]

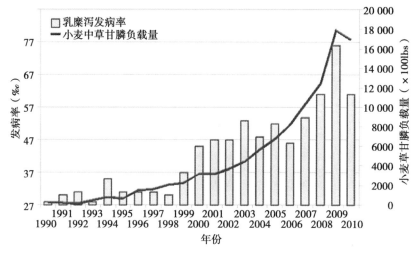

图 7-3　乳糜泻发病率和草甘膦负载量

乳糜泻的出院诊断与小麦中的草甘膦应用（R=0.9759, $p \leqslant 1.862e\text{-}06$）。

资料来源　USDA: NASS; CDC (Figure courtesy of Nancy Swanson).

请注意，相关性并不意味着因果关系。虽然图 7-1 似乎正好展示了小麦中的草甘膦用量（可能是通过小麦产品的摄入）与乳糜泻发病率之间的关系，但我们不能说草甘膦会导致乳糜泻。这会对数据产生误解，并且仅从这一证据会得出虚假的结论。但是，乳糜泻发病率与食物供应中草甘膦水平的平行上升还是十分有趣的。许多其他的变量可能会在这种关联中发挥作用，而且我们都知道在环境中可能会有其他因素导致乳糜泻的发生，但是我们从最近的研究中知道的一个事实是，草甘膦确实会对肠道细菌产生影响。

2013 年，发表在《跨学科毒理学杂志》(*Journal of Interdisciplinary Toxicology*) 的一项报告中（即图 7-1 的出处），麻省理工学院的科学家斯蒂芬妮·塞内夫 (Stephanie Seneff) 和一位独立科学家得出了草甘膦对身体影响的结论（他们认为，在"成熟"甘蔗上使用草甘膦可能是近期美国中部的农业工人肾衰竭发生率飙升的原因）。[28] 他们指出，在对人体的诸多影响中，草甘膦能抑制细胞色素 P450 (CYP)，而这种酶是由肠道细菌产生的。这些酶对人体至关重要，因为它能够对许多外来化合物起到解毒作用。如果 CYP 缺失，那么肠壁就会变得更容易受损，有害物质也会随之进入血液。

在报告中，作者请求对食品中草甘膦残留量安全性实施新政策，并描述了残留草甘膦如何改变肠道细菌的组成并破坏人体生理学。我就不给大家普及生物化学的内容了，但草甘膦对人体具有以下影响：

⊙ 降低人体排解毒素的能力；

⊙ 破坏维生素 D 的功能，这可是对大脑健康十分关键的重要激素；

⊙ 消耗铁、钴、钼、铜；

⊙ 损害色氨酸和酪氨酸的合成（它们是蛋白质和神经递质产生中的重要氨基酸）。

科学家们的报告侧重于草甘膦与乳糜泻之间的联系。他们描述了暴露于草甘膦中的鱼如何产生与乳糜泻相关的消化问题。我们知道乳糜泻与肠道细菌失衡有关。事实上，由于草甘膦对肠道细菌的已知作用，科学家们认为这是提高麸质敏感性的最重要的致病因素。他们在结论部分表示："我们敦促全球各国政府重新审视对草甘膦的政策，并引入新的立法来限制其使用。"

转基因生物究竟有无过错

　　目前，美国食品药品监督管理局并没有授权转基因标签，但是许多食品制造商已经在产品上做出非转基因声明。但你能相信标签吗？2014年，《消费者报告》（*Consumer Reports*）将带有标签的产品进行测试，调查了超过80种由玉米或大豆制成的加工食品，发现非转基因工程验证印章、美国农业部有机印章和其他有机认证声明大部分是可靠的。[29] 然而，最误导的说法就是"天然"产品。除非具有非转基因或有机认证的许可标志，否则"食品几乎总会含有某种程度的转基因成分"。

　　不要慌！我会帮助你清理周边环境并做出肠道友好的选择，那就是草料喂养的有机优质脂肪和不含有毒成分的低碳水化合物食物。这就是本书第三部分"大脑塑造者康复计划"的全部内容。

恭喜你。如果你读到了这里，那么你要比世界上大多数人（甚至包括医生）都要更了解身体、大脑以及二者通过肠道所联系起的生理关系。你可能已经放下了手头的面包，考虑着买一些口服益生菌。或者，你或许头一次开始每天食用酸奶，并且寻找那些富含"肠道友好型"菌株的食物。毫无疑问，你肯定已经开始采取我要在这一部分所介绍的各种策略了，这其中还包括一份七天饮食计划。

尽管我在书中的推荐不会特别具体，不会像典型的饮食书籍一样在多少天的疗程里告诉你该一步步如何做，但我的目标是写下这些观点，各位读者可以根据自己的喜好量体裁衣。我想要赋予各位掌控自己身体与未来健康的力量。我在本书中所提出的建议更像是总则、指南，根据这些信息，你可以思考自身的生活方式选择和个人所处环境。我的推荐应该帮助你开始在心灵和精神上都充满活力、快乐而健康地生活。

在调整饮食和补充疗法时，各位应当遵从自己的节奏。花费应当花费的时间去处理自身的家庭环境，购买高质量的益生菌。但是你也要意识到，越早执行这些大脑塑造方案并且坚持执行，你会越快感受到成果。实际上，这不只是改变你的身体内部健康；你的肤色将更加红润，腰围会越来越小。情感、能量、工作能力、成就水平——你所拥有的一切无形资产都会与之俱进。

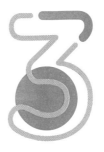

第三部分

大脑塑造者康复计划

第 8 章

CHAPTER 8

养好你的微生物组

通过促进肠道来促进大脑的六个关键点

　　我经常被人问到，令失调或表现不佳的微生物组恢复正常需要多长时间。研究表明，肠道细菌的排布最短在制订新的饮食计划后六天内就会发生重大变化，就像我将要在本章中所讲述的故事一样。但每个人都是不同的，你的大脑塑造者康复计划将取决于你当前的肠道状态，以及你可以做出完全改变的速度。

　　根据最新的科学研究，以下是维持健康微生物组的六个关键点。

第一点：选择富含益生菌的食物

　　在世界大部分地区，饮食中的发酵食品都在为人类提供着益生菌。证据表明，食物发酵可以追溯到 7000 多年前的波斯酿酒业。中国人也早在 6000 年前就开始发酵卷心菜。

　　几个世纪以来，人类都不甚理解发酵过程背后的机制，但人们早就意识到了发酵食物所带来的健康益处。早在益生菌被制成胶囊在保健食品商店中销售之前，人们就以各种形式的发酵食品享受了。韩国饮食中的传统配菜——泡菜（kimchi）被认为是韩国的国菜。韩国泡菜通常用卷心菜或黄瓜制成，但品种繁多。德国泡菜（sauerkraut）则是另一种发酵卷心菜，一直在中欧地区流行。此外，酸奶等发酵乳制品已在世界各地出现了几个世纪。

发酵食品有什么特别之处？发酵是将糖等碳水化合物转变成酒精、二氧化碳或有机酸的代谢过程。它需要酵母、细菌或两者同时存在，并且发生在缺乏氧气的条件下。事实上，19 世纪的法国化学家、微生物学家路易·巴斯德（Louis Pasteur）将发酵称为"无氧呼吸"。巴斯德因发现微生物发酵原理、巴氏灭菌和接种疫苗而闻名于世。

可能有些读者会比较熟悉啤酒或葡萄酒生产过程中的发酵工艺，而使面包蓬松起来也是同样的过程。酵母将糖转化为二氧化碳，从而导致面包蓬松。（显然，我们并不会过多地谈论面包，而且面包也不是益生菌哦。）

令大多数食物富含有益细菌的发酵类型叫作乳酸发酵。在这个过程中，有益细菌将食物中的糖转化为乳酸。与此同时，细菌也会繁殖扩散。乳酸转而又能保护发酵食品不受病原菌侵染，因为它创造了 pH 值较低的环境（即酸性环境），从而杀死了具有较高的 pH 值的有害细菌。例如，在如今的发酵食品生产中，嗜酸乳杆菌（Lactobacillus acidophilus）等菌株被引入到含糖食物中来启动发酵过程。举例来说，想要制作酸奶，你只需要发酵剂（活性细菌菌株）和牛奶就可以了。乳酸发酵也用于保存食物和延长保质期。

在下一章中，我将介绍如何获取益生菌补充，但是摄入双歧杆菌和乳酸杆菌的最佳方式就是摄入全天然来源的食物，这可以让细菌的生物利用率达到最高（即身体最容易接受）。这两类细菌在体内以多种方式进行工作。它们有助于维持肠壁的完整性；平衡身体的酸碱性；作为天然的抗生素、抗病毒甚至抗真菌药物；调节免疫功能以及控制炎症。此外，益生菌能够产生一种叫作细菌素的抗菌物质，来抑制潜在致病细菌的生长甚至入侵。更重要的是，当这些益生菌从你的饮食中获取燃料来源并进行代谢时，它们会使食物中的各种营养成分释放出来，使其更容易被吸收。例如，益生菌可增加维生素 A、维生素 C 和维生素 K 以及 B 族维生素的可用性。

早在 20 世纪初期，俄罗斯科学家以利·梅契尼科夫就探索并揭示了乳酸杆菌与健康的关系。梅契尼科夫被认为是免疫学之父，我们也可以将他尊称为益生菌运动之父。他在 1908 年获得了诺贝尔医学与生理学奖。非常有先见之明的是，他预测了当前免疫生物学的诸多方面，并且首次提出乳酸杆菌对人体健康有益的理论。他的观点主要来自发现保加利亚农民的长寿与其消费发酵乳制品之间的相关性。他甚至建议"口服发酵细菌培养物能够将有益细菌植入到肠道中"。[1,2] 而这早已是一个多世纪以前的事情了！

梅契尼科夫认为，衰老是由肠道中的细菌毒性所引起的，而乳酸可以延长寿命。他每天都坚持喝酸牛奶。梅契尼科夫是一位高产的作家，他创作了三部开创性的书籍——《传染病的免疫性教材》(*Immunity in Infectious Diseases*)、《人之本性》(*The Nature of Man*) 以及《延年益寿：乐观研究》(*The Prolongation of Life: Optimistic Studies*)，最后一本书中详细记录了一些特别长寿的老年群体，他们经常食用发酵食物和一种叫作开菲尔（kefir）的酸乳酒。他对这些年过百岁而仍然保持积极健康生活的老人进行了大量的观察和记录。正是梅契尼科夫创造了"益生菌"这个词来描述有益细菌。他的工作启发了 20 世纪的日本微生物学家代田稔（Minoru Shirota）去研究细菌和良好的肠道健康之间的因果关系。代田稔博士的研究最终促成了开菲尔、养乐多等发酵乳饮料（或者说益生菌类产品）在全球范围内的畅销。

科学界终于赶上了梅契尼科夫的脚步。

在第 10 章中，我将分享非常丰富的食谱，用发酵食品来制作美味佳肴。我在这里先列出其中一些内容，我在上文中也已经提到过一部分。

⊙ 活酸奶。最近，酸奶品牌的流行使其接管了超市的乳品区，但是你必须谨慎选择购买的酸奶品牌；不管是希腊酸奶还是普通酸奶，许多产品都含有添加糖、人造甜味剂和人造香料。仔细阅读产品标签。对于奶制品敏感的人来说，椰子酸奶是一种不错的选择，它可以在你的饮食中增添大量的酶和益生菌。

⊙ 开菲尔。这种发酵乳制品与酸奶很相似，它是开菲尔"谷粒"（酵母和细菌混合物）与富含乳酸杆菌和双歧杆菌的山羊奶的独特组合。此外，它还含有丰富的抗氧化剂。对于奶制品敏感或乳糖不耐的人来说，不含牛奶的椰子开菲尔同样可口且有益。

⊙ 康普茶（Kombucha）。这是一种流传上千年的发酵红茶，常常冒着气泡、冷却饮用。它还有助于增加能量，甚至能帮你减肥。

⊙ 印尼豆豉（Tempeh）。许多人，尤其是素食者，会食用豆豉来代替肉类。印度豆豉是发酵的大豆，并且含有所有的氨基酸。总的来说，出于多种原因，我都不是特别喜欢豆制品，但少量的豆豉是可以接受的。印度豆豉含有丰富的维生素 B_{12}，可捣碎后辅以色拉食用。

⊙ 韩国泡菜。除提供有益细菌外，韩国泡菜还含有丰富的钙、铁、β - 胡萝卜素以及维生素 A、维生素 C、维生素 B_1 和维生素 B_2。唯一的问题就是它有点儿辣。但是，如果你能够控制热量，这可是能够添加到饮食中的最好的益生菌食品。

⊙ 德国泡菜。这种发酵卷心菜不仅能为健康的肠道细菌提供燃料，
而且含有胆碱。胆碱是大脑中枢神经系统正常传递神经冲动所需
的一种化学物质。

⊙ 腌菜。难怪许多孕妇都十分爱吃腌菜，这是最基础、最受人喜爱
的天然益生菌之一。对许多人来说，腌菜可以成为你接受其他更
具异国风味的发酵食品的入门食物。

⊙ 腌制水果和蔬菜。腌制胡萝卜条等蔬菜和水果可以化腐朽为神
奇。不管是自制还是购买腌制产品，请记住，益生菌的益处只有
在食用经盐水浸泡且未经高温消毒的食品时才能体现出来，千万
不要用醋。

⊙ 发酵调味品。信不信由你，你可以创造出乳酸发酵的蛋黄酱、芥
末、辣根、辣椒酱、开胃菜、洋葱番茄辣酱、鳄梨酱、沙拉酱和
水果酱。酸奶油虽然在技术上是一种发酵乳制品，但在加工过程
中往往会失去它的益生菌活性。然而，一些制造商会在最后的流
程中添加活菌培养物，仔细寻找这些品牌。

⊙ 发酵的肉类、鱼类、蛋类。如果你不相信我，翻到 219 页来阅读
令人垂涎三尺的食谱，无论是咸牛肉、腌制沙丁鱼还是发酵的煮
鸡蛋，全部应有尽有。

一般来说，如果你不打算在家里做这些菜（本书 200 页开始有简
单易行的食谱），那么一定要注意你在市场上所购买的那些产品。仔细
检查添加糖、化学防腐剂和色素。理想情况下，尽可能选择有机食品。

第二点：低碳水化合物和优质脂肪

作为智人，我们与在地球上行走的每个人几乎完全相同；作为一

个物种，人类已经经受了大自然几千代的塑造。在过去 260 万年的大部分时间里，人类祖先的饮食都是由野生动物和季节性水果、蔬菜构成的。如今，大多数人的饮食则是谷物和碳水化合物，这其中含有许多破坏肠道微生物组的麸质，其下游的破坏效应甚至会直达大脑。

即使抛开麸质的因素，消耗过多谷物和碳水化合物会对人体有害的主要原因之一是，它们会以肉类、鱼类、禽类和蔬菜等其他食物无法做到的形式使血糖飙升。我已经介绍过过量的血糖对身体和肠道细菌平衡的影响。消耗的糖分越多，哪怕只是人造糖分，微生物组都会变得越虚弱。

从纯技术的角度来看，人类自旧石器时代开始走过了漫长的道路，但仍有数百万人遭受着不必要的痛苦，在与各种疾病做斗争。在全球范围内，可以预防的非传染性疾病所造成的死亡要比其他所有疾病造成的死亡数更多，这一事实令人难以接受。怎么会这样呢？我们的寿命越来越长，但生活质量未必更好。在预防和治愈老年疾病这一方面，我们已经失败了。如果人生的最后 20 年都要在痛苦中度过的话，我不知道谁还愿意活到 100 岁。

我很清楚，在过去的一个世纪中，人类饮食的转变正是许多现代疾病的症结所在。过去我们吃高脂肪、高纤维、低碳水化合物的食物，现在我们吃低脂肪、低纤维、高碳水化合物的食物，与此同时，我们也开始遭受与大脑相关的各种慢性疾病的困扰。

尽管这令人很难相信，但是无论你的大脑再怎么聪明绝顶、精通科技，也与几千年前出生的远古祖先没有太大差异。人类在进化过程中学会寻找高脂肪和高糖分的食物，这是一种原始的生存机制。人类的穴居人祖先花费大量时间狩猎，他们只吃肉类（高脂肪）、鱼类和偶尔从植物中获取的天然糖分，如果季节适宜的话，可能还有一些水果。

而你的狩猎能力很快就要消失殆尽了，因为你有丰裕的加工脂肪和糖类。我们和穴居人祖先的大脑运转方式相同，但是二者的营养来源却大相径庭。

现在你知道了，高糖分和低纤维的食物会为有害细菌提供燃料，增加肠道渗漏、线粒体损伤、免疫系统危害以及直达大脑的系统炎症的机会。这是一个恶性循环，因为这一切都会进一步影响微生物的平衡。

《谷物大脑》书中的一个重要前提就是，脂肪（不是碳水化合物）是人类新陈代谢的首选燃料，它是人类进化的全部。我自己坚持选择优质脂肪，并且从不担心所谓的"高胆固醇"食品。让我在这里总结一下重点，好让大家从微生物组的角度理解这些内容。

著名的弗雷明汉心脏研究是美国最珍贵、最受尊敬的研究之一。它为人类对某些疾病风险因素的理解增添了海量数据。尽管这项研究最初是用于确定心血管疾病的共同因素或特征，但它已经揭露了包括大脑相关疾病在内的大量疾病的风险因素。它还揭示了物理性状与遗传模式之间的关系。

最初的弗雷明汉心脏研究衍生出许多颇具启发性的发现，其中就包括波士顿大学的研究人员在 2005 年所进行的一项研究。他们分析了总胆固醇水平和认知能力之间的关系。该研究对 789 名男性和 1105 名女性进行了长达 16~18 年的随访，在研究开始之前，所有参与者都没有患痴呆和中风。每隔 4~6 年，研究人员便通过认知测试来评估阿尔茨海默病患者会出现缺陷的特征，如记忆、学习、概念形成、专注、注意力、抽象推理和组织能力等。

根据这项研究发表于 2005 年的报告，"自然发生的总胆固醇水平较低与认知能力测量表现不佳有关，后者则要求较高的抽象推理、注意集中、语言流畅和执行功能能力"。[3]换句话说，胆固醇水平较高的人在认知能力测试中的表现更好。这表明胆固醇成为大脑的一种保护因素。

来自世界各地的最新研究在持续颠覆着传统观点。冠状动脉疾病是导致心脏病发作的主要原因，这类疾病更可能与炎症有关，而非高胆固醇。其背后的原因与胆固醇作为神经元功能所必需的关键大脑营养物质有关。它也是构建细胞膜的基础成分。此外，胆固醇还是抗氧化剂以及维生素 D、类固醇激素（如睾酮、雌激素等性激素）等重要分子的前体。大脑需要大量的胆固醇作为燃料的来源，但神经元本身不能产生大量的胆固醇。因此，它们需要通过一种特殊的载体蛋白，即低密度脂蛋白（LDL）来输送血液中的胆固醇。LDL 这种蛋白质还常被妖魔化为"有害胆固醇"。但是，LDL 根本就不是一种胆固醇，自然也没有好坏之分。这是将维持生命的胆固醇由血液运送至大脑中神经元的一种工具。

所有的最新科学研究都表明，胆固醇水平较低时，大脑就不能正常运转。胆固醇水平较低的人罹患抑郁症和痴呆症等神经系统疾病的风险要大得多。丹麦的研究人员曾在 1998 年发表了一项研究，首次确定了阿尔茨海默病患者大脑与健康大脑的脂肪差异。在对死亡患者的研究中，这些科学家发现阿尔茨海默病患者脑脊液中的脂肪与对照组相比有着显著水平的下降，尤其是胆固醇和游离脂肪酸。[4] 无论阿尔茨海默病患者是否具有高致病风险的 apoE4 缺陷基因，上述结果均成立。

我已经介绍过超重、血糖控制和脑疾病风险之间的联系，调查各种饮食影响的研究也揭示了这一点。2012 年，《美国医学会杂志》发表了一项特别具有启发性的研究。[5] 在这项研究中，哈佛大学的研究人员展示了 3 种流行饮食对超重或肥胖青年的影响。在 1 个月内，参与者们分别试用了这 3 种饮食方式。一种是低脂肪饮食（60% 的热量来自碳水化合物，20% 来自脂肪，20% 来自蛋白质），另一种是低血糖饮食（40% 的热量来自碳水化合物，40% 来自脂肪，20% 来自蛋白质），第三种则是超低碳水化合物饮食（10% 的热量来自碳水化合物，30% 来自脂肪，60% 来自蛋白质）。尽管这三种饮食都提供了相同数量的卡路里，结果却有所不同。低碳水化合物、高脂肪的第三种饮食所燃烧的卡路里最多。这项研究还评估了参与者在为期 4 周的饮食测试中的胰岛素敏感性。他们发现，低碳水化合物饮食对促进胰岛素敏感性的影响最为显著，几乎达到了低脂肪饮食的两倍。这项研究的作者还指出，低脂肪饮食的人还表现出血液化学上的变化，这令他们更容易发胖。作者总结道，保持体重减轻的最佳饮食是低碳水化合物和高脂肪。换句话说，考虑到超重（肥胖）与神经系统疾病之间的联系，从降低脑疾病风险的角度来说，低碳水化合物和高脂肪无疑是最佳的饮食。

如果你还没有在低碳水化合物、高脂肪、高纤维和微生物组之间建立起联系，让我来帮你梳理一下。这种特殊饮食所供应的成分不仅能够养育健康的身体（以及健康的微生物组），还能滋养出健康的大脑。保持血糖平衡的饮食也会保持肠道细菌平衡。从完整水果和蔬菜中所获得的富含纤维的饮食可以喂养有益的肠道细菌，并令产生的短链脂肪酸达到平衡，以保证肠壁免遭渗漏。而不含麸质的饮食在保证健康的肠道生态以及健康的大脑状态中起到了进一步的决定作用。此外，本身就具有抗炎性的饮食也会对肠道和大脑有益。

这种饮食的具体成分究竟是什么？第 10 章中的饮食计划和食谱将帮助你遵循这个方案，但在这里，我先给各位读者列出一份备忘录，来指导你的超市购物和饮食规划。注意，大脑塑造者饮食的主要入口是生长在地上部分的纤维水果和蔬菜，加以蛋白质作为配菜。人们总是认为，低碳水化合物饮食仅仅是吃大量的肉类和其他来源的蛋白质。恰恰相反，大脑塑造者计划中的理想搭配是相当多的蔬菜和 85～110克的蛋白质。肉类和动物产品应该是配菜，而不是主菜。你应该从那些天然的蛋白质中获取脂肪，比如黄油和橄榄油等可以提炼蛋白质的食物成分，以及坚果和种子。大脑塑造者饮食的美妙之处就在于，你不必担心分量的控制。如果你关注自己所吃的食物并且坚持遵循这些指导方针，身体的天然食欲控制系统自然就会启动，你也会摄入身体和能量所需的食物分量。

大脑塑造者食物

- ⊙ **蔬菜**：绿叶蔬菜和生菜、羽衣甘蓝、菠菜、西蓝花、甘蓝、甜菜、卷心菜、洋葱、蘑菇、花菜、球芽甘蓝、朝鲜蓟、苜蓿芽、四季豆、芹菜、小白菜、萝卜、芥菜、芜菁、芦笋、大蒜、韭菜、茴香、小葱、大葱、姜、豆薯、欧芹、荸荠。

- ⊙ **低糖水果**：牛油果、甜柿子椒、黄瓜、西红柿、西葫芦、笋瓜、南瓜、茄子、柠檬、酸橙。

- ⊙ **发酵食品**：酸奶、腌制水果和蔬菜、韩国泡菜、德国泡菜、发酵的肉类、鱼类和蛋类（见 158 页的第一点）。

- ⊙ **健康脂肪**：特级初榨橄榄油、芝麻油、椰子油、草饲牛脂以及有机或放养动物的黄油、酥油、杏仁乳、牛油果、椰子、橄榄、坚果和坚果黄油、奶酪（除蓝纹奶酪）、种子（亚麻籽、葵花籽、南瓜子、芝麻、奇异籽）。

- ⊙ **蛋白质**：全蛋；野生鱼类（鲑鱼、鳕鱼、青花鱼、石斑鱼、鲱鱼、鲑鱼、沙丁鱼）；贝类和软体动物（虾、蟹、龙虾、贻贝、蛤、牡蛎）；草饲肉类、家禽肉和猪肉（牛肉、羊肉、肝、野牛肉、鸡肉、火鸡肉、鸭肉、鸵鸟肉、小牛肉）；野味。

⊙ **香草、调味品和佐料**：不含麸质的芥末、辣根酱、橄榄酱和洋葱番茄辣酱，小麦，大豆和糖（告别番茄酱吧）；对于香草和调料品无限制（但要注意包装袋可能由加工小麦和大豆制成）。

以下食物可以适度食用（"适度"是指饮食中仅含有少量成分，一天一次，或者理想情况下一周只吃几次）：

⊙ 胡萝卜和欧洲萝卜。

⊙ 牛奶和奶油：在食谱、咖啡和茶中有节制地使用。

⊙ 豆类（豆、扁豆、豌豆）。例外：鹰嘴豆（鹰嘴豆泥也可以）。

⊙ 非麸质谷物：苋菜、荞麦、大米（糙米、精米、菰米）、小米、藜麦、高粱、画眉草。确保你买的燕麦确实不含麸质；有些燕麦来自加工小麦产品的工厂，这会造成污染。我一般会建议限制非麸质谷物的摄入，因为加工处理（例如全燕麦的碾磨和准备大米包装）会造成其物理结构的改变，这可能会增加炎症反应的风险。

⊙ 甜味剂：天然甜菊糖和巧克力（见下文关于巧克力的介绍）。

⊙ 完整的甜果：浆果是最好的；要格外小心杏、芒果、西瓜、木瓜、李子（或西梅）、菠萝等含糖水果。

记住，尽可能选择有机食品、非转基因食品和无麸质食品（可在我的网站上查看隐藏麸质成分的产品）。在采用牛肉和家禽时，要选择无抗生素、草料饲养、百分之百有机的肉类。选择野生鱼类，这往往比养殖鱼类的毒素水平更低（可访问蒙特利湾水族馆海鲜观察项目网站 www.seafoodwatch.org，查看含有最低毒素水平的可持续性鱼类捕捉列表）。要小心标有"无麸质"标签却全是加工成分、真正营养水平很低的产品。我们的目标是选择天然无麸质的食品，而不是将麸质加工剔除的产品。

第三点：享受红酒、茶叶、咖啡和巧克力

你应该高兴的是，你可以尽情地享用葡萄酒、咖啡、茶叶和适度的巧克力来满足自己内心的渴望。它们含有天然的最佳药物来支持肠道细菌的健康。让我来详细解释。

植物产生黄酮类化合物来保护自己免受自由基等作恶者的侵害。这就是多酚，一种在植物中发现的强有力的抗氧化剂；事实上，它们可能是人类饮食中含量最丰富的抗氧化剂。它们是心血管疾病、骨质疏松症、癌症、糖尿病以及神经退行性疾病预防领域的深入研究对象。在多个研究中，添加多酚的饮食能显著降低氧化应激标志物，从而降低神经性疾病的风险。多酚的主要食物来源是水果和蔬菜，咖啡、红酒、茶等植物来源的饮料，以及巧克力。

人们目前正在探索红茶中的多酚类物质积极影响肠道微生物多样性的能力。[6] 在饮食中引入一种特殊物质后，研究人员现在已能够对肠道细菌的变化进行量化。红茶中的多酚类化合物已被证明能增加双歧杆菌，后者有助于肠道通透性的稳定；这或许可以解释红茶的抗炎特性。[7] 绿茶也被证明能增加双歧杆菌，同时降低有害细菌梭菌的水平。[8]

在一项相当杰出的为期四周的研究中，受试者接受了高剂量或低剂量的可可植物来源的黄酮类化合物。研究人员分别获取了干预之前和之后的粪便样本，并测量出细菌类型、细菌排布以及其他生理标志物。在消耗高剂量黄酮类化合物的实验组中，双歧杆菌和乳酸杆菌显

著增加，而梭状芽胞杆菌的计数明显减少。肠道细菌的这些变化伴随着 C 反应蛋白的显著减少，后者则是一种与疾病风险有关的著名炎症标志物。

在论文中，作者指出，这些植物来源的化合物扮演着和益生元一样的角色——它们可以为有益细菌提供原料。他们还指出，梭状芽胞杆菌中大幅减少的是溶组织梭状芽胞杆菌（Clostridium histolyticum），包括其在内的一系列梭状芽胞杆菌在自闭症患者的粪便中有所增加。作者指出，他们观察到的细菌变化基本上与检验母乳益处的研究结果相同。另一个例子是，意大利的研究人员已经证明，在患有轻度认知障碍的老年人中，食用最高水平的可可和巧克力来源黄酮类化合物的人明显改善了胰岛素敏感性和血压。他们还表现出较少的自由基损伤和认知功能增强。[9]

其他研究不仅证实了这些结果，还发现食用黄酮类化合物会导致流向大脑的血量显著提高。[10,11] 这是一个非常重要的发现，因为很多最新研究表明，老年痴呆症患者流入大脑的血流较少。

由于最新科学强调巧克力和咖啡对微生物组的影响，巧克力和咖啡在过去的几年里赢得了不少声誉。我之前提到过咖啡的一些好处：它能够支持健康的厚壁菌 / 拟杆菌比值，具有抗炎性和抗氧化的特性。咖啡能刺激特定的 Nrf2 基因通路。当 Nrf2 通路被触发时，它会使身体产生更高水平的保护性抗氧化剂，同时减少炎症，增强解毒作用。其他的 Nrf2 激活剂包括巧克力（可可的另一个好处）、绿茶、姜黄和白藜芦醇（红葡萄酒中的一种成分）。

和我一起用过餐的人都知道我喜欢喝上一杯。事实上，每天喝一杯红葡萄酒对你和你的微生物群落都有好处。白藜芦醇是葡萄中的天然多酚，它可以延缓衰老过程，促进血液流向大脑，促进心脏健康并抑制脂肪细胞的发育。它对肠道细菌也有很好的效果（肠道细菌也喜欢葡萄酒）。西班牙的研究人员发现，适量饮用红葡萄酒（每天一两杯）的人，其脂多糖水平显著降低（脂多糖是炎症和肠道通透性的标志物）。[12] 有趣的是，即便不含酒精，效果仍然一样的。研究人员还分析了这些个体的粪便细菌组成，发现双歧杆菌显著增加。红葡萄酒也是这些肠道喜爱的多酚类物质的丰富来源。只是你要确保自己不要喝得太多。女性每天喝一杯，男性最多喝两杯。

第四点：选择富含益生元的食物

益生元是肠道细菌喜欢食用并以此来促进生长和活性的成分，可以很容易地通过某些食物进行摄入。据估计，每 100 克食用碳水化合物就可作为益生元生产完整的 30 克细菌。肠道中含有有益细菌的好处之一就是，它们能够利用我们所摄入的富含纤维的食物作为其新陈代谢的底物，而这些物质本是我们自身无法消化的。当我们的肠道细菌代谢这些本无法消化的食物时，它们就会产生我们所讨论过的可帮助人体保持健康的短链脂肪酸。正如你所记得的，例如丁酸的产生可以改善肠道的健康状况。此外，短链脂肪酸有助于调节钠和水的吸收，增强我们吸收重要矿物质和钙的能力。它们能有效降低肠道内的 pH 值，从而抑制潜在病原体或有害细菌的生长，同时增强免疫功能。

根据定义，益生元必须具备三个特点。首先，益生元必须是不可消化的，也就是说，它们在通过胃部时不会被胃酸或酶分解掉。其次，益生元必须能够进行发酵或由肠道细菌进行代谢。再次，益生元必须能够给健康带来好处。我们都听说过摄入纤维的好处。结果表明，膳食纤维对肠道内健康细菌生长的影响可能是纤维最重要的一方面。

从史前时代起，富含益生元的食物就已经成为人类饮食的一部分。据估计，远古时代典型的采集狩猎者每天要消耗多达 135 克菊粉（这是一种纤维物质）。[13] 益生元天然存在于各种各样的食物中，包括菊苣、洋姜、朝鲜蓟、大蒜、洋葱、韭菜、豆薯或墨西哥山药；你会看到我在许多食谱中都采用这些食物。

科学已经证明了益生元许多其他的健康益处：[14]

- 减少与腹泻或呼吸道事件相关的发热性（发热相关）疾病以及婴儿所需抗生素用量。
- 减少炎症性肠病中的炎症，从而帮助预防结肠癌。
- 提高身体内矿物质的吸收，包括镁、铁和钙（一项研究证明，每天仅8 克益生元对身体内钙的吸收并导致骨密度的增加有着较大影响）。
- 降低心血管疾病的部分风险因素，主要是通过减少炎症实现。
- 促进饱胀感或满足感，防止肥胖，促进减肥。（益生元对激素的影响与食欲有关；研究表明，摄入益生元的动物会产生较少的胃饥饿素，这是身体传递给大脑的进食信号。研究还表明，菊粉等益生元可显著改善厚壁菌 / 拟杆菌比值。）
- 减少糖基化，而后者可以增加自由基、引发炎症反应、降低胰岛素抵抗，从而损害肠壁的完整性。

总的来说，美国人并没有摄入足够多的益生元。我建议每天摄入12 克益生元，无论是来自真正的食物、补充剂还是二者的结合。以下是天然益生元含量最高的食物清单。

- 金合欢胶
- 生菊苣根
- 生洋姜
- 生蒲公英

⊙ 生大蒜   ⊙ 煮熟的洋葱

⊙ 生韭菜   ⊙ 生芦笋

⊙ 生洋葱

虽然其中许多食物可能看起来不容易在厨房中处理，但我的"七天饮食计划"将告诉你如何利用这些成分并达到每天最低 12 克益生元的摄入量。

第五点：饮用过滤水

为了避免在自来水中发现像氯这样的肠道破坏性化学物质，我建议各位购买一台家用净水器。如今有各种各样的水处理技术，从简单的手动填充过滤水壶到安装在水槽下方直接过滤水源的装置。你可以自己决定最适合自身情况和预算的装置。确保你购买的过滤器能去除氯和其他潜在污染物。显然，如果你是个租客或者居住在合作公寓中，可能会受到一些限制，但是使用带过滤器的水龙头或水壶也是不错的选择。

重要的是，无论选择哪种过滤器，你都要对其进行维护，并按照制造商的指示确保它能够持续工作。随着污染物的积累，过滤器会变得不那么有效，它会将化学物质释放回过滤水中。你也应该考虑在淋浴喷头上安装过滤器。淋浴过滤系统很常见也并不贵。

减少接触化学物质的小窍门

本章中所概述的膳食方案将长久保护你免于接触很多不必要的环境化学物质，这些物质甚至会破坏你的微生物组和健康的大脑功能。以下是更多的注意点：

◉ 了解当地的农民。选择杀虫剂和除草剂用量最少的当地来源的食物。查看最近的农贸市场，开始在那里购物。

◉ 尽可能少使用罐头、加工食品和预制食物。罐头的内部通常含有 BPA 涂层，而加工食品更可能含有添加剂、保鲜剂、色素和化学配方风味等人工成分。我们很难具体了解你在市场上买到的预制食物和现成商品中到底含有什么。从零开始烹饪，这样你才知道食物中的成分，但请不要使用不粘锅或炒锅。特氟龙涂层商品中含有的全氟辛酸（PFOA）已被美国国家环境保护局列为可能的致癌物。

◉ 不要将食品放在塑料容器中进行微波加热，这样所释放的化学物质会被食物所吸收。请使用玻璃容器进行微波加热。

◉ 避免使用 PVC 材料的塑料容器和塑料包装来储存食物（PVC 材料的资源回收编码为 3）。

◉ 抛弃塑料水瓶（或者至少避免使用标有 PC 聚碳酸酯或回收编码为 7 的塑料）。购买由食品级不锈钢或玻璃制成的可重复使用的瓶子。

◉ 在家中彻底通风，如果可能的话，安装 HEPA 空气过滤器。每 3~6 个月更换一次空调和暖气过滤器。每年清洗管道。避免使用空气除臭剂和插电式空气清新剂。

◉ 采用含 HEPA 过滤器的真空吸尘器，以减少物体表面的有毒灰尘和残留物质。你可能看不到也闻不到这些残留物，但它们可能来自家具、电子和纺织品。

◉ 逐步将有毒的家用物品和产品更换为不含合成化学物质的替代品。当涉及化妆品、除臭剂、肥皂和美容产品时，使用完后请更换其他品牌。检查美国农业部有机印章，选择更安全的替代品。寻找新品牌时，美国环境工作组的网站 www.ewg.org 是不错的资源。

⊙ 在家中尽可能多地保持可自然进行环境排毒的植物，如吊兰、芦荟、菊花、非洲雏菊、波士顿蕨、常春藤和喜林芋。

第六点：每季禁食

人体的一个关键机制就是在饥饿时将脂肪转化为重要燃料的能力。我们能将脂肪分解成一种叫作酮类的分子，特别是一种叫作 β-羟丁酸（β-HBA）的物质可谓大脑的超级燃料。这为间歇性禁食的好处提供了有力的佐证，这也是我在《谷物大脑》一书中一直讨论的话题。

研究人员已经发现，β-HBA 这种只需在饮食中加入椰子油就可以轻松获取的成分，可以提高抗氧化功能，增加线粒体数量并刺激新的脑细胞生长。要知道，支持线粒体健康和增殖的任何物质都对大脑健康有益。别忘了，这种细胞器也是我们肠道菌群的一部分。

之前我曾提到，Nrf2 基因通路被激活后会使抗氧化保护和解毒水平的急剧增加，并且会减少炎症。它还为线粒体生长提供了强大的刺激，而这一通路通过禁食便可以开启。

正如你所知道的，身体内由线粒体所决定的最重要的过程之一就是程序性细胞死亡，即细胞自杀。就在过去的几年里，研究人员终于划定了最终导致细胞凋亡的化学事件级联反应的步骤，如果这一系列反应失控并导致关键细胞的损失，这完全是毁灭性的后果。美国巴尔的摩国家衰老研究所的马克·马特森（Mark Mattson）博士是这一领域广受认可的研究人员。马特森博士就减少细胞凋亡以保护神经细胞的话题发表了大量的研究。更具体地说，他的研究集中于饮食习惯，特别是热量限制，通过使细胞凋亡最小化、增强线粒体能量产生、减少线粒体自由基形成、促进线粒体生长等在神经保护中所发挥的作用。他的工作十分令人信服，并且为早在3000年前的吠陀经文中就有描述的医疗干预措施，也就是禁食，提供了明确的科学验证。事实上，几千年来我们已经知道降低热量摄入可以减缓衰老，减少老年性慢性疾病并延长生命。但是直到最近，科学才追赶上各种轶事证据的脚步。[15, 16] 除了我已经列出的各种好处之外，热量限制还被证明可以增加胰岛素的敏感性，降低人体的氧化应激，诱导基因表达以管理压力和抵抗疾病，并将身体切换到燃烧脂肪模式。所有的这些好处转而能够帮助维持健康的肠道菌群。

大幅减少每日卡路里摄入量的想法对许多人来说毫无吸引力。但是间歇性禁食，即在一年中每隔一段时间进行24～72小时的完全禁食则更容易管理，也能够达到和热量限制相同的效果。除了增强线粒体的功能和健康以外，禁食还有其他的好处；实验室研究最终表明，热量限制可促进肠道细菌的改变，这可能也是热量限制有益于健康的部分原因。2013年发表在《自然》杂志上的一项杰出研究表明，热量限制可丰富某些细菌菌株，而这些菌株的减少"与寿命呈负相关"。[17] 在他们的论文中，研究人员指出："接受热量限制的动物可建立起结构平衡的肠道菌群，这可能会对宿主产生健康效益……"即便这些研究的是热量限制，但请记住，间歇性禁食可以提供相当的健康益处，并且对大多数人来说是一种更加实用的策略。

我的禁食方案很简单：在24小时的周期内禁食食物，但可以饮用大量的水（避免咖啡因）。如果你正在服用药物，一定要继续服用。（如果你在服用治疗糖尿病的药物，请首先咨询医生。）当你已经在生活中建立起大脑塑造者饮食，还想通过禁食来增加益处，可以尝试 72 小时的禁食（这里假设你已经与医生核实过是否有需要考虑在内的医疗状况）。我建议每年至少禁食 4 次；在季节变化期间（例如 9 月、12 月、3 月和 6 月的最后一周）禁食是保持健康的好习惯。

孕妈的注意事项

你已经怀孕并且正在计划生育方式？不管出于什么原因，如果你选择接受剖腹产的话，我建议你和医生谈谈使用所谓的"纱布技术"。玛利·格洛丽亚·多明戈斯–贝洛博士已经提出的研究表明，使用纱布收集母亲的产道细菌并用其擦拭婴儿的嘴和鼻子，从而将细菌授予通过剖腹产出生的婴儿，这的确有助于令这些婴儿的细菌种群更接近于自然分娩的婴儿。这并非是阴道分娩的替代品，但它要比无菌剖腹产好上许多。

同时，还要提前计划好给予婴儿最佳的营养。含有有益细菌的婴儿配方到底有多有效？母乳喂养的好处自然是深入人心，所以配方公司都竭尽全力使自己的产品向母乳靠拢——老话说得没错：母乳才是最好的。那么，针对婴儿设计的补充含有益生菌的传统配方有什么好处？这一领域的科学仍在发展，但已经有一些研究表明，通过配方或作为补充剂提供益生菌可以产生积极的影响（我将在第 9 章中详细说明）。它们可以减少绞痛和过敏性，降低需要抗生素处理的感染风险。当然，它们也绝不应该被当作母乳的替代品。

微生物的复杂性实际上是深不可测的。微生物组是动态的。我们的环境是不断变化的，也就是说，我们呼吸的空气、接触的人，我们服用的药物、遇到的污垢和细菌，我们摄入的食物，甚至是我们的思想，都在不断变化中。正如食物给我们的身体所提供的信息一样，肠道细菌也不断地影响着我们的 DNA、我们的生理过程和我们最终的寿命。

尽管你可能是通过自然分娩来到这个世界并且接受了至少六个月的母乳喂养，但这并不意味着你现在的微生物群落不会生病。同样，你可能是通过妈妈的肚子来到这个世界，接受配方奶喂养，但仍然健康、充满活力，那么要感谢你多年来照顾自己和自己微生物组的方式。这有利也有弊。幸运的是，本章中的建议将确保每个人肠道菌群的健康。

本章的中心思想之美就在于，虽然科学看起来很复杂，但坚持这些原则并不复杂。只要你开始坚持这六个基本习惯，滋养和维持健康的微生物组，你将会提高自己全身上下的化学状况——从肠道到大脑，还有这之间的一切。

第9章

"益"起来

补充膳食指南

随便走进一家有补充膳食柜台的保健食品商店,你一定会感到不知所措。不仅仅是可选择的产品众多,还有许多产品标签上的各种声明。事实上,这一部分内容很难抉择,但我的指南会让你感到更容易些。

在介绍购买补充益生菌的详细内容之前,请允许我先分享一份患者档案。

克里斯托弗 13 岁时来我这里就诊。他在 6 岁时确诊患有 Tourette 综合征(又称抽动秽语综合征),那时他已经开始发生抽搐,那是一种自发的、不受控制的运动,是这种来源未知的神经系统疾病的主要特点。尽管我们不知道到底有多少 Tourette 综合征患者,但美国疾病预防控制中心的一项研究发现,在美国每 360 个 6~17 岁的儿童中就有一个被诊断患有 Tourette 综合征。这意味着美国如今总共有 13.8 万个 Tourette 综合征儿童患者。Tourette 综合征会影响到所有的民族和种族,但男孩患病的概率要比女孩多出 3~5 倍。Tourette 综合征患者中常见的其他问题包括:63% 的患者患有 ADHD、25% 的患者患有抑郁症、35% 的患者患有自闭症谱系障碍,以及 49% 的患者患有焦虑症。过敏儿童患 Tourette 综合征的风险也大大增加。过敏是肠道细菌失衡和肠道渗漏风险增加的特征之一。事实上，在 2011 年的一项研究中，一组中国研究人员对 Tourette 综合征患者进行了基于人群的病例对照研究。他们证实了这种疾病与过敏性疾病之间有着确凿的联系。例如，患有过敏性鼻炎的人（过敏或花粉症的症状表现为打喷嚏、眼睛流泪、耳朵发痒、鼻子发痒和喉咙痛）患上 Tourette 综合征的风险增加了一倍。毫无疑问，免疫系统一定牵涉其中。

　　说回到克里斯托弗。我和他的母亲谈过话后，这些线索就迅速地出现在我的脑海里。他的母亲表示，当克里斯托弗食用"某些食物，特别是加工食品和染色食品"时，抽搐就会发生。起初，他接受了一些实际上可能有所帮助的特定饮食改变，但他的情况仍然在恶化。虽然克里斯托弗是通过阴道分娩、足月出生，并在一岁前一直接受母乳喂养，但他在 3 岁时接受了积极的抗生素治疗以抵抗肺炎。而后，他在 5 岁时患上了链球菌性咽喉炎，这也需要抗生素治疗。次年，他又在牙科手术中使用了抗生素。

　　显然，这些事件对克里斯托弗的肠道菌群造成了重大挑战。当我见到克里斯托弗时，他已经在读 8 年级了，并且没有服用任何药物。据他母亲所说，虽然他学业优良，但成绩最近开始下降。克里斯托弗的检查大多数是正常的，但他的颈部和头部伴有无法控制的明显频繁抽搐。他的腹部肌肉会以扭曲身体的方式收缩，而且我还注意到了面部扭曲现象。尽管 Tourette 综合征患者往往也会无法控制地发出声音并说一些重复的话语，但克里斯托弗并不存在这种问题。

　　在所有关于克里斯托弗病情的线索中，让我豁然开朗的是他早年的链球菌感染。医学文献中有许多研究表明了先前的链球菌感染与 Tourette 综合征之间的相关性。这些孩子中也有许多患有强迫症。在文献中，这种现象被称为"熊猫病"（PANDAS），即链球菌感染相关儿童自身免疫性神经精神障碍。这个术语被用来描述那些患有这些疾病以及感染链球菌后症状恶化（如链球菌性喉炎和猩红热）的儿童。我毫不惊讶地发现，从实验室返回的克里斯托弗血液检查结果中，链球菌抗体水平较高。正常水平的范围是 80～150 个单位，而克里斯托弗的结果是 223。目前，许多关于 Tourette 综合征的研究都集中在这种特殊细菌的作用上。（需要相关说明的是，ADHD 儿童患者中的链球菌抗体也较高。）但是，由于链球菌是能够感染人类而无长期副作用的常见细菌，一旦免疫系统注意到它，那么问题就出现了：为什么 Tourette 综合征患者的免疫系统会让这种细菌成为问题？

对一部分人来说，身体对这种细菌的免疫反应有点小毛病。研究者们普遍认为的一种理论是，链球菌感染引发的免疫反应会产生不仅攻击链球菌的抗体，这些抗体还会攻击大脑，因为它们无法区分链球菌细胞壁上的蛋白质和大脑中负责运动和行为的蛋白质。这种反应使 Tourette 综合征被划到自身免疫疾病的范畴。它同时还是一种根源于炎症的疾病。探讨这种关系的研究也令人注意到，细胞因子（传递炎症信号的分子）会增强体内应激反应系统的活性，导致皮质醇水平的升高。皮质醇会增加肠道通透性，从而刺激免疫系统，导致更多的细胞因子产生，最终影响到大脑并引发 Tourette 综合征的症状。此外，研究人员还发现，经历过心理压力的人更容易发生 Tourette 综合征的情况，也就是说心理压力也会导致皮质醇水平增加。

对克里斯托弗来说，我知道他的问题重点就在于功能失调的肠道。我和他的母亲讨论了治疗方案。主流医学会根据个人的疾病症状和严重程度选择具有潜在危险的药物进行治疗，其中包括抗抑郁药和抗生素。她不想让她的儿子这么做，她一定很高兴我在她抉择时出现了。

我们很快就进入肠道细菌的讨论中，并且向克里斯托弗和他的母亲说明，他的病史很有可能对其微生物组的功能和健康造成严重影响。我们花了很多时间谈论克里斯托弗严重的抗生素接触，以及这可能对其免疫系统的改变。我们的讨论一直将Tourette综合征作为一种自身免疫性疾病背景而进行，这种观点受到了许多备受尊敬的研究支持。

克里斯托弗和他的母亲绝望了。如今，他在学校受到排斥，被同龄人恐吓。他的母亲眼含泪水，对儿子的青春期遭遇感到震惊。我建议克里斯托弗和他的母亲不要口服益生菌，而是考虑使用一种含有6个益生菌补充剂胶囊的简单药物灌肠。

我不得不承认，我很惊奇地发现，克里斯托弗和他的母亲对我的建议一点儿也不意外。事实上，他们似乎很欢迎并且迫不及待想要进行治疗。诊疗结束后，他们立即去一家当地药店买了灌肠剂，然后就开始执行计划。第二天早上，我的办公室接到了克里斯托弗母亲打来的电话。这个信息非常重要，以至于工作人员打断了我和另一位患者的谈话。我在接电话时紧张地屏住了呼吸。她告诉我，他们做了灌肠，几小时后"他的身体就平静下来了"。她紧接着问我什么时候可以开始下一疗程，以及是否可以增加剂量。在我的许可之下，她开始进行每天1.2万亿单位的益生菌灌肠。克里斯托弗的Tourette综合征症状几乎消失了。

我讲述这个故事不是为了提供"治愈"疾病的方法，因为每个人的情况都是不同的。相反，我是用它来说明肠道细菌的基本作用以及神秘的大脑疾病（即这个故事中的Tourette综合征）与免疫系统之间错综复杂的联系。曾经遭到细菌感染后，克里斯托弗体内针对该细菌的抗体水平有所提高（并且他的免疫系统当时应该已经成功地杀死了细菌），这可以明确地表明他的免疫系统异常启动，并且驱动了炎症的发生。请大家不要介意我这么说，这些事实再加上克里斯托弗的抗生素治疗史，使得这种治疗选择成为明摆着的事。路易·巴斯德曾说过一句名言："机会总是垂青于有准备的人。"我怀疑克里斯托弗的进步和杰出疗效可能会被认为是机会使然，但对于我而言，我很高兴我有足够的准备让他恢复健康。

我经常碰到有些人说这些想法是"不走寻常路"，但我总是以一种积极的方式看待这个问题。我解释说，真正的使命不是在思维定式之外保持思考和行动，而是把思维定式扩宽，使这些想法为更多人所接受，为更多人造福，因为我们的"护理标准"正在逐渐失效。

益生菌：五种核心菌种

现在可获取的益生菌数量可谓势不可挡。在我读医学院时和职业生涯的最初一二十年里，售卖益生菌的行业是不存在的。现在，健康食品商店里的不同组合数量，甚至可添加到各种食品中的益生菌数量都在增长。人类的微生物组由上千种不同的细菌组成。但是，人们已经鉴定出一些主要细菌，并在动物和人类中进行了深入的研究，我将关注于这一核心群体。

为了让大家尽可能简便地寻找和购买正确配方，我将我的建议简化至五种广泛存在的核心益生菌种类：植物乳杆菌（Lactobacillus plantarum）、嗜酸乳杆菌（Lactobacillus acidophilus）、短乳杆菌（Lactobacillus brevis）、乳酸双歧杆菌（Bifidobacterium lactis）和长双歧杆菌（Bifidobacterium longum）。不同的菌株具有不同的好处，但正如我们在本书开头中所探讨的那样，这些益生菌能够以如下方式最佳支撑大脑健康：

- ⊙ 强化肠壁，降低肠道通透性。
- ⊙ 降低脂多糖（这种炎症分子如果进入血液可产生危害）。
- ⊙ 增加 BDNF（大脑的生长激素）。
- ⊙ 维持总体平衡，排出潜在的危害菌落。

关于口服这些特殊制备食物是否能令微生物保持活性，尽管人们对此仍有争论，但我非常相信口服益生菌会对肠道细菌产生有意义的改变。就是说，我必须承认，为了让肠道中重新入驻有益细菌并重建起有效的屏障，在采用灌肠剂直接将不同的核心菌群注入结肠方面，我有着非常成功的经验。要明确的是，你需要和你的主治医生来讨论这些问题。但这是我 30 多年来行医和处理大脑疾病时最有力的治疗措施之一。（见第 187 页的逐步益生菌灌肠方案。）

益生菌产业马上就会火爆起来。我相信，随着时间的推移，人们还会鉴定出其他有益的微生物，而这些微生物也将以各种方式融入非处方药物组合中。不要害怕去尝试不同的组合。但是，我建议大家先从我介绍的这 5 种特定物种开始，因为根据科研文献，我觉得这些菌种是最重要的。记住，如果你正在使用益生菌，一定要确保自己摄入了充足的益生元，这些微生物才能在肠道中繁衍和维系。每日应摄入两次益生元食品，共 12 克。我的饮食计划将告诉你如何简单做到这一点。益生元纤维补剂也可以，甚至有市售益生元和益生菌组合。用过滤水服用益生菌非常关键，否则你一定会失败。许多水源中所添加的用以杀死有害细菌的氯等化学物质，也会杀死益生菌。

为了找到最优质的益生菌，去天然膳食补充剂比较有名的商店购买，和最熟悉的品牌系列的人聊聊天，也别忘了那些能够提供公正意

见的人。益生菌不受美国食品药品监督管理局的管制，而你也不想买
到假冒伪劣产品。价格也可能会千差万别。由于一些特定菌种会以多
种名称出售，商店中的销售人员可以帮助你介绍所有产品的商业命名。
大多数产品都会包含几种菌株，我也鼓励患者使用那些标注低过敏源
以及至少包含以下物种的补充剂。

- ⊙ 植物乳杆菌（Lactobacillus plantarum）：[1,2] 常见于韩国泡菜、
  德国泡菜以及其他发酵蔬菜，这种细菌是身体中最有益的细菌之
  一。它能够长时间存活在胃中并发挥许多作用，有助于调节免疫
  和控制肠道炎症。凭借对病原微生物起的作用，这种细菌有助
  于预防疾病和维持肠道细菌的正常平衡，以阻止恶性菌群的生
  长。它也有助于巩固肠壁，抵御可能危及肠壁并潜入血液的潜在
  入侵者。事实上，植物乳杆菌对肠壁的有益影响或许是其最重要
  的属性，因为它可以降低肠道通透性，从而减少肠道渗漏的相关
  风险，也几乎包括降低每种大脑疾病的风险。此外，植物乳杆菌
  能迅速消化蛋白质，这具有预防食物过敏，甚至具有在发生过敏
  时进行治疗的最终效果。在动物实验中，植物乳杆菌已被证明可
  以保护转基因小鼠避免发生多发性硬化症的临床症状，甚至可以
  减少这种疾病的炎症反应。最后，植物乳杆菌还有一种不可思议
  的能力，它能够吸收和维护重要营养物质的水平，比如对大脑有
  益的欧米伽 −3 脂肪酸、维生素和抗氧化剂等。所有这些行为使
  得植物乳杆菌对抵抗感染、控制炎症和控制病原菌等来说至关
  重要。

- ⊙ 嗜酸乳杆菌（Lactobacillus acidophilus）：[3] 嗜酸乳杆菌是酸奶
  等发酵乳制品中的宠儿。它通过控制有益细菌和有害细菌之间的

平衡来协助免疫系统。对女性而言，嗜酸乳杆菌有助于抑制白色念珠菌（Candida albicans）的生长，白色念珠菌是一种能引起酵母菌感染的真菌。嗜酸乳杆菌也因其有助于维持胆固醇水平而闻名。在小肠中，嗜酸乳杆菌能产生许多有益物质来对抗病原微生物，例如嗜酸杆菌素、嗜酸乳菌素、细菌素和乳酸菌素等。它还能够生产消化牛奶所需的乳糖酶和促进血液健康凝固的维生素 K。

⊙ 短乳杆菌（Lactobacillus brevis）：[4] 德国泡菜和腌制品的许多益处都要归功于这种微生物，它可通过增加细胞免疫，甚至增强 T 细胞活性来提高免疫功能。短乳杆菌能够有效地打击阴道病（一种常见的细菌性阴道感染），并且被添加到药物中用于该疾病的治疗。短乳杆菌还能起到抑制某些肠道病原物的作用。也许最棒的是，已有研究证明，短乳杆菌可以提高全明星脑生长激素 BDNF 的水平。[5]

⊙ 乳酸双歧杆菌（Bifidobacterium lactis 或 B.animalis）：[6] 酸奶等发酵奶制品中含有乳酸双歧杆菌这种精华，有研究表明，乳酸双歧杆菌对预防消化道疾病和提高免疫功能有着强大的影响。在 2009 年 2 月刊的《消化病杂志》（*Journal of Digestive Diseases*）上发表的一项研究发现，持续两周每天食用含有这类细菌的食物的健康人，与遵循自己日常饮食的对照组相比，其消化舒适性有着明显改善。[7] 乳酸双歧杆菌还有益于消除会导致腹泻的沙门氏菌等食源性致病菌。这种微生物的关键就在于它被证明能够增强免疫力。2012 年，《英国营养学期刊》（*British Journal of Nutrition*）报道了一项研究发现。在该研究中，受试者持续 6 周每天服用含有乳酸双歧杆菌、另一种益生菌或安慰剂的益生菌补充剂。[8] 受试者在两周后接受了流感疫苗注射，并在 6 周后进行了抗体水平的测定。服用任何一种益生菌补充剂的受试者其抗体水平相较于服用安慰剂的人有着更大的增加，这表明这些益生菌可能有助于提高免疫功能。其他研究也证实了这一发现。

⊙ 长双歧杆菌（Bifidobacterium longum）：[9] 长双歧杆菌只是双歧杆菌属 32 种细菌中的一种，但它也是人类出生时第一批定殖在人体内的细菌之一。它与改善乳糖耐受性、预防腹泻、食物过敏和病原体扩散有关。它还具有抗氧化性能，以及清除自由基的能力。在小鼠实验中，长双歧杆菌已被证明可减少焦虑。像嗜酸乳杆菌一样，长双歧杆菌也有助于保持健康的胆固醇水平。在动物研究中，长双歧杆菌已被证明可提高脑源性神经营养因子的生产，这和短乳杆菌的作用类似。一些研究已经表明，长双歧杆菌有助于抑制结肠癌症生长并减少癌症的发病率。该理论认为，结肠中的高 pH 值可创建一个能促进癌细胞生长的环境，而长双歧杆菌可以有效地降低肠道 pH 值，从而预防结直肠癌的发生。

在医生许可的情况下尝试益生菌灌肠

　　这并非适合所有人，但是的确有许多患者受益于这种在家里即可完成的方法。这是将益生菌直接引入肠道的最佳途径。作为地球上最古老的一种补救措施，灌肠可以追溯到古埃及人和玛雅人。这种方法会将液体注射到直肠中来冲洗小肠。（英语中的"灌肠"一词 enema 是希腊语"注射"的意思。）这种方法也用于将某些治疗药物直接注入结肠。在进行灌肠之前，你必须从医生那里获得许可，以免对自己造成伤害。如果已经获得许可，你需要的材料有：

- ⊙ 灌肠袋
- ⊙ 3~6粒益生菌胶囊或1/8茶匙益生菌粉末（确保其中含有双歧杆菌，因为双歧杆菌是结肠中的优势菌群，而嗜酸乳杆菌更喜欢小肠。）
- ⊙ 过滤（无氯）水
- ⊙ 润滑剂（可选）
- ⊙ 隐私场所

计划在早上排便后进行灌肠。在一个大杯子中注入350毫升微温的过滤水。打开益生菌胶囊，将益生菌倒进水中，搅拌溶解。将益生菌混合物倒入灌肠袋中，然后用装置中的夹子夹紧袋子。在浴缸中或在浴巾上侧身平躺（朝向哪一侧都可以）。将喷嘴尖端插入直肠（可以使用润滑剂辅助）。将灌肠袋置于高于喷嘴的位置，松开夹子让液体流入结肠。如果可能的话，尽量坚持灌肠30分钟。

我建议，灌肠的频率取决于患者的特殊需要。例如，对于有积极抗生素治疗史的人来说，我开出的益生菌灌肠处方为4~6周，每周3次，然后重新评估患者情况。你的个人治疗计划将取决于你的自身情况，请向你的医疗保健提供者进行咨询。

救命啊，我在服用抗生素

在某些时候，我们大多数人不得不服用抗生素来治疗感染。严格遵循医生的处方非常重要（也就是说，即使你感觉好些了，也不要停止服用药物，因为这可能会刺激新的细菌菌株，并有可能导致病情恶化）。你可以继续服用益生菌，但时间要控制在两次服用抗生素之间。例如，如果你需要每天服用两次抗生素，那么就早上服用一次，晚上服用一次，而在午饭时服用益生菌。记得一定要混入一些短乳杆菌。这种细菌的许多菌株对抗生素有抗性，所以短乳杆菌可能会有助于在服用抗生素期间维持健康的微生物组。

现在看来，即使是轻微的细菌感染也要采用强力的"广谱"抗生素来治疗。我建议各位与你的主治医生进行讨论，识别究竟是哪种菌株造成的感染，并使用更具特异性的抗生素来治疗特定的病原体。

我能为宝宝做些什么

目前有特别配方的婴幼儿益生菌可供选择。根据孩子的需要，请向儿科医生询问他所推荐的益生菌类型。这些产品通常是液体或粉末状，可以添加到母乳或配方奶粉中。虽然仍需要更多的研究验证，但我们确实有证据表明，婴儿益生菌有助于缓解常见的病症，如绞痛、腹泻、湿疹和一般的肠道问题。例如，2007 年发表于《儿科学》期刊的一项研究发现，存在绞痛症状的婴儿在服用罗伊乳杆菌（Lactobacillus reuteri）的一周内即可观察到症状改善。[10] 到第 4 周时，这些婴儿每天的平均哭泣时间只有 51 分钟，而服用二甲基硅油的婴儿平均每天哭泣 145 分钟（二甲基硅油是许多非处方防毒产品的活性成分）。

根据《儿科学》报道的另一项研究，乳酸杆菌益生菌群（具体来说是鼠李糖杆菌 GG，又称 LGG）在治疗儿童感染性腹泻中十分有效。[11] 发表于《柳叶刀》上的一项正在进行的芬兰研究中，有湿疹或过敏家族史的婴儿在产前被分别给予 LGG 或安慰剂（即其母亲在妊娠期间服用相应剂量）直到他们 6 个月大。研究人员发现，服用 LGG 的儿童中发生湿疹的概率是服用安慰剂儿童的一半。[12]

等到孩子年龄足够大、可以进食含有益生菌的固体食物时，身边有些口服益生菌是很有帮助的。但一定要和孩子的儿科医生讨论这个问题。

可以考虑的其他补充膳食

除了我推荐的益生菌外，我还经常鼓励患者在饮食中添加以下五种补充剂，这五种补充剂都有助于维持肠道内微生物群落的健康和平衡。事实上，这些物质对身体的益处有许多都要归功于它们与肠道细菌的同步工作。

- ⊙ **DHA**：二十二碳六烯酸（DHA）是补充膳食界的明星产品，在起到保护大脑作用的物质中，它是被研究得最为充分的宠儿之一。DHA 是一种欧米伽 -3 脂肪酸，占到大脑中所有欧米伽 -3 脂肪酸的 90% 以上。神经细胞膜中 50% 的重量都是由 DHA 组成的，它也是心脏组织中的一个关键成分。自然界中最丰富的 DHA 来源就是母乳，这也就解释了人们为什么一直认为母乳喂养对神经系统的健康至关重要。DHA 现在也被加入到婴儿配方食品和成百上千的食物产品中。每天服用 1000 毫克。购买与 EPA（二十碳五烯酸）综合使用的 DHA 也是可以的，而 DHA 提取自鱼油或海藻则不那么重要。

- ⊙ **姜黄**：姜科的一种，是使咖喱粉呈黄色的调味料。姜黄的抗炎症和抗氧化作用早已被人们所熟知，目前我们正在积极研究它在神经病学中的应用。新的研究表明，姜黄能够促进新的脑细胞生长。在一些人看来，姜黄甚至可以媲美氟西汀的抗抑郁作用。在中国和印度医学中，姜黄已经作为治疗各种疾病的天然药物使用了几千年之久。姜黄素是姜黄中最具有活性的成分，它可激活基因，产生大量的抗氧化剂，从而保护我们宝贵的线粒体。它还可以改善葡萄糖代谢，这也是维持肠道细菌健康与平衡的好方法。如果你食用的咖喱美食不多，我建议每天补充 500 毫克姜黄。

⊙ **椰子油**：这种大脑的超级燃料也能减少炎症，这就是它在科学文献中可预防和治疗神经退行性疾病的原因。可以直接服用一两茶匙，或者在做饭时添加食用。椰子油具有热稳定性，所以在高温烹调时可用椰子油代替菜籽油。

⊙ **α- 硫辛酸**：这种脂肪酸存在于人体内的每一个细胞内，可产生能量以维持机体的正常功能。它可穿过血脑屏障，对大脑起到强大的抗氧化作用。科学家们现在正在研究它作为一种潜在药物治疗中风和其他脑部疾病（包括自由基损伤，如痴呆等）的作用。虽然我们的身体能够产生足够多的 α－硫辛酸，但由于现代生活方式和饮食缺乏，我们仍需经常补充一些。建议每日服用 300 毫克。

⊙ **维生素 D**：这实际上是一种激素，而不是维生素。维生素 D 是在暴露于太阳紫外线辐射下的皮肤中产生的。虽然大多数人都会想到维生素 D 与骨骼健康和钙含量的关系，但它对身体、特别是大脑也会产生深远的影响。我们知道，在整个中枢神经系统中都有维生素 D 受体，我们也知道维生素 D 有助于调节大脑和脑脊液中产生神经递质和刺激神经生长的酶。动物和人类研究都表明，维生素 D 能保护神经元免受自由基的破坏并减少炎症。最重要的事实在于，维生素 D 是通过对肠道细菌的调控而执行所有这些任务的。[13] 早在 2010 年，我们就已经发现肠道菌群与维生素 D 受体的相互作用，可控制维生素 D 受体增加或降低活性。

我鼓励各位去测试自己的维生素 D 水平，并请医生帮你确定最佳剂量。每个人都不尽相同。对于成人，我一般建议维生素 D 的起始剂量为每日 5000 IU。有些患者会需要更多或更少。一定请医生持续跟踪你的维生素 D 水平，直到你能够自己识别剂量，并在血液测试中保持在"正常"范围的上限。

我相信，有一天我们会具有更多的数据来准确了解在治疗各种疾病时究竟该服用哪种益生菌或其他补充剂。巴尔弗·萨尔托尔（Balfour Sartor）博士是北卡罗来纳大学的医学、微生物学及免疫学杰出教授和炎症性肠病多学科中心主任。2014 年，当我听到他在会议上提到这个问题时，他设想将来会有合成细菌用于治疗慢性炎症性疾病。根据患者的具体病情，这些益生菌会以针对性的方式被重新注入肠道。想象那时，你走进当地的健康食品店就能找到治疗肥胖、溃疡性结肠炎和抑郁症的药物了。我已经迫不及待了。

第 10 章

大脑塑造者七天饮食计划

吃出健康的大脑

　　如果说食用发酵食物或者蒲公英嫩叶这类食物听起来很奇怪、很可怕，那你大可放心，这绝对是一次畅快的体验。这些食品如今已广泛供应。我将给大家提供一周的饮食建议，向各位展示丰富的饮食选择，以及让你感受到从食物中摄取天然益生菌是多么容易。你将在这份建议中看到丰富的蔬菜、鱼、肉、家禽、坚果和鸡蛋。你可以根据这份指南轻松制作简单的菜肴（例如，午餐或晚餐时可以挑选一块鱼或肉来烹制，并配上一道发酵蔬菜和绿色沙拉；早餐时可以选用白煮蛋配上一杯富含益生菌的酸奶）。你还可以在食谱中找到一些开胃菜、饮料和调味品的制作方法，这部分内容从本书的第200 页开始。

　　本书中有食谱介绍的每道菜都是用黑体字标注的。请注意，许多发酵菜肴确实需要一点儿时间来发酵，所以一定要提前计划好！发酵过程中往往需要一定的基本食材，比如乳清和盐卤，所以大家最好已经准备好大量的食材备用。（食谱中已经包含了这些基本食材的详细制作步骤。）我鼓励大家通读所有的菜品，并制订一个遵循七天计划的策略。

在 www.DrPerlmutter.com/Resources 网页上，各位可以找到我根据指南所推荐的特定食物品牌。即使你每天会食用更多的发酵食品，并且将麸质和大部分糖分排除出菜单，你仍会惊讶于可供选择的菜品之丰富。如果下面列出的成分中有你不熟悉的任何内容，我的网站资源中均包含指导说明。比如说，你现在可能还不太熟悉金合欢粉，但是在销售补充膳食的大部分健康食品商店都可以买到。

　　这份饮食计划的最终目的是展示大脑塑造者塑造生活中七天不同的饮食；从今天起就完全遵循这份计划并采用自制食物是不太现实的。尽管如此，大家还是要采用上一章中介绍的补充膳食指南和这章所介绍的菜品来开始构建更能塑造大脑的饮食。在能够自制发酵食品之前，现在还是尽量在商店中购买高质量的产品吧。另外，大家可以合理地替换饮食中你不喜欢的成分。例如，如果你不喜欢鲑鱼，那就用另一种野生捕获的冷水鱼代替，比如黑鳕鱼。如果泡菜对你来说太辣了，那就选择另一种富含益生菌的配菜吧。我希望大家能够享受这些食物以及我所介绍的新口味和烹饪技术。记住，你的目标是至少摄入 12 克益生元。比如说，蒲公英嫩叶是丰富的益生元来源，那么就多买一些蒲公英嫩叶并将其添加到沙拉和蔬菜中。想要获取金合欢树胶所带来的益处，你可以购买金合欢粉并将其溶在水中。1 茶匙金合欢粉就能带给你 6 克非水溶性纤维，而这种纤维是肠道细菌喜爱的营养物质。

　　在煎炸食物时，你可以使用黄油、有机特级初榨橄榄油或椰子油。避免使用加工油和烹饪喷剂，有机橄榄油制成的喷雾除外。

　　还要记得，尽可能选择草饲、有机和野生的食物。我只食用草饲动物来源的动物产品，因为它们对人类更健康，对环境、对经济、对农民更友好。例如，草饲牛肉的饱和脂肪含量较低，但它能够提供多达六倍的欧米伽-3 脂肪酸。在挑选鱼类时不要忘记：要购买新鲜的鱼类（这个可以询问市场的鱼贩），并使用蒙特利湾水族馆的海鲜观察网站 www.seafoodwatch.org 进一步帮助你挑选毒素含量最少、质量最高的可持续鱼类。食谱中列出的所有食材都是可以选择的，因为这些食材都可以买到无麸质产品，但一定要检查标签再次确定。如果你选择购买某种商业性产品，比如酸奶或者德国泡菜，仔细阅读标签，确保这些产品只使用了最好的原料（没有额外的糖、添加剂、保鲜剂等）。别忘了去当地的农贸市场储备本周最新鲜的有机农产品。了解你常去的杂货店；他们可以告诉你什么食物最新鲜，以及食物都来自哪里。选择适合时令的产品，并愿意尝试新的食物。

我在第 198 页列出了一些零食菜谱。当你时间紧迫、没空下厨房时可以考虑打包食物，就比如大多数人工作时的午餐时间。提前规划好你的饮食，每次大批量烹饪并留下剩余食物。

在开始这项七天饮食计划之前，先买好补充膳食，尤其是益生菌。考虑如下两件事：在开始七天饮食计划之前 24 小时禁食，或者在第一天早上尝试益生菌灌肠。这将使你大有不同！

每天，尽可能将锻炼融入日常生活中去。锻炼的目标可以是在一周中有多数几天可以让心跳加速持续 30 分钟。晚上去散步 30 分钟，或者去参加团体健身课。你的肠道细菌会喜欢这些事情，它们也需要锻炼。而且肠道细菌需要晚上良好的睡眠。从下周开始，试着每天在同一时间睡觉、在同一时间起床。你会回忆起我在第 3 章中所介绍的，你能否睡个好觉对肠道细菌有着很大的影响。当你恢复好肠道菌群时，看看你的睡眠质量是否有所提高。

七天饮食计划

第一天

⊙ 早餐：1 杯**酸奶**（207 页）配碎核桃仁和蓝莓；可选咖啡或红茶。

⊙ 午餐：烤鲑鱼王加**柠檬果酱**（227 页），配绿色蔬菜佐以香醋和橄榄油；可选**康普茶**（234 页）或绿茶。

⊙ 晚餐：3 盎司⊖牛排配**腌制莎莎酱**（232 页），配黄油、大蒜炒制的蔬菜；可选红葡萄酒。

⊙ 甜品：2～3 块黑巧克力。

第二天

⊙ 早餐：1 杯酸奶配**蓝莓薄荷果酱**（228 页）；可选咖啡或红茶。

⊙ 午餐：混合蔬菜沙拉配 3 盎司烤鸡肉、2 个**发酵白煮蛋**（226 页），佐以香醋和橄榄油；可选**椰子汁柠檬水**（238 页）或**水开菲尔**（236 页）。

⊙ 晚餐：3 盎司牛排配**腌制莎莎酱**，配黄油、大蒜炒制的蔬菜；可选红葡萄酒。

⊙ 甜点：半杯浆果配少许无糖奶油。

第三天

⊙ 早餐：2 个炒鸡蛋配洋葱、蘑菇、菠菜，1 杯**开菲尔乳清**（201 页）；可选咖啡或红茶。

⊙ 午餐：炒蔬菜配**咸味五香猪大排**（220 页）；可选过滤水溶 1 汤匙金合欢粉（参见参考资料）或**康普茶**。

⊖　1 盎司≈28.35 克。

- ⊙ 晚餐：3 盎司**发酵生鱼片**（225 页），配黄油、大蒜炒制的蔬菜；可选红葡萄酒。
- ⊙ 甜点：1/2 杯**夸克干酪**（208 页）加一点蜂蜜。

第四天

- ⊙ 早餐：1 杯**酸奶**配新鲜水果和少量亚麻籽，半个半油果佐以橄榄油；可选咖啡或红茶。
- ⊙ 午餐：烤牛排配**奇波里尼小洋葱**（214 页），佐以烤蔬菜；可选**康普茶**或**水开菲尔**。
- ⊙ 晚餐：3 盎司野生冷水鱼，配**韩国泡菜**（216 页）和蒸芦笋；可选红葡萄酒。
- ⊙ 甜点：1 个水果，可佐以甜菊糖和肉桂。

第五天

- ⊙ 早餐：3～4 片熏鲑鱼配**意大利乳清干酪**（209 页）加 1 个软煮蛋；可选咖啡或红茶。
- ⊙ 午餐：混合蔬菜沙拉配生蒲公英、鸡丁和**调味芦笋**（213 页），佐以香醋和橄榄油；可选**康普茶**、绿茶或**椰子汁柠檬水**。
- ⊙ 晚餐：可选铁扒烤肉或炭火烤肉，配黄油、大蒜炒制的蔬菜；可选红葡萄酒。
- ⊙ 甜品：2 小块黑巧克力蘸 1 汤匙杏仁酱。

第六天

- ⊙ 早餐：任意烹调方式的 2 个鸡蛋，无限量炒蔬菜（如洋葱、蘑菇、菠菜、西兰花）和 1 杯**开菲尔乳清**；可选咖啡或红茶。
- ⊙ 午餐：烤鸡肉配**腌大蒜**（231 页），佐以蒲公英叶和 1/2 杯野生稻米；可选过滤水溶 1 汤匙金合欢粉或绿茶。

⊙ **晚餐**：**咸牛肉**（219 页）和**基础德国泡菜**（211 页），配清蒸蔬菜佐橄榄油；可选红葡萄酒。

⊙ **甜点**：自选 1 个水果蘸 1 汤匙融化黑巧克力。

第七天

⊙ **早餐**：1 杯**酸奶**配混合新鲜浆果、椰子肉和碎核桃仁，加 1 个传统煮鸡蛋；可选咖啡或红茶。

⊙ **午餐**：混合蔬菜沙拉配洋姜片和 4 盎司金枪鱼，佐以香醋和橄榄油；可选**水开菲尔**或绿茶。

⊙ **晚餐**：**斯堪的纳维亚风味发酵鲑鱼**（224 页）配混合蔬菜，配黄油、大蒜炒制的蔬菜和 1/2 杯糙米；可选红葡萄酒。

⊙ **甜点**：略。

零 食 计 划

⊙ 豆薯泡菜酱

⊙ 鹰嘴豆沙配腌大蒜和芹菜

⊙ 虾肉蘸腌制莎莎酱

⊙ 发酵白煮蛋

⊙ 发酵沙丁鱼

⊙ 碎蔬菜（芦笋、韭菜、灯笼椒、西蓝花和青豆）蘸鳄梨沙拉酱、山羊乳干酪、橄榄酱或坚果奶油

⊙ 熏鲑鱼切片配**意大利乳清干酪**

⊙ 半个牛油果配橄榄油、盐和胡椒

⊙ 坚果和橄榄

　　遵循大脑塑造者饮食原则要比你想象的更容易，你很快就会习惯很多很不错的新口味。尽管这种生活方式限制了你对碳水化合物的摄入（尤其是小麦和糖），但是这样厨房里可用食物和配料确实毫无缺陷。在基于小麦、面粉和糖分来准备一些心爱的菜肴时，你可能需要做出一点创新，但随着时间的推移，你将慢慢学会寻找替代食物，那时你应该很快就能回归到经典食谱。我喜欢用椰子粉、坚果餐（例如杏仁）和亚麻籽代替普通面粉或小麦。要在菜肴中增加甜味，多尝试甜菊糖而不要用糖分。用黄油和特级初榨橄榄油烹调，放弃加工过的植物油。各位在完成七天饮食计划后，请尝试将至少一种发酵食品加入到每日菜单中去。当你觉得自己偏离饮食方针太远时，可以重复这份七天饮食计划，重新启动你的肠道微生物组。这可能会发生在假期中、家庭婚礼后、一段压力很大的时期，或者生活中的某件事令你回到了原来的饮食习惯。在任何时候，这项饮食计划都可以成为你健康生活方式的生命线。

•• 食　　谱 ••

—基础类—

> # 乳　清
> 分量：1 夸脱⊖

说明：

乳清这种由牛奶凝结过滤后所得的液体常在发酵配方中被当作发酵剂。未经冷冻的原料奶除去酸后会自然形成凝块和液体，也就是凝乳和乳清，就像玛菲特小姐的童谣中说的一样。当凝乳流失，剩下的就是营养丰富的乳清。

当液体慢慢流干，有机全脂酸奶会渗出液状乳清，留下厚厚的奶油干酪一样的涂抹酱般的物质。在自制意大利乳清干酪（见 209 页）或其他奶油干酪时也会产生乳清，这种乳清也可用于发酵。在发酵食品的过程中，它有助于生产对人体有益的微生物，同时可减少发酵所需的盐量。

你可以使用自制或从商店购买的酸奶，只要它是由草饲动物生产的有机、全脂奶（山羊、绵羊或奶牛），并含有活菌培养物即可；但是，请不要使用希腊酸奶，因为希腊酸奶中的大部分乳清已经被除去了。你需要一个大滤锅或细网筛以及未漂白的棉质纱布来为这个食谱做准备。

⊖　美制 1 夸脱≈0.95 升。

材料：

8 杯自制或从商店购买的草饲山羊、绵羊或奶牛生产出来的天然、全脂酸奶（见 207 页），放置于常温环境。

制作方法：

1. 打湿一张足够大并且能盖住大滤锅或者细网筛的纱布。将纱布铺在滤锅内部，将其展平并完全覆盖滤锅。将这个带有内衬的滤锅放入一个大玻璃碗，或者是足够大的浅瓷容器，要保证滤锅与碗底间有几厘米的空隙。

2. 将酸奶倒入滤锅中，并在常温下静置滴滤 4 小时或直到大量乳清已滤入碗中。将这些乳清倒进干净的玻璃容器里，盖紧，放在一旁。（无须冷藏。）

3. 将纱布拎起，将剩下的坚硬的奶油堆到中间，再把末端打结捆紧，这一过程所产生的压力会持续排出存留的乳清。将捆紧的纱布包再放到滤锅里静置 8 个小时以上或隔夜，直到没有更多的液体流出。

4. 将挤出来的乳清和玻璃罐中的乳清混匀，盖紧，放入冰箱冷藏，可以保存长达 2 个月。如果冷冻的话，乳清可以保存长达 3 个月，但时间再长，微生物就会开始死亡。

5. 把剩余的奶油干酪状的酸奶放进一个干净的容器里，盖上盖子，冷藏，可以当作奶酪或涂抹酱使用。在密封和冷藏的条件下，可以储存长达 1 个星期。

开菲尔乳清

分量：1 杯

说明：

开菲尔是一种类似于酸奶的发酵乳制品，只不过开菲尔的厚度更加均匀。两者之间最显著的区别是，开菲尔的发酵剂由"谷物"颗粒组成，这种"谷物"颗粒主要是生活在乳制品中的菌株和酵母，而这些微生物在常温条件下发酵效果最好。相比之下，酸奶是由牛奶中的细菌发酵而来的产物，其微生物可以在37.8℃以上繁衍，而且开菲尔更常被当作一种饮料，而不是像酸奶一样被当作食物来吃。

材料：

2 杯自制或从商店购买的原味有机奶制成的开菲尔（见205页）。

制作方法：

1. 打湿一张足够大的纱布，在细网筛底部蒙上两层。将纱布展平并让其完全覆盖细网筛。将这个带有内衬的细网筛放入一个大玻璃碗，或者是足够大的浅瓷容器，要保证细网筛与碗底间有几厘米的空隙。

2. 将开菲尔倒入细网筛中。用保鲜膜将其覆盖，并将容器放进冰箱。让它滴滤 8 小时或过夜，直到所有的乳清滤完，此时开菲尔变得更厚了。

3. 将这些乳清转移到一个干净的玻璃容器里，盖上盖子，可以冷藏 1 个月，但是乳清中的细菌在制作好时是最有活力的。将纱布上变厚的奶油干酪状的开菲尔残余物刮下来，倒入一个干净容器中，盖好，能冷藏长达 1 个月，可以当作奶酪或涂抹酱使用。（避免冷冻。）

基 础 盐 卤

分量：1 夸脱

说明：

由于许多发酵食品都需要盐卤，所以在手边准备些盐卤是个好主意。下面的配方量比较少，但可以根据你的需求增加。冷藏的盐卤可以无限期储存。

由于水在发酵过程中非常重要，所以在制作盐卤时，必须要使用蒸馏水。大多数自来水经过氯或氯胺处理，这会杀死你所需要的那些益生菌；井水可能含有化学物质或无机盐，这会对发酵过程产生不利影响；过滤后的水仍含有微量的化学物质；那些没有标记"蒸馏水"的瓶装水，也有可能含有我们不需要的化学物质。

我建议在盐卤中仅使用精制海盐以及所有形式的发酵。精制食盐中含有我们不需要的碘和一些化学物质，所以不适用于盐卤，因为它会阻碍发酵，并可能会导致腐坏。

材料：

4 杯冷蒸馏水

3 汤匙精制海盐（或 4½ 汤匙粗制海盐）

制作方法：

将水和盐放在密闭容器中混合并搅拌均匀（直至盐最终全部溶解）。盖紧盖子，冷藏备用。如果急需盐卤，可将盐放在 1 杯热蒸馏水中溶解，然后与剩下的 3 杯冷水混合。

五香盐卤

分量：1 夸脱

说明：

五香盐卤通常用于腌制肉类和鱼类，因为香料和甜味增加了这些食谱的复杂性。你可以使用自己喜爱的任何有机香料和干药草进行搭配，这样就可以在一道菜上做出自己的个人特色。制作五香盐卤的信息与基础盐卤的信息基本一致。

材料：

4 杯冷蒸馏水

3 汤匙精制海盐（或 4 ½ 汤匙粗制海盐）

2 汤匙原蜜

2 片有机月桂叶

1/4 茶匙有机黑胡椒

1/4 茶匙有机多香果

1/4 茶匙有机杜松子

1/4 茶匙有机整棵香菜

1/4 茶匙有机芥菜籽

按口味添加有机完整干辣椒或红辣椒粉，可选

制作方法：

将水、盐、原蜜、月桂叶、黑胡椒、多香果、杜松子、香菜、芥菜籽在大平底锅中混匀。如果喜欢辣味，可按口味加入干辣椒或红辣椒。调至中火，文火慢慢炖煮。关火，放凉。

—奶制品类—

奶制开菲尔

分量：1 夸脱

说明：

开菲尔是一种古老的发酵乳饮料，它起源于亚欧之间的高加索地区，由骆驼奶制成。虽然我们现在通常用牛奶制作开菲尔，但也可用山羊或绵羊奶以及不加糖的椰奶或杏仁奶制作。由于开菲尔进行了中度发酵，所以它带有轻微的酸味，这会让人联想到带有一点儿泡沫的液体酸奶。开菲尔被誉为长寿和健康的秘诀。

材料：

1/4 杯开菲尔谷粒（见注）

4 杯草饲奶牛生产的有机全脂牛奶

制作方法：

1.将开菲尔谷粒放在干净的、消毒的容器内，例如消毒的 1 夸脱带盖玻璃罐头瓶。加入牛奶，盖紧瓶盖，常温下静置 24 小时。经过最初的发酵后，你可以让它在常温下放置几个星期，但请记住，它会变得越来越酸，最终因太酸而不能喝了。冷藏开菲尔可以储存几个月。

2.发酵 24 小时后，打开瓶子，将液体通过细滤网倒入干净的容器内，按照下面的说明保留开菲尔谷粒。把开菲尔倒回 1 夸脱的容器内，密封，放在冰箱里。

3.开菲尔此时即可食用，或保存、冷藏起来长达 1 年。冷藏时间越长，它就越酸。

4.这个时候，如果你想让开菲尔增添更多的风味，可以使用同样的容器对其进行二次发酵。可以加入任何你想要的口味，比如新鲜浆果、肉桂、全肉豆蔻、豆蔻籽、印度拉茶或橘皮。我很难精确给出这些成分的分量，因为这取决于你所想要味道的强弱。加入的调味越多，味道就越浓。但最好是从少量开始；例如，¼ 杯新鲜浆果、一两块香料、1 汤匙印度拉茶或 1 片橘皮。

5.将开菲尔与调味品混合，盖紧瓶盖，并在常温下静置发酵12～24 小时；静置的时间越长，它吸收的味道就越浓。开菲尔此时即可食用，或保存、冷藏起来长达 1 年。同样，冷藏时间越长，它就越酸。

注：开菲尔谷粒是酵母细菌混合物与牛奶中的蛋白和多糖组合在一起的产物。它们的尺寸范围从一个米粒到榛子大小不等，而且在发酵时可以将有益细菌带入牛奶中。因为这些都是活菌培养物，所以需要源源不断的营养。这意味着，在使用开菲尔谷粒后要把其储存在新鲜的全脂牛奶中，盖上盖子并冷藏。按照 1 汤匙谷粒和 1 杯牛奶的比例，它们可保持一个星期的活力。如果你需要储存更长的时间，则每周（按每汤匙谷物）添加 1 杯牛奶的标准添加。虽然这种存储方式看起来似乎会把牛奶变成开菲尔，但实际上这种情况并不会发生，因为低温抑制了发酵的过程。如果暴露在高温下，比如在刚消过毒的很热的容器中，开菲尔谷粒会很快死亡。

当用椰奶或杏仁奶制作开菲尔时，必须先用全脂奶给开菲尔谷粒补充营养，因为这些替代牛奶不含可以滋养它们的乳糖。

酸 奶

分量：1 夸脱

说明：

制作酸奶很快也很方便。你所需要的所有东西就是牛奶、酸奶发酵剂和一些时间。酸奶作为一种天然的原始预制食物，可能是由亚洲和东欧的游牧部落所发现的，他们当时用随身携带的绵羊皮囊或者山羊皮囊盛放牛奶，不经意间就在阳光的温度下发酵变成酸奶。如同开菲尔，酸奶也被认为是高加索及保加利亚地区的人群特别长寿的因素之一。

要在自家厨房里成功地制作酸奶，你将需要一个即时可见的食物温度计和一个酸奶机，或者接近恒定的 43～46℃ 的一处地方，例如一种具有指示灯驱动的可以恒定在 43℃ 的恒温箱。一旦你自己成功做成了酸奶，请记得每次留存 1/4 杯以备下次使用。

材料：

4 杯来自草饲奶牛、绵羊或者山羊的有机全脂奶

1/4 杯由草饲奶牛、绵羊或者山羊的奶制成的有机全脂酸奶（见注）

制作方法：

1.将牛奶放在中等大小的平底锅中，用中火加热。加热到食物温度计显示 85℃，一定要仔细看好以防止牛奶沸溢。一旦温度达到，就立即关火。让牛奶冷却至 43℃。如果你赶时间，可以把平底锅放在冰浴器中并进行搅拌，以加速冷却，但不要让牛奶的温度比所需达到的 43℃ 更低。

2.将酸奶搅入温热的牛奶中，直至完全混合。将混合物倒入干净、消毒的带盖容器中，比如4个8盎司⊖的玻璃果冻罐头瓶或1夸脱的玻璃罐头瓶；或者，如果用酸奶机进行制作，就将混合物倒入酸奶机的容器里。

3.如果使用罐头瓶，则盖紧瓶盖，将其放置在接近恒定的43～45℃的地方。静置8～12小时，或达到你想要的味道和稠度。酸奶放在冰箱中可以储存长达2个星期。如果使用酸奶机，特定的机器请按照生产商的指示操作。

注：绵羊奶、山羊奶都可用于制作酸奶，而且质地比用牛奶制成的酸奶略微疏松些。

夸 克 干 酪

分量：1 杯

说明：

夸克干酪（quark）在德语中是"凝乳"的意思，这是一种遍及欧洲的常见新鲜干酪。其质地取决于所使用的奶的种类以及发酵时间的长短。它可以如同酸奶油般疏松，抑或同奶油干酪般厚实。它可以用药草、香料或柑橘屑调味。由于夸克干酪的味道相当强烈，所以一般用来作为调味品、蘸料、沙拉和餐后甜点。就像意大利乳清干酪一样，搭配上几滴蜂蜜、一片水果或是一碗浆果，夸克干酪就可以当作甜点。

一旦你自制了夸克干酪，记得每次留存约1/4杯，在下次制作时作为活菌培养物来代替酪乳。

⊖　（美制液体）1盎司≈29.97毫升。

材料：

4 杯来自草饲奶牛、绵羊或者山羊的有机全脂奶

3 大汤匙来自草饲奶牛、绵羊或者山羊的有机全脂酪乳

制作方法：

1. 将牛奶倒入一个中等大小的带盖厚底平底锅。加热到食物温度计显示 85℃，仔细看好以防牛奶沸溢。一旦温度达到，就立即关火并盖紧锅盖。静置 1 小时，或直到牛奶冷却至室温（不能低于 21℃）。

2. 揭开锅盖搅入酪乳。再次盖紧锅盖静置 18 小时，或直到牛奶凝结（变酸结块）并且变厚，呈类似于略酸的酸奶一样的物质。

3. 打湿一张足够大的纱布，在细网筛底部蒙上两层。将纱布展平并使其完全覆盖细网筛。将带有内衬的细网筛放入一个大玻璃碗，或者是足够大的浅瓷容器，要保证细网筛与碗底间有几厘米的空隙。

4. 用金属汤匙将凝结的牛奶倒入垫有纱布的滤器中，覆上保鲜膜。在冰箱中静置 8 小时，或直到你所需的稠度。你可能需要不停地搅拌这些结块的牛奶来让乳清（液体）不断流出。不要把滤出的乳清倒掉；它可以当作饮料使用，或者添加在任何需要乳清的菜单中。可以按照 226 页的指示来储存乳清。

5. 盖紧盖子，将夸克干酪放在冰箱里冷藏，可储存长达 1 个月。

意大利乳清干酪

分量：1 ½ 杯

说明：

这个食谱的制作相当简单，并且比购买的大多数意大利乳清干酪的奶味更浓，它将成为你厨房里的新标准。意大利乳清干酪可以用作

涂抹酱、沙拉酱以及甜点，搭配一碗浆果或浇上一点儿蜂蜜或蓝莓薄荷果酱（见228页）。习惯上，北部意大利人不喜欢奶酪变咸，南部意大利人则更喜欢咸奶酪。如果你打算只用意大利乳清干酪做一份甜点，可以在煮牛奶时加入1～2大汤匙的蜂蜜来调味。

材料：

2杯来自草饲奶牛的有机全脂奶

1杯来自草饲奶牛的有机重奶油

1/2汤匙精制海盐（可选）

$1\frac{1}{2}$ 汤匙新鲜柠檬汁

制作方法：

1. 打湿一张足够大的纱布，在细网筛底部蒙上两层。将纱布展平并让其完全覆盖细网筛。将这个带有内衬的细网筛放入一个大玻璃碗，或者是足够大的浅瓷容器，要保证细网筛与碗底间有几厘米的空隙，放在一边备用。

2. 将牛奶以及奶油按照你的口味加入海盐，放入厚底锅中，中火加热。微沸后煮沸1分钟。关火，倒入柠檬汁拌匀。

3. 静置4分钟，或直到混合物产生分层，变成可见的凝乳和乳清。用篦式漏勺将凝乳倒入垫有纱布的滤筛中，盖上保鲜膜，静置滴滤2小时左右，或者达到你所需的稠度。混合物过滤的时间越长，干酪的密度就越大。不要把滤出的乳清倒掉；它可以当作饮料使用，或者添加在任何需要乳清的菜单中。可以按照之前的说明来储存乳清。

4. 把意大利乳清干酪从纱布上刮下，放到一个不会产生反应的容器中。盖紧盖子，将其放入冰箱中，可以储存5天。

—蔬菜类—

基础德国泡菜

分量：1 夸脱

说明：

这也许是将发酵引入生活的最简单的方法；除了有机卷心菜、海盐和一点儿时间之外，其他什么都不需要。你可以使用任何种类的卷心菜，如红球甘蓝、大白菜、皱叶甘蓝、球芽甘蓝，这都由你来决定。基础德国泡菜不仅容易制作，而且新鲜的泡菜对人体十分有益。它含有乳酸菌（这是一种可以增强消化道功能的有益细菌），而且是必需营养及纤维的优质来源。冷藏的德国泡菜可以储存很长时间，通常可存放一年不变味。新鲜的泡菜最好生吃，而成熟、味道浓重的泡菜最好用来烹饪。

为了确保卷心菜和盐的比例是正确的，我建议将已经摘除菜心及萎蔫腐烂菜叶的卷心菜进行称重。

材料：

2 ½ 磅⊖有机卷心菜，摘除菜心以及萎蔫腐烂菜叶

3 汤匙精制海盐

制作方法：

1. 将卷心菜切成粗丝。

2. 把卷心菜放在大碗里，撒上盐。用手搓揉，将盐均匀抹在卷心菜上，直到你可以轻易地挤出卷心菜里的水分为止，所需的时间取决

⊖　1 磅≈0.45 千克。

于卷心菜的新鲜度和搓揉的力度，时间大概从几分钟到30分钟不等。

3.将腌制的卷心菜和卤汁转移到一个干净、消过毒的容器中，例如消过毒的1夸脱带盖玻璃罐头瓶或带盖瓦罐。用你的手指或者是可以塞进大罐子里的小坛子、玻璃杯或土豆搅拌器，用力下压直到卤汁上升至完全覆盖卷心菜丝。你需要在卷心菜和罐头瓶的顶部之间留出2.5~5厘米的空间，给卷心菜的发酵膨胀留出余地。如果混合物中没有足够的卤水没过卷心菜，加入足够的冷却蒸馏水来完全淹没它。

4.在一只干净、可密封的小塑料袋里放一点儿凉水，挤压出袋子中的气泡。你只需要用足量的水将卷心菜丝压在卤水下面。封紧袋子，将它放在罐头瓶中卷心菜的顶部，确保水袋足够重，并盖紧盖子。

5.将罐头瓶在凉爽、阴暗的地方静置5天。每天检查发酵过程以确保卤水没过卷心菜。如果不能没过，则加蒸馏水直至淹没。

6.两天之后，开始品尝泡菜。去除水袋并把它放在一边。捞起并丢弃罐头瓶里形成的一些浮渣或者霉菌；这些是无害的，只是有点让人倒胃口。用叉子在罐子里戳一戳，然后尝一尝。这样你就可以确定你喜欢什么发酵程度的泡菜了。但一定要把泡菜倒回卤水中，把水袋放上去以把卷心菜压下来，盖紧瓶盖，并像之前一样静置。

7.根据罐头瓶存放位置的温度，一个星期后，德国泡菜应该有些泡沫、发酸并有发酵的香味。当泡菜的风味和质地已经达到你的预期，将罐头瓶放到冰箱里冷藏以阻碍进一步发酵。德国泡菜仍将继续发酵，但速度非常慢。

8.你可以在发酵过程中的任何时间食用德国泡菜。一开始它会更像卷心菜脆脆的口感；后来它会慢慢变软，并带有更冲、更酸的味道。将德国泡菜的瓶盖盖紧并冷藏，这可以储存长达6个月，尽管它会慢慢地变得越来越酸。

注：在常温（约 21℃）情况下，卷心菜会很快发酵，而且德国泡菜通常是一个星期内准备食用。你也可以一开始就冷藏，但发酵会非常缓慢（所需的时间几乎是常温发酵的两倍以上）；然而，最终仍要将其放入保鲜储藏格。如果将德国泡菜放置在温度超过 26.5℃ 的环境下，它很快就会变成黑褐色并且变质。如果发生这种情况，就要将泡菜扔掉，并重新开始制作。

想要更多的口味，可以在卷心菜和盐中加入香菜、莳萝或芥菜籽。

调味芦笋
分量：1 夸脱

说明：

作为一款时髦的开胃菜，以这种方式准备的芦笋使沙拉和熟食拼盘多了一份优雅，最重要的是，这道菜对你十分有好处！这是保存这种完美且廉价的春季食物的一种极好方法。

材料：

1 磅有机芦笋（约 16 根）

4 瓣有机大蒜，去皮切片

2½ 杯常温五香盐卤（见 203 页）

制作方法：

1. 削去芦笋的木质末端。然后你可以将每根嫩枝斜着切成 3 英寸⊖长的薄片，或者整齐地削去叶子和木质末端而保留整根芦笋。

2. 如果是用切好的薄片腌制，则先把芦笋嫩枝放在碗里，加入大

⊖ 1 英寸≈2.54 厘米。

蒜，搅拌均匀。将其倒入消过毒的 1 夸脱带盖玻璃罐头瓶或带盖瓦罐。把盐卤倒进容器里，注意要将芦笋完全淹没。

3. 如果是用整根芦笋腌制，则把芦笋嫩枝朝上竖直放置在消过毒的 1 夸脱带盖玻璃罐头瓶或带盖瓦罐中。把蒜片放在芦笋尖周围。把盐卤倒进容器里，注意要将芦笋完全淹没。

4. 如果没有足够多的盐卤淹没芦笋，可添加适量的冷却蒸馏水使其完全覆盖。你需要在芦笋尖和罐子的顶部之间留出 2.5～5 厘米的空间，给芦笋的发酵膨胀留出余地。

5. 在一只干净、可密封的小塑料袋里放一点儿凉水，挤压出袋子中的气泡。你只需要用足量的水将芦笋完全浸泡在盐卤中。封紧袋子，将它放在罐头瓶中芦笋的顶部，确保水袋足够重。千万不要太用力往下压，因为你肯定不想把芦笋尖压坏，盖紧盖子，放置到凉爽、阴暗的地方。

6. 经常检查罐子，以确保芦笋完全浸泡在盐卤中。如果液面较低，先取出水袋并把它放在一边。捞起并丢弃里面形成的一些浮渣或者霉菌（这是无害的，只是有点让人倒胃口）。加蒸馏水直至芦笋完全浸泡在卤水中，把芦笋放回到盐卤中，把水袋放上去，把芦笋压下去，然后将瓶盖盖紧，还像之前一样放在一边。

7. 大约 1 周后芦笋就可以吃了，但是让它发酵 2 周会更入味。将其放在冰箱里可以储存 3 个月。

奇波里尼小洋葱

分量：1 夸脱

说明：

如果你找不到小而扁、白色或红色的奇波里尼小洋葱，这道食谱中也可以使用黄色或红色的小洋葱或青葱。喜马拉雅粉盐则在专业食品店、一些超市和网上都可以买到。也可用其他精制海盐替代，但精制海盐不会像喜马拉雅粉盐一样给成品洋葱增添一些颜色。

虽然从罐子里直接吃起来很美味，但烤架上的快速旋转会增加这些腌洋葱的酸性，使它们成为烤牛排或烤排骨最完美的一部分。

材料：

10 个丁香粒

10 颗奇波里尼小洋葱，去皮，切边（约 1¼ 磅）

1 块 1 英寸的新鲜生姜，去皮切片

2 块 2 英寸的肉桂条

1 汤匙精制喜马拉雅粉盐

蒸馏水（约 2 杯，足够淹没洋葱即可）

制作方法：

1. 在每个洋葱中插入一个丁香粒。把一半的洋葱放进消过毒的 1 夸脱玻璃罐中。把一半的生姜放在洋葱周围，加入肉桂条。再把剩下的洋葱装进罐子里，然后把剩下的姜片放在周围。

2. 将盐和水混合，搅拌溶解。把盐水倒在洋葱上，注意要把洋葱完全淹没。如果没有完全淹没，则添加适量的冷却蒸馏水。你需要在洋葱和罐子的顶部之间留出 2.5～5 厘米的空间，给洋葱的发酵膨胀留出余地。

3. 在一只干净、可密封的小塑料袋里放一点儿凉水，挤压出袋子中的气泡。你只需要用足量的水将洋葱完全浸泡在卤水中。封紧袋子，将它放在罐头瓶中洋葱的顶部，确保水袋足够重。盖紧已经消过毒的瓶盖，在凉爽、阴暗的地方放置 3 周，或直到洋葱达到你喜欢的味道。

4. 经常检查罐头瓶，以确保洋葱完全浸泡在卤水中。如果液面较低，先取出水袋并把它放在一边。捞起并丢弃里面形成的一些浮渣或者霉菌（这是无害的，只是有点让人倒胃口）。加蒸馏水直至洋葱完全浸泡在卤水中，把洋葱放回卤水中，把水袋放上去，将洋葱压下，然后将瓶盖盖紧，还像之前一样放在一边。

5. 3周后，洋葱就可以吃了，但在常温下再发酵2周也没问题。洋葱放在冰箱里可以冷藏9个月。

韩国泡菜

分量：1夸脱

说明：

韩国泡菜是一种传统食物，每个韩国的家庭厨师都有一份秘密或流传已久的食谱。习惯上，韩国泡菜是在釉面陶器中制作好，然后深埋在地面下一段时间，但现在已经很少有人这样做了。

新鲜的泡菜一般都是当作沙拉食用；泡菜成熟后，一般会用作配菜或调味品；当泡菜完全成熟时，只有勇敢的人才敢尝试，因为它带有非常酸和强烈的味道。这是一道带有个人特色的菜，你可以自己添加更多的热量或改变所使用的蔬菜。然而，不管你选择哪些组合，一定要保留梨或苹果，因为它们的糖分有助于发酵。

我建议将已经摘除菜心以及萎蔫腐烂菜叶的卷心菜进行称重。

材料：

2磅有机大白菜或皱叶甘蓝，切成约2英寸的方块

1/4杯加1汤匙精制海盐

1/4杯韩国红椒粉或纯有机辣椒粉（见注）

1个大个有机亚洲梨、博斯克梨或脆苹果，连皮和核一起切碎

2 汤匙切碎的有机大蒜

1 汤匙切碎的有机生姜根

1 汤匙天然凤尾鱼酱

2 份有机韭菜，将白色和绿色的部分一起洗净和切碎

1 个大个有机日本萝卜（白萝卜），切成火柴棍大小的萝卜条

1 个有机胡萝卜，切边后切成火柴棍大小的萝卜条

1 个生的有机菊苣（莴苣）根，洗好，去皮，切成火柴棍大小的莴苣丝（可选，见注）

1/2 杯（3 盎司）切碎的洋姜

制作方法：

1. 在一个大碗里放上 1/4 杯海盐和卷心菜，加入适量的蒸馏水将卷心菜淹没。用双手把卷心菜和盐水混合在一起。敞开静置 4～8 小时。

2. 将腌制的卷心菜放入滤锅中，用凉的自来水冲洗，抖掉多余的水，并将其放在一个大碗里。

3. 把辣椒粉、梨、大蒜、姜和鱼酱倒进装有金属刀片的食物料理机中。加入 1 杯热蒸馏水，打成滑润的辣椒酱。放置一边备用。

4. 把韭菜、白萝卜、胡萝卜、莴苣、洋姜加到卷心菜中。用硅胶铲把辣椒酱刮到蔬菜上。戴上橡胶手套（以防止辣椒刺激你的皮肤），并用手把剩下的辣椒酱和盐揉进蔬菜里。

5. 继续戴着手套，把已形成的混合物连同液体倒入一个无菌的容器中，例如消过毒的 1 夸脱带盖玻璃罐头瓶或带盖瓦罐。用戴着手套的手指，或是可以塞进大罐子里的小坛子、玻璃杯或土豆搅拌器用力下压，直到卤汁上升可以完全覆盖蔬菜。如果混合物中没有足够多的卤水可以没过泡菜，则加入足够的冷却蒸馏水。你需要在蔬菜和泡菜坛子的顶部之间留出 2.5～5 厘米的空间，给泡菜发酵膨胀留出余地。

6. 在一只干净、可密封的小塑料袋里放一点儿凉水，挤压出袋子中的气泡。你只需要用足量的水将蔬菜完全浸泡在卤水中。封紧袋子，将它放在罐头瓶中蔬菜的顶部，确保水袋足够重。盖紧盖子，在阴凉的地方放置3天。每天检查泡菜，以确保它仍被足够多的卤水淹没。如果没有完全淹没，则加蒸馏水直到淹没蔬菜。

7. 据说，泡菜发酵的最佳时长是三天，但很多厨师都能让它发酵更长的时间。这取决于你想要多么酸或多么入味。3天后，开始品尝泡菜，看看它是否达到了你想要的味道。把水袋放回顶部，重新密封，然后像以前一样放在一边。

8. 当泡菜达到你想要的味道时，把泡菜罐放到冰箱中来阻止发酵过程。泡菜会继续发酵，但速度要慢得多。

注：韩国红椒粉在韩国料理中是不可或缺的成分，它只是经过简单烘干并磨碎的韩国红辣椒。它质地粗糙，呈深红色，虽然很辣但有一些微甜的余味。在正宗韩国料理中，韩国红椒粉是无可替代的。最接近这种口味的是将干有机红辣椒磨碎。仅购买由百分之百韩国红辣椒制成的辣椒粉；如果找不到这种原料的话，可使用纯有机辣椒粉。

我在食谱中使用了菊苣根，因为它是很好的抗氧化剂来源和系统清洁剂。但由于这种材料并不总是能轻易找到，所以我已经把它列为可选，有没有菊苣根都不会影响成品泡菜的味道或质地。

—鱼肉蛋类—

咸牛肉
分量：6～8 磅

说明：

在传统上，咸牛肉通常配以清淡口味的卷心菜。然而，为了最大限度地发挥大脑的创造潜力，我会用德国泡菜（见 211 页）搭配咸牛肉食用。一大块牛肉大概需要 2 周时间来发酵；牛腩等薄片牛肉则需要 5 天左右来腌制。

材料：

6 夸脱五香盐卤（见 203 页）

2 杯原蜜

1 份 6～8 磅重的草饲牛肉里仔盖

12 颗有机黑胡椒

6 根有机香菜

4 片月桂叶

3 瓣有机大蒜，去皮切碎

蒸馏水留待烹饪

6 份有机韭菜的绿色部分，修剪并洗好

4 个胡萝卜，去皮切块

德国泡菜（可选）

芥末（可选）

制作方法：

1.把盐水和原蜜放在一个大平底锅里，用大火加热煮开。调至小火，文火煎 5 分钟左右，直到原蜜溶化为止。关火，放在一边冷却。

2. 把牛肉放进冷却的卤水里，确保它完全浸泡在卤水中，否则加入足够多的冷蒸馏水直至完全淹没。盖上盖子，放至冰箱冷藏 2 周，经常检查以确保牛肉被完全浸泡。1 周后，开始检查肉的入味情况。把肉从卤水中取出，切下薄薄的一片。迅速烤熟，只要能尝出味道即可。这时的咸牛肉不会太咸。如果想要更入味，就把牛肉放回卤水里，盖上盖子，然后再放至冰箱中冷藏 1 周，继续经常检查以确保牛肉被完全浸泡，每隔一天尝一次味道。

3. 准备烹饪时，将牛肉从卤水中取出，倒掉卤水。

4. 把胡椒、香菜、月桂叶和大蒜放在纱布中。使用厨房细绳将其绑成小纱布袋。放在一边待用。

5. 把牛肉放在大号荷兰焖锅里。加入冷蒸馏水直至完全将其淹没。将纱布包以及韭菜、胡萝卜一起放进去。大火煮开后调至小火，慢慢炖煮，如有需要可加入更多的蒸馏水，让肉保持浸没在水中，炖大约 3 小时，或者直到肉炖烂，可用锋利的刀尖将肉划开为止。

6. 把牛肉从汤汁中取出，顺着纹理切成薄片。把牛肉片和韭菜一起盛到盘中。按照个人口味，搭配德国泡菜和芥末。

咸味五香猪大排
分量：4 磅

说明：

猪里脊肉最适合腌制，猪肥肉腌制以后通常不好吃或是看上去让人没胃口。和德国泡菜搭配在一起很美味，而且这种五香猪排对于沙拉、炒菜或汤来说也是特别好的配料。

材料:

3 夸脱加 1 杯蒸馏水

¾ 杯精制海盐

1 汤匙有机红糖

6 片月桂叶

5 个整八角

1 根肉桂

1 茶匙芥菜籽

1 茶匙杜松子

1 茶匙香菜

1 茶匙整多香果

1/2 茶匙红辣椒片

1/4 杯粗盐, 最好是喜马拉雅粉盐

4 磅猪肉里脊, 切去所有多余的肥肉

4 瓣大蒜, 去皮, 对半切

6 杯德国泡菜 (见 211 页)

2 杯薄薄的洋葱片

热芥末或辣根酱 (可选)

制作方法:

1. 将 3 夸脱的水与盐、糖混合在不会起反应的大号炖锅中, 搅拌至溶化。调至大火, 并加入月桂叶、八角、肉桂、芥菜籽、杜松子、香菜、多香果和辣椒片。煮沸 5 分钟。关火, 加入粗盐, 放凉备用。

2. 把猪肉和大蒜放入一个可重复密封的大塑料袋中 (使用 2 加仑⊖存

⊖ 1 加仑≈3.78 升。

储袋或盐水袋）。把冷却的盐水倒进袋子里，挤出空气，密封。把袋子放在一个足够大的容器里，以便把猪肉保持在一个能保证它被盐水浸泡的位置。放到冰箱中，腌制1周，经常检查，以确保猪肉完全浸泡在盐水中。

3. 从冰箱中取出，倒掉盐水。

4. 把肉放在炖锅里。加入德国泡菜、洋葱以及剩下的一杯蒸馏水。大火煮沸。立调至小火，盖上锅盖，炖煮约90分钟，直到煮烂，可用锋利的刀尖将肉划开为止。

5. 把肉捞出放到砧板上。用一把锋利的厨师刀将其切成薄片。把肉片稍微重叠，沿着盘子的中央摆放。用勺子舀一些德国泡菜/洋葱混合物放在盘子的边缘，如果需要的话可以在边上放些芥末。

腌制沙丁鱼
分量：$1\frac{1}{2}$ 磅

说明：

这个食谱是基于经典的瑞典腌鲱鱼改造而成的，不过我采用富含营养的沙丁鱼代替传统的鲱鱼。当然，你也可以用鲱鱼或其他一些小型鱼类，如银鱼或胡瓜鱼。

材料：

$1\frac{1}{2}$ 磅野生沙丁鱼鱼片

大约4杯常温五香盐卤（见203页）

1杯蒸馏水

2杯生醋

1/4杯生蜂蜜

3 片月桂叶

3 个丁香粒

1 个有机甜洋葱，去皮横切成薄片

1 个有机柠檬，横切成薄片。

制作方法：

1. 把鱼片放在一个浅瓷容器里。加入足够多的盐卤使鱼片完全浸泡其中。用保鲜膜覆盖整个容器，放入冰箱中冷藏 24 个小时。

2. 将蒸馏水、醋和蜂蜜倒入小炖锅中，中火加热至烧开，然后调至文火煮 5 分钟。关火，冷却。

3. 取出冰箱里的沙丁鱼。去掉保鲜膜并倒出盐卤。把鱼片放到干净、消过毒的容器中，例如 1 夸脱带盖玻璃罐头瓶。为了填满罐子，你可以随机加入月桂叶、丁香粒、洋葱和柠檬片。加入冷却的醋混合物。如果鱼没有被完全淹没，则加入足够多的冷却蒸馏水直至完全覆盖。在鱼和罐顶间留出 2.5～5 厘米的空间，来释放鱼腌制时产生的气体。在常温下放置 24 小时，然后在吃之前，再在冰箱里放置 1 天。盖紧盖子并放在冰箱里冷藏，最长可储存 1 个月。

注：想要制作奶油腌沙丁鱼，可在腌制过程的最后，将沙丁鱼从盐卤中取出后，保留 1/4 杯卤水。把沙丁鱼放在盛菜的碗里。将留下的盐卤与 1 杯夸克干酪（见 208 页）搅拌混匀，淋在沙丁鱼上。加入 2 片切成薄片的甜洋葱和一汤匙切碎的新鲜莳萝，搅拌均匀。盖上盖子，冷藏至少 1 小时，让各种的风味混合，即可食用。或放至冰箱中冷藏，最多储存 2 周。

斯堪的纳维亚风味发酵鲑鱼

分量：2磅

说明：

尽管许多斯堪的纳维亚风味发酵鲑鱼食谱都是有强烈风味的菜肴，但这种后天发酵的制作方法会形成一种柑橘的味道，这更符合美国人的口味。这种鲑鱼可以作为一款很棒的开胃菜或者混合绿色蔬菜沙拉的配料。

材料：

大约 3 杯常温五香盐卤（见 203 页）

1/4 杯常温乳清（见 200 页）

1 汤匙原蜜

2 磅去骨去皮的野生鲑鱼，切成一口大小的鱼块

6 小枝新鲜有机莳萝

1 个有机柠檬，横切成薄片

制作方法：

1. 将盐水、乳清和原蜜混合，搅拌均匀。

2. 将鱼块放在干净、消过毒的容器里，例如 1 夸脱带盖玻璃罐头瓶，随意在罐子里加入莳萝嫩枝和柠檬片。再加入盐水混合物。如果鱼片没有被完全淹没，则加入足够多的冷却蒸馏水来覆盖。在鱼和罐顶间留出 2.5～5 厘米的空间，来释放鱼腌制时产生的气体。食用前，常温下放置 24 小时，然后放在冰箱中，静置至少 4 小时到 1 周时间。

发酵生鱼片

分量：$1\frac{1}{2}$ 磅

这道菜很像过去几代人的寿司，不过它是用腌制、发酵的鱼做成的，而不是我们现在熟悉的生鱼片。不像其他经过长时间发酵并具有强烈气味的鱼类菜肴，这种短暂的处理创造出了一道醇香的菜，还能提供长时间发酵所产生的助消化和营养功效。

我尝试用乳清和德国泡菜汁来做这道菜，二者虽然都成功了，但是用德国泡菜汁做的味道更好。

材料：

野生鱼片，切成一口大小的鱼块

5 片去皮的有机生姜

1 个有机洋葱，去皮切碎

大约 $1\frac{1}{2}$ 杯自制或商店购买的德国泡菜汁（见 211 页）

制作方法：

1. 将鱼块放在干净、消过毒的容器里，例如 1 夸脱带盖玻璃罐头瓶，随意在罐子里加入生姜和洋葱片。加入德国泡菜汁。如果鱼没有被完全浸泡在里面，则加入足够多的冷却蒸馏水来覆盖。在鱼和罐顶间留出 2.5～5 厘米的空间，来释放鱼腌制时产生的气体。常温中静置 8 个小时，再放到冰箱中腌制不超过 3 天。

2. 一旦冷却下来，鱼就可以直接吃了，或者淋上初榨橄榄油、柠檬汁、海盐食用。

发酵白煮蛋

分量：12 个

说明：

这些腌鸡蛋可以作为很棒的小吃或是沙拉的配料。你也可以使用五香盐卤（见 203 页）来为发酵增添更多风味。

材料：

12 个水煮蛋，剥壳去皮

6 瓣有机大蒜，去皮，纵向对半切开

3 小枝有机莳萝

3 个有机干红辣椒

1/4 杯常温乳清（见 200 页）

大约 2 杯常温五香盐卤（见 203 页）

制作方法：

在一个干净、消过毒的容器里放入 3 个鸡蛋，如 1 夸脱带盖罐头瓶或带盖瓦缸。随意加入大蒜、莳萝、辣椒并继续添加鸡蛋以填满容器。加入乳清，然后用足够多的盐卤覆盖鸡蛋。你应该在鸡蛋和罐子顶部留出大约 2.5～5 厘米的空间，来释放鸡蛋发酵时产生的气体。盖紧盖子，在阴凉、避光的地方放置 3 天。因为鸡蛋已经煮好，所以不会有大量的气体冒出；当发酵完成时，你会看到顶部有轻微的气泡。一旦发酵开始，即转移到冰箱中，可保存长达 3 周。

—水果类—

柠檬果酱

分量：1 品脱[一]

说明：

柠檬果酱是摩洛哥菜系的重要原料。它们被用来给沙拉、泰琼锅羊肉、谷类等菜肴调味。我喜欢将其切碎放在沙拉中，也喜欢切片后与鱼一起烤，或是与香草混合给烤鸡调味。柠檬果酱很容易制作，并且可以长久保存。

材料：

柠檬、盐

制作方法：

1. 把柠檬放在一个平面上搓动，轻轻压下使其变软，单次制作单个。不要太用力，否则柠檬会开裂，无法使用。

2. 把柠檬切成两半，然后再纵向切成四等份，不必切到底。你需要让柠檬裂开像盛开的花朵。剔除所有的籽。

3. 在柠檬的缝隙中放些盐。然后用一部分剩余的盐，在干净、消过毒的容器底部铺上薄薄的一层，如 1 品脱带盖罐头瓶或用带盖瓦缸。这个容器最好刚刚能容下这些柠檬，因为让这些柠檬紧紧地贴在一起是很有必要的。开始把柠檬紧紧地塞入容器里，每层柠檬上再涂一层盐。继续放柠檬，直到用完所有的柠檬和盐。在铺柠檬时，你会压紧柠檬，柠檬会被挤出大量的汁。如果使用肉桂条，就将其随意放在柠

[一]　1 品脱≈0.47 升。

檬里。如果没有足够的柠檬汁渗出将其完全浸泡，则加入额外的柠檬汁覆盖。你应该在柠檬和罐子的顶部留出大约 2.5 厘米的空间，在柠檬发酵膨胀时留出空间。

4. 在一只干净、可密封的小塑料袋里放一点儿凉水，挤压出袋子里的气泡。你只需要足量的水就可以让柠檬浸泡在液面下。封紧袋子，将其放在罐子里的柠檬的顶部，要确保水袋有足够的重量。

5. 盖紧容器的盖子。在常温下静置 1 周，经常检查容器，以确保柠檬仍被液体完全覆盖。如果液位很低，用点力把柠檬往下压，这样液体就可以涨起来完全淹没它们。再将水袋放回顶上将柠檬压下去，密封，并在常温下搁置至少 2 周后再食用。

6. 柠檬果酱可以在常温下保存长达 1 年。在整个发酵过程中，捞起并丢弃罐子里形成的一些浮渣或者霉菌（这是无害的，只是有点让人倒胃口）。将柠檬果酱包装好，冷藏可以储存更长的时间。

注：虽然大多数有机柠檬没有打蜡，但如果你对于柠檬不太放心，可在腌制前将其在沸水中煮 1 分钟，然后再静置沥干并充分冷却。

蓝莓薄荷果酱

分量：1 品脱

说明：

这和从商店中购买的特别甜的果酱有很大的区别。蜂蜜确实添加了一些芳醇的甜味，但发酵和乳清又加入了强烈的酸味。你可以使用除草莓以外的任何浆果（草莓在发酵时似乎不会定性）和你喜欢的任何草药或香料来制作属于自己的果酱。

材料:

3 杯有机蓝莓

1/3 杯原蜜

1 茶匙精制海盐

2 汤匙切碎的新鲜有机薄荷叶

1 茶匙有机柠檬汁

1/4 杯乳清（见 200 页）

制作方法:

1. 将 2 ½ 杯浆果放在中等大小的炖锅中，加入原蜜和盐，中火加热。文火慢慢熬煮，然后用木勺背捣碎浆果。炖 5 分钟。关火，放在一边冷却。

2. 将剩下的 1/2 杯蓝莓倒入装有金属刀片的食物处理机中，加入薄荷叶和柠檬汁。粉碎大约 1 分钟，或直到蓝莓完全变成果泥。再把果泥倒入冷却的浆果混合物中。加入乳清搅拌均匀。

3. 将果泥倒入干净的容器中，如两个无菌的 8 盎司带盖果冻罐头瓶或两个 1/2 品脱带盖陶罐，盖紧盖子，常温下静置 2 天，使其发酵。这些果酱可能很快就会被吃光。打开后，可以在冰箱中冷藏 1 个月或冷冻储存 3 个月。

—佐料类—

> ## 豆薯泡菜酱
> 分量：大约 1 夸脱

说明：

豆薯是最好的益生菌食品之一。在这份食谱中也可以使用洋姜。这些泡菜酱制作简单，准备一些作为零食或沙拉使用绝对不错。你可以用其他草药来改变风味，添加一些香料或辣椒，或者用柠檬或酸橙皮来代替橙子。

材料：

1 颗大个有机橙（见注）

1¼ 磅有机豆薯，去皮，切成 1 英寸大小的方块

6 小枝新鲜有机莳萝

6 小枝新鲜有机薄荷

2 杯常温五香盐卤（见 203 页）

制作方法：

1. 用一把锋利的小刀把橙皮削下，注意不要粘有白色衬皮。将一半橙皮铺在无菌容器底部，如消过毒的 1 夸脱带盖玻璃罐头瓶或带盖瓦罐。加入一半豆薯以及一半莳萝和薄荷。然后铺上另外一层橙皮、豆薯、莳萝、薄荷。把盐卤倒进容器里。你需要在豆薯和罐子顶部之间留出 2.5～5 厘米的空间，给发酵膨胀留出空间。

2. 在一只干净、可密封的小塑料袋里放一点儿凉水，挤压出袋子里的气泡。你只需要足量的水就可以让豆薯浸泡在液面下。封紧袋子，

将其放在罐子里的豆薯的顶部，要确保水袋有足够的重量。盖紧盖子。

3. 将其静置于阴凉处，在常温条件下发酵 3 天。每天检查容器，确保豆薯仍然完全浸泡在液体中，否则，加入冷却蒸馏水将其覆盖。

4. 3 天后打开容器。拆下水袋并将其放置在一边。取出并丢弃这些药草。这可能有点不整洁，但是如果你把药草长时间放在里面，它们会变质并变得有点糊状。

5. 把豆薯放回液体中，放上水袋把豆薯压下去，盖紧盖子，并像之前一样静置。每天检查味道和口感。一般豆薯在 10 天之后应该可以食用，但这取决于你选择的阴凉处的温度。当它达到你想要的味道和口感时，把罐子移到冰箱来阻止发酵过程。盖好盖子后，这种豆薯泡菜酱在冰箱中可以储存 6 周。

注：虽然大多数有机柑橘没有打蜡，但如果你对你的柑橘不放心，可在腌制前将其在沸水中煮 1 分钟，然后静置沥干并充分冷却。

腌大蒜

分量：大约 2 杯

说明：

这些有滋味的大蒜对于很多东西来说都是极好的配料，甚至可以做一道让人停不下来的美味小吃。蒜可以让沙拉、鹰嘴豆泥、汤或炖菜更加亮眼，也可以将其和一片半熟的草饲牛肉用牙签串在一起，作为一道诱人的开胃菜。

材料：

50 瓣大蒜（约 4 头），去皮并去掉褐色斑点

2 杯常温五香盐卤（见 203 页）

制作方法：

1.把大蒜放在干净、无菌的容器中，例如1夸脱带盖玻璃罐头瓶。加入盐卤，注意要将大蒜完全淹没。如果不够，添加适量的冷却蒸馏水将其完全覆盖。在一只干净、可密封的小塑料袋里放一点儿凉水，挤压出袋子里的气泡。你只需要足够的水就可以让大蒜保持在卤水下面。封紧袋子，将它放在罐子里的大蒜的顶部，并确保水袋有足够的重量。盖紧盖子。

2.将其静置于阴凉处，常温条件下发酵1个月。两周后检查容器，确保大蒜仍然完全浸泡在液体中。如果没有，则加入更多的盐卤来覆盖大蒜。

3.大蒜通常在1个月后就可以吃了，这时，强烈的、原始的香气会被一点轻微的甜味所取代。一个月尝一次，继续发酵直到达到你想要的味道和口感。

4.腌大蒜盖紧放在冰箱中几乎可以无期限保存。

腌制莎莎酱

份量：大约2品脱

说明：

因为我不吃豆子，所以我用这种莎莎酱作为烤肉和烤鱼的调味汁。尤其是在贝类的开胃菜中，用其代替通常的沙司特别美味。与一碗自制酸奶搅拌在一起，也能成为一顿丰盛的午餐。

材料：

2杯切块、去皮、去籽的有机番茄

1杯切块的有机红洋葱

1 杯切碎的豆薯

1/2 杯切碎的有机香菜

1 汤匙切碎的有机大蒜

1 汤匙切碎的有机辣椒，或按口味添加

1 个酸橙榨汁，按口味加入更多

3 汤匙乳清（见 200 页）

1 茶匙精制海盐，或按口味加入更多

制作方法：

1.将番茄、洋葱、香菜、大蒜、豆薯和大量辣椒放入一个大碗中。加入酸橙汁、乳清和盐。根据个人口味，必要时加入额外的酸橙汁或盐。

2.按一勺子的分量将莎莎酱等分加入三个干净、灭菌的容器中，如 1 品脱灭菌带盖玻璃罐头瓶。你需要在莎莎酱和罐子的顶部之间留出 2.5～5 厘米的空间，给发酵膨胀留出空间。盖紧瓶盖。

3.将其静置于阴凉处，常温条件下发酵 3 天。或直到莎莎酱的味道和质地达到你的要求。将罐子转移到冰箱中，盖紧盖子，可以储存长达 3 个月。

—饮料类—

康普茶

分量：3 夸脱

说明：

康普茶是一种亚洲文化中的传统饮料，而在美国直到最近才流行起来。它富含维生素和氨基酸，是一种非常好的解毒剂。虽然可以在保健食品商店和一些超市购买康普茶，但没有什么比自制康普茶更好了。

想要制作康普茶，你需要一个大号（约 1 加仑）玻璃容器、一块干净的布，还有所谓的 SCOBY（Symbiotic Colony of Bacteria and Yeast，细菌和酵母共生体），后者可以在大多数保健食品商店或网上买到。SCOBY 通常被称为康普茶的"母体"或"蘑菇"；前者是因为它是饮料的生命之源，后者因为它在饮料中看上去像是一个泡发的菌类。总的来说，康普茶可能会看上去让人有些不好的预感，因为 SCOBY 会呈现出各式各样的形状，可能是疙瘩状、纤维状或者就单纯十分怪诞。然而，除非长霉菌，否则这些外观不会影响康普茶的口味。如果有黑色或蓝色的霉菌出现在 SCOBY 中，一定要把霉菌和茶全部丢掉。把容器灭菌，再重新开始制作。

材料：

3 夸脱蒸馏水

1 杯粗糖

6 袋有机绿茶

1 份 SCOBY（见注 1）

1 杯发酵康普茶或生醋，如 Bragg 牌（见注 2）

制作方法：

1. 把水放在一个大炖锅里加热。加糖煮开。煮 5 分钟，然后加入茶包。关火，静置 15 分钟让其浸泡。

2. 浸泡后，取出并丢弃茶包。让茶冷却到室温。

冷却后，将茶水转移到消过毒的 1 加仑玻璃瓶中。加入 SCOBY，并把光亮的一面朝上。添加已发酵的康普茶或生醋。SCOBY 也许会沉没，但它会在发酵过程再次上浮。（如果你因为一些原因觉得需要把它提上来或移动它，记得使用干净的木勺；金属会与 SCOBY 产生不好的反应。）

3. 用干净的布把容器盖好，用大橡皮圈把布固定好。布只是用来防止灰尘、空气中的孢子以及昆虫污染饮料。

4. 在常温条件下（不低于 18℃且不超过 32℃），将罐子放在避光的地方发酵 5～10 天。温度非常重要，因为如果温度太低的话，制作饮料会花很长时间。第四天后开始品尝。康普茶不应该太甜，如果太甜的话，是里面的糖还没有被转化。完美酿造的康普茶应该有一种带气泡的酸酸的味道，最像起泡酒。如果它变得太酸或有很浓重的醋酸味，那说明发酵时间太长了。这种口味的康普茶也是可以饮用的，但不如它应有的味道好。

5. 当康普茶变成很好的碳酸饮料并且达到了你想要的那种风味时，将其倒入灭过菌的玻璃容器，密封，放入冰箱冷藏。丢弃SCOBY。将康普茶盖好，放入冰箱中可以储存长达 1 年。

注 1：SCOBY 和康普茶都可以从保健食品商店或网上购买。尽管生醋可以代替发酵康普茶，但我建议你刚开始制作康普茶的时候还是使用发酵康普茶，因为它可以绝对保证你制作一批成功的康普茶，而使用生醋就无法保证了。

注 2：经认证的 Bragg 牌有机苹果醋可从保健食品商店、特色食品店、许多超市或是网上购买。它是未经过滤、未加热并未经高温消毒的生醋，带有 5% 的酸度。

水开菲尔

分量：1 夸脱

说明：

不像牛奶制作的开菲尔，水开菲尔是一种用糖水、椰子水或果汁做成的益生菌饮料。可以用果汁、纯提取物或果干调味。开菲尔谷粒或开菲尔粉末发酵剂需要进行激活才能开始发酵。开菲尔"谷粒"是由共生关系的细菌和酵母组成的，并不含有真实的小麦或其他粮食；这个名字只是用来描述其外形。

材料：

4 杯温蒸馏水

1/4 杯粗糖

3 茶匙水开菲尔粒（见注和参考资料）

1/4 杯有机蓝莓（或其他任何有机水果）果汁

制作方法：

1. 把水倒进一个灭过菌的大号（略超过分量：1 夸脱）玻璃罐，至少在水面和罐顶间留出 2.5 厘米的空间，让饮料在发酵时有空间释放压力。

2. 把糖倒进水里，略微搅拌下，直到糖全部溶解，水冷却下来。一定等到水凉后再添加开菲尔谷粒，否则在温水中谷粒不能良好发酵。

3. 当水凉下来以后，加入开菲尔谷粒。用干净的布把容器盖好，用大橡皮圈把布固定好。布只是用来防止灰尘、空气中的孢子以及昆虫污染饮料。

4. 放在常温下发酵。24 小时后检查发酵进程。不要让发酵进程持续超过两天。超过两天的发酵，发酵过程可以杀死开菲尔谷粒。当饮料发酵好后，水开菲尔会比较甜，但不是像糖水那样甜；也可能含有轻微的二氧化碳。虽然它现在可以食用，但第二次发酵（如下所示）将赋予它更多的风味。

5. 将液体通过不起反应的过滤器滤入无菌的 1 夸脱带盖玻璃容器中。将开菲尔谷粒留下，可以留待重复使用；如果需要重复使用，将开菲尔谷粒放入同样量的糖和水中，盖紧盖子，放入冰箱中存储。

6. 在水开菲尔中加入蓝莓果汁，注意至少在饮料和罐顶间留出 2.5 厘米的空间，让饮料在发酵时释放压力。在常温条件下（不低于 18℃且不超过 32℃），将饮料在避光的地方静置两天。温度很重要，因为如果温度太高，饮料会发酵得太快，如果温度太低，发酵时间会太长。将其转移至冰箱中，让水开菲尔静置 3 天，使其碳酸化。

7. 当水开菲尔可以饮用时，小心地打开罐子，由于罐中已经形成的压力，饮料可能会突然产生大量泡沫并从容器中涌出。

注：水开菲尔谷粒与乳清开菲尔谷粒不同，它通常用于果汁或糖水制作的水开菲尔。水开菲尔谷粒（也被称为 TIBICOS）是一种 SCOBY，即细菌和酵母菌共生体。水开菲尔谷粒仅用于制作水开菲尔；它们最好在高矿物质环境中增殖，比如未经提炼的有机蔗糖。水开菲尔不能用乳清开菲尔谷粒来制作，因为乳清开菲尔谷粒由不同的有益细菌和酵母组成，这些菌落依赖牛奶来生长和繁殖。虽然你可以使用乳清开菲尔谷粒来培养不含乳制品的液体（如椰子水），但它们必须放回牛奶中储存，以保证其活力。

椰子汁柠檬水

分量：4½ 杯

说明：

这种清爽的饮料对你很有好处。虽然我是用椰子水进行制作的，但你也可以使用蒸馏水。

材料：

4 杯有机椰子水

1/4 杯加 1 汤匙精制糖

4 小枝新鲜薄荷

2 大汤匙水开菲尔谷粒（见参考资料）

1/3 新鲜有机柠檬汁

制作方法：

1. 将 1/2 杯椰子水、薄荷以及 1/4 杯糖倒入一个小平底锅。中火加热，不停地搅拌大约 3 分钟，或者直到糖溶化为止。关火，放在一边冷却。

2. 当甜椰水凉下来后，取出并丢弃薄荷叶。将冷却后的甜椰水、剩下的 3 ½ 杯椰子水以及水开菲尔谷粒倒入干净、无菌的带盖玻璃容器（略超过份量：1 升），盖紧盖子。常温条件下，将其在黑暗的地方静置 2 天。

3. 将液体通过不起反应的过滤器滤入一个无菌带盖的玻璃容器中。将开菲尔谷粒留下，可以留待重复使用；如果需要重复使用，将开菲尔谷粒放入同样量的糖和水中，盖紧盖子，放入冰箱中存储。

4. 把柠檬汁和剩下的 1 大汤匙的糖混匀，搅拌直至完全融化。

5.在椰子水开菲尔中加入柠檬汁，注意至少在开菲尔和罐顶间留出 2.5 厘米的空间，让饮料在发酵时可以释放压力。常温条件下，将其在阴暗处静置 1 天。（如果静置超过 1 天的话，这个过程会产生大量的碳酸，在打开罐子时，液体会从里面喷出来。）将罐子转移到冰箱中，冷藏至少 4 小时后再饮用。

6.当椰子水柠檬汁可以饮用时，小心地将罐子打开，因为柠檬水可能会由于已经形成的压力而突然产生大量泡沫并从罐子中涌出。如果味道不够甜，就加一点甜菊叶。

后记　未来的意义

如果我有机会撇开工作责任去享受休养与恢复时间（这也是培养微生物组的另一必要条件），我通常会坐船出海捕鱼或是在星空下露营。我定期与大自然母亲交流。我了解她的善良和美丽，然而从我的职业生涯中，我也能明白她的愤怒。

在 20 世纪，我们在许多方面一度排斥大自然，认为她藏有细菌和致命的病原体。在亚历山大·弗莱明发现青霉素后，我们这个社会又一度困惑于疾病的细菌学理论。在大卫·阿古斯（David B. Agus）博士的著作《无病时代》（*The End of Illness*）中，他写道：[1]

> 我们很难从细菌致病论中走出来，这一理论在 20 世纪以诸多确定方式占据了医学的主导地位。根据这一理论，如果你能弄清楚自己感染了哪种细菌，那么问题便迎刃而解，因为这能告诉你应该如何治疗这种疾病。这成了医学的一般范式……治疗过程只考虑入侵的生物体，如导致肺结核的细菌或导致疟疾的寄生虫；而并不去定义或理解宿主（人类），甚至不清楚感染究竟发生在宿主体内何处……

事实上，理解人类宿主是非常根本的问题。如果希望在改善健康方面取得进展，我们可以不再依赖于思考将我们的困扰归咎于单个细菌甚至是单个基因突变。今天的慢性疾病，特别是那些最终致残或导致神经系统和大脑受损的疾病，都是身体整个系统的疾病。而可以肯定的是，这套身体系统一定包括微生物组。

阿古斯博士在他的书中还提到了一项有趣的历史记录。随着抗生素的发现，当细菌学理论流行起来后不久，在1923年剑桥大学的一场讲座中，著名的遗传学家霍尔丹（J.B.S. Haldane）就警告人们说，专注于致病细菌会导致我们在对人类生理学的理解上误入歧途。事实上，他做出了一项令人难以忘却的预测："这是医学领域的一场灾难，因为我们竟然要关注细菌而将系统抛之脑后。"人体系统无疑在很大程度上是由肠道中的微生物居民所主导、控制、定义、组成和协调工作的。虽然霍尔丹的演说发表于近100年前，但他所言极是。后来，发现第一种抗生素的弗莱明博士也附和了他的观点。

不幸的是，我们如今的社会正条件反射般地寻找对身体健康发起挑战的罪魁祸首。我们假设它们来自外部世界。从某种程度上来说，我们所摄入体内的食物和化学物质的确如此，但是认为我们所遭受的现代苦难也来自外部细菌可就大错特错了。细菌学理论在试图了解肥胖、癌症、痴呆症和神秘的自身免疫疾病等疾病时可是毫无用处。我们的健康问题源于身体内部所发生的一切。在未来，疾病疗法不仅要用新技术将整个身体系统当作一个整体来治疗，而且很可能依赖于我们的微生物合作者。

在本书中，我一直提到一项目前尚在发展中的技术：粪便微生物移植。我认为这特别值得一提，它将引发一场医学界的革命，并最终为医生们提供一种有效的方法来治疗一些最具挑战性的疾病——无论是自身免疫疾病还是严重的神经系统疾病。让我们来了解一位女性的故事，而后你便能感受到粪便微生物移植的力量与承诺。

许多症状得不到诊断，却有一个相同的解决方案

　　54 岁的玛格丽特拥有并经营着一家健康食品店，但具有讽刺意味的是，她因为全身疲劳、脑雾、身体疼痛并且几乎无法继续生活而来我这里就诊。她已经忍受这种悲惨的生活状态长达 10 年之久。问题出现于她从亚马孙旅行回来时，之后她便患上了原因不明的咳嗽和发烧。医生给她开了好几轮抗生素，却没有达到理想的效果。尽管她在备受尊敬的梅奥诊所和克利夫兰诊所接受了几位传染病专家的评估，但一直到第二年她还是在生病。

　　检查没有发现任何特殊之处，没有确凿证据也没有侵入细菌。在这些检查没有发现任何明确的诊断后不久，她又因肺部感染而入院。她告诉我，在这段时间里，她会突然感到恶心、不稳定、失去方向感，并且"身体感到沉重还伴随着出汗"。自住院之后，这些症状每几个月就会复发。最终，她在一位神经科医师那里接受了集中检查，其中还包括神经发作评估。每一次检查都是死路一条，什么也发现不了。玛格丽特因为结肠炎而再次来到医院，她开始接受静脉注射和口服抗生素。

　　在分享病史时，玛格丽特说她因为各种各样的问题而终生接触抗生素，其中包括耳部感染、咽喉感染和呼吸道感染，以及包括全子宫切除术、疝修补术在内的各种手术，还有一次腹腔感染。她说她的消化系统一直都很"慢"。在就诊期间，玛格丽特长期便秘，她的腹部在进食后马上就会严重浮肿。事实上，由于这些状况，她目前正在服用大剂量的抗生素，以减少小肠中可致病的产气细菌的数量。尽管开处方的医生在想要改变肠道细菌时可能意识到了一些事情，但他似乎并没有将肠道微生物作为整体而进行健康考虑，他所建议的抗生素只

会让状况更糟。

对我来说，整件事的来龙去脉清晰可见。这位女性所经历的一系列压倒性医疗事件从根本上改变了她的肠道微生物。玛格丽特本人也曾说过："我生命的全部就是一种接一种的抗生素。"

起初，我采用益生菌对其进行治疗并注意到了一些轻微的改善。然而，显而易见的是，仅仅提供益生菌和改变饮食不足以扭转玛格丽特终生接触抗生素的负面影响。所以我们决定全力以赴，我安排她接受了粪便微生物移植，这是患者重置并定植受损微生物组的最积极的治疗方式。（再次郑重声明：我本人不进行粪便微生物移植手术。而我的患者经常去国外接受这种治疗或者在家完成疗程的原因就在于，除了治疗艰难梭菌的反复感染之外，在美国还不容易进行粪便微生物移植，但我相信这种状况很快就会改变。美国食品药品监督管理局目前正在确定如何规范这一程序，特别是用于治疗艰难梭菌感染以外的疾病。考虑到该过程确实涉及不同个体间的体液转移，并可能存在着健康威胁，所以这种必要程序是很合理的。捐助者必须进行 HIV、肝炎甚至是危险寄生物等条件的筛查。几十年来，一直在执行这些手术的欧洲诊所就是这样做的。）

玛格丽特每天早晨接受一次移植，连续六天。三个月后，到了微生物组重新定植的时候，她是这样描述病情的改善的：

> 这是我一生中第一次每天早上按时排便。肚子不再肿胀，也没有脑雾、头痛和抑郁症症状。一生中，我一直觉得自己的肠道和大脑都被劫持了……没有医生能找出原因。好了，我现在终于夺回了掌控，开始带着希望继续生活，我在生命中第一次感受到健康的感觉。这对我来说真的是一件大事，因为我几乎完全结束了这一切。

大脑垃圾

近些年来，我们已经习惯于用来自正常或健康个体的更具功能性的部位来取代患病或受损的身体部位。无论那是心脏、肾脏，甚至是骨髓移植，移植手术的理念无疑已经在现代医学中得到认可。但对于微生物组受损且功能失调的人来说呢？除了饮食和生活方式的改变，或许还有积极的益生菌治疗外，我们还能提供些什么？

如果我们将人类微生物组看成一个器官，那么我们应该能够接受将健康个体的微生物组移植给微生物群受损的患者这个概念。需要明确的是，这种形式的移植基本上意味着收集来自健康个体的粪便材料并通过结肠镜、胃镜、乙状结肠镜或灌肠将其"移植"到另一个体的结肠内。就算是想想把一个人的粪便微生物移植给另一个人，也马上会产生强烈的"心理障碍"。但当你考虑到改变肠道微生物组的健康影响时，微生物移植极有可能在未来成为最强大的医疗干预措施。我相信我们会找到执行这种手术并不对其产生反感的其他方法。

事实上，在 2014 年 10 月，以药丸形式进行粪便微生物移植的消息掀起了一阵媒体风暴。来自哈佛医学院、麻省总医院和波士顿儿童医院的一组团队所进行的一项新型研究发表于《美国医学会杂志》，该研究表明：20 例艰难梭菌感染患者接受了一系列由来自健康捐献者的冷冻细菌制成的药丸。[2]研究人员用生理盐水溶液混合粪便、进行过滤、提取细菌并把细菌制成药丸，再冷冻起来。在两天时间里，每位患者共服用了 30 粒药丸。90% 的患者在治疗结束后的几天内就不再发生腹泻。尽管这并不是研究人员第一次尝试将粪便中的肠道细菌制成药丸，但这是第一例证明口服粪便微生物移植有效性的研究，虽然这只是一项小型研究。

　　关于粪便微生物移植的医疗应用的第一篇正式发表的报道出现在
1958 年的《外科杂志》(Surgery) 上。该手术作为一种冒险式疗法用于
治疗 4 名生命垂危的伪膜性结肠炎患者，这是由艰难梭菌感染引起并
由抗生素接触所诱发的一种疾病。4 名患者均迅速康复，并于数日内
出院。如果没有这项手术，他们很可能已经死亡。此后，文献中出现
越来越多的引文证明粪便微生物移植在艰难梭菌治疗中的有效性。

　　然而，关于粪便微生物移植的第一次描述发生在 60 多年前。事
实上，这项技术可以追溯到 1700 年前中国最著名的炼丹家葛洪所撰写
的中国文献中。他曾记载了疾病传播（尤其是发热相关疾病），并以食
物中毒学说而闻名。在其中一篇古卷中，他描述了口服人类粪便悬液
用于治疗严重腹泻或食物中毒的过程。这可是早在公元 4 世纪！ 16 世
纪，同样在中国，李时珍记载了一种用发酵烘干的婴儿粪便制成的"黄
汤"可治疗各种医疗问题，包括呕吐、便秘、发热、腹泻等。[3] 在第二
次世界大战期间，在非洲的德国士兵证实了贝都因人用新鲜温暖的骆
驼粪便治疗细菌性痢疾有效的故事。[4] 有趣的是，包括追溯到 4 世纪的
中国的这些文献中，均未记载过这种程序的单一、严重不良反应。[5]

　　所以，粪便微生物移植并不像你想象的那样新颖。来自哈佛大学
和麻省理工学院的一组研究者团队已经创建了一家名为 OpenBiome 的
非营利公司，他们使这项程序能够得到更广泛的应用，而我最近有幸
进行了参观。他们从这些机构的学生中收集粪便、进行处理，然后将
样本运送到美国范围内的 150 多家医院，并用于艰难梭菌的治疗。这
一项目的灵感就来自该公司的创始人，他曾看着心爱的人忍受艰难梭
菌感染长达 18 个月，并接受了 7 轮万古霉素治疗，而一次成功的粪便
微生物移植最终令其生活彻底改变。

　　我可能是当今世界上鼓励在特定人群中用这种技术治疗脑部疾病

的少数临床医生之一，但这种状况将很快改变。我毫不怀疑我们将看到粪便微生物移植越来越多地应用于其他类型的疾病。最新研究显示，粪便微生物移植在治疗克罗恩病方面十分有效。一些医生声称已经使用粪便微生物移植成功治疗了溃疡性结肠炎、腹腔疾病、慢性疲劳综合征以及多发性硬化症、Tourette 综合征等脑相关疾病。目前，关于肥胖、糖尿病、风湿性关节炎以及帕金森病和其他神经系统疾病的研究也正在进行中。我真诚地希望，基于在肌萎缩侧索硬化患者中脂多糖水平升高的发现，这种破坏性疾病很快也会列入名单中。根据我自己的经验，我甚至见证了粪便微生物移植对自闭症儿童的影响，如果你还能想起杰森的故事。

　　如今承认粪便微生物移植益处的一位全球领域的先行者是托马斯·鲍罗迪（Thomas J. Borody）博士。他出生于波兰，1960 年移居澳大利亚并在那里获得医学学位，随后在梅奥诊所从事研究生阶段的研究。鲍罗迪博士在过去的 25 年里一直进行着粪便微生物移植手术，在首次实验了移植手术对艰难梭菌的效用后，他很快将其应用到其他影响肠道及大脑区域的疾病中来。鲍罗迪博士已经完全了解肠道菌群在调节炎症和免疫作用中的科学性。他用粪便微生物移植成功治疗了一系列涉及免疫和神经系统的疾病。[6, 7]

　　尽管鲍罗迪博士肯定会受到一些批判，但现在许多人都在期待他的工作成果，特别是考虑到他已经取得的研究成果。他已经发表的案例报告令人十分震惊。在发表于《美国胃肠病学杂志》（*American Journal of Gastroenterology*）的一个案例中，他发现肠道细菌的改变可见于多发性硬化、帕金森病和重症肌无力中。[8] 他所报道的最惊人的病例是一位 30 岁的多发性硬化男性患者，男子因严重便秘而接受了粪便微生物移植。该患者还患有严重眩晕和注意力集中困难，他因腿衰弱而不得不使用轮椅。此外，他无法控制膀胱，所以必须使用导尿管。干扰素调节免疫系统的标准疗法在这位患者身上失败了。鲍罗迪博士便采取另一种方法进行了 5 次粪便微生物移植治疗。这不仅解决了便秘的问题，还逐步改善了他的多发性硬化症状。他恢复了行走能力，不再需要导管。尽管大家认为这位患者是处于缓解期，但他在 15 年后的今天仍然很好。

澳大利亚联邦科学与工业研究组织（CSIRO）是澳大利亚的国家科学机构，也是世界上规模最大、最多样化的研究机构之一。该机构的首席研究科学家戴维·托平（David Topping）博士最近受邀对鲍罗迪博士的粪便微生物移植工作发表评论。他表示："微生物菌群之间的相互作用，尤其是它们的产物和底物，在重大疾病的管理和防治方面有着巨大潜力，例如结直肠癌、炎症性肠病，甚至是阿尔茨海默病、自闭症和帕金森病等疾病。"[9]

既然了解了肠道细菌在炎症、免疫和神经病学方面的重要性，你可以意识到对我来说没有回头路可言。当你考虑到自闭症、老年痴呆症、帕金森病等目前完全没有治愈希望的疾病时，所有最新的科学研究都能给我一线希望。我喜欢梅奥诊所的罗伯特·奥伦斯坦（Robert Orenstein）博士在一篇文章中关于粪便微生物移植的描述："肠道微生物组并非失活的；它具有多样性，并且在我们正在探索的健康与幸福中扮演着许多角色。通过分子生物学和这些物种的测序结果，这类研究只会越做越大。这就像是太空计划的开始。"[10]

激动人心的新技术

当今前沿医学发展的另一项绝佳案例就是寄生虫卵在炎症性肠病

（IBD）治疗中的应用。[11] 美国范围内有 140 万人患有炎症性肠病，其特点是慢性或复发性的不良免疫反应和胃肠道炎症。溃疡性结肠炎和克罗恩病是两种最常见的炎症性肠病。研究人员刚刚开始在人类中进行临床试验，但是通过恒河猴实验，我们已经了解到寄生虫能够治愈疾病的机制。人工圈养的恒河猴也会因它们的炎症性肠病而饱受痛苦。在很长一段时间里，兽医们都对如何治疗这些猴子感到困惑，它们经常会因这种疾病而遭受危险的失重和脱水。但近几年来的最新研究表明，给猴子施加寄生鞭虫卵后，绝大多数猴子都恢复了健康。[12]

为了了解发生在猴子肠道内的变化，研究人员在治疗前后分别检查了猴子的结肠壁。在进行虫卵治疗之前，猴子的结肠壁上有一种类型的细菌比例异常高，研究人员认为这会加速不必要的免疫反应并引发炎症性肠病。而在接受治疗后，细菌群落在数量和类型上都发生了变化。这种变化也可以通过减少猴子 DNA 中某些基因的表达来降低炎症。

可以肯定的是，来自纽约大学朗格尼医学中心与加州大学旧金山分校的这一团队所进行的这项研究并非首例。小规模的人体试验发现，在人体中施加猪鞭虫（Trichuris suis）的卵可以减少炎症性肠病的症状。[13] 但是很长时间以来，科学家们一直不知道虫卵为什么有效。现在我们可以自信地解释其中的机制：接触这些虫卵可以令附着在肠壁上的微生物群落恢复平衡。（是的，虫卵不会在肠道里"孵化"或通过大便排出。）我要补充的是，在对肠道寄生虫司空见惯的发展中国家，炎症性肠病实际上很罕见。与阿尔茨海默病一样，肠易激疾病主要见于美国、欧洲等发达地区，这一事实再次证明了卫生假说的可靠性，即过于清洁会适得其反。也许有一天我们会发现更多的"寄生虫"疗法来治疗炎症性肠病和其他炎症性疾病。目前正在进行的实验研究正在调查寄生虫卵是否能够治疗结肠炎、哮喘、风湿性关节炎、食物过敏和 1 型糖尿病。

用科学作家凯瑟琳·哈蒙·卡里奇（Katherine Harmon Courage）的话说："或许就把它们当成益生菌的鱼子酱吧。"[14]

勇敢新世界

在你读本书时，我们已知的人类微生物组物种一定会比我写书时所记录在案的种类要多，这要感谢美国国立卫生研究院在 2008 年发起的人类微生物组计划。美国国立卫生研究院正在支持表征微生物组的合作研究，该研究正在 4 个测序中心火热进行——美国克雷格·文特尔研究所、贝勒医学院、Broad 研究所和华盛顿大学医学院。当然，其他的私人组织或公立组织也会参与其中。该计划旨在鉴别几千人的不同身体部位的微生物群落。这种广泛的采样将有助于确定每个身体部位是否存在核心微生物组，并帮助科学家探索健康状况和微生物组变化之间的关系。在科罗拉多大学，美国胃肠道计划正在进行中。研究人员正在对 7000 个捐赠者的粪便样本进行检测，并对他们的饮食、健康和生活习惯等信息进行调查。

但是，鉴别本身就居住在我们体内的微生物群体只不过是刚刚开始。我们必须弄清楚所有这些数据在健康方面，或者说疾病方面的意义。我们也必须研究微生物组与生活方式因素（比如饮酒习惯和睡眠习惯）之间的联系，以及遗传学和微生物组成之间的复杂的相互作用。我迫不及待地想知道当前的发现。在我写下后记部分的时候，《自然》杂志刚刚发表了另一篇文章来敲响警钟。文章的标题足以说明一切："肠道–大脑联系引起神经学家的注意"。[15]在这篇文章中，作者写道，我们"现在才开始了解肠道细菌对大脑的影响",而"现在已有确凿证据将自闭症、抑郁症等疾病与肠道微生物联系起来"。

确实证据确凿。所有这些疾病的新疗法竞赛已经开始。欢迎进入医学及个性化护理的新时代。

10年前,我刚刚和阿玛尔·博斯（Amar Bose）博士成为朋友。你对这个名字可能并不熟悉,但如果我说你车里的音响系统很有可能出自他的公司,你一定就恍然大悟了。不仅仅是音频设备,博斯博士在许多科学技术领域都致力于探索和超越极限。我还记得那天,他自豪地陪同我参观他的研究实验室,展示那些建立在难以置信的未来产品开发思想上的项目。我们从一个实验室走到另一个实验室,显然他对研究科学家的工作感到非常自豪。但我那天最难忘的是印刷在博世私人办公室玻璃墙上的比利时诺贝尔奖得主莫里斯·梅特林克（Maurice Maeterlinck）的名言。这句话的确总结了博斯巨大成功的驱动力:"在通向未来的每个十字路口,每种进取精神都与上千人捍卫的过去所对立。"

显然,有些人将要捍卫过去甚至是维持现状。这是可以预料的。我认为更重要的是打破这些束缚并意识到,最令人兴奋和受人尊敬的科学正为我们提供着令人难以置信的机会,通过人类大脑塑造者——微生物组所掌握的力量来重拾人类健康。我们可以利用这种内在的力量获取自身的更好发展,正如我们处在通向未来的十字路口一般。

加入这场革命吧。

注　释

　　以下是本书涉及的部分科学论文、书籍、文章以及在线资源列表，这可能有助于各位更完善地了解本书中所表达的一些想法和概念。这虽不是一份详尽的列表，但它能为你提供一个全新的视角，并严格遵循本书的原则。引用列表中的许多内容与书中曾简要提及或介绍过的研究相关。这些材料还能为各位提供更加深入的研究和调查。如果你在这份列表中没有找到本书中提到的参考文献，请访问网站 www.DrPerlmutter.com 以获取更多的研究内容，以及持续更新的参考文献列表。

引言：肠道警钟

1. C. Pritchard, A. Mayers, and D. Baldwin, "Changing Patterns of Neurological Mortality in the 10 Major Developed Countries—1979–2010," *Publ. Health* 127, no. 4 (April 2013): 357–68. See also Bournemouth University, "Brain Diseases Affecting More People and Starting Earlier Than Ever Before," *ScienceDaily*, May 10, 2013, accessed January 8, 2015, http://www.sciencedaily.com/releases/2013/05/130510075502.htm.

2. Michael D. Hurd *et al.*, "Monetary Costs of Dementia in the United States," *N. Engl. J. Med.* 368 (April 4, 2013): 1326–34.

3. "Statistics," NIMH RSS, accessed January 12, 2015, http://www.nimh.nih.gov/health/statistics/index.shtml.

4. Ibid.

5. "Depression," WHO, October 2012, accessed January 12, 2015, http://www.who.int/mediacentre/factsheets/fs369/en/.

6. Kate Torgovnick, "Why Do the Mentally Ill Die Younger?," *Time*, December 3, 2008, accessed January 15, 2015, http://content.time.com/time/health/article/0,8599,1863220,00.html.

7. "Headache Disorders," WHO, October 2012, accessed January 15, 2015, http://www.who.int/mediacentre/factsheets/fs277/en/.

8. "Do You Practice Headache Hygiene?," HOPE Health Letter, July 2014, https://www.hopehealth.com/reports/PDF/Headache-Hygiene.pdf.

9. "Frequently Asked Questions about Multiple Sclerosis," Multiple Sclerosis FAQs and MS Glossary, accessed January 12, 2015, http://www.mymsaa.org/about-ms/faq/.

10. "Multiple Sclerosis Statistics," Statistic Brain RSS, accessed January 12, 2015, http://www.statisticbrain.com/multiple-sclerosis-statistics/.

11. "Data & Statistics," Centers for Disease Control and Prevention, March 24, 2014, accessed January 12, 2015, http://www.cdc.gov/ncbddd/autism/data.html.

12. "NIH Human Microbiome Project Defines Normal Bacterial Makeup of the Body," U.S National Library of Medicine, accessed January 12, 2015, http://www.nih.gov/news/health/jun2012/nhgri-13.htm.

13. "Human Microbiome Project DACC — Home," Human Microbiome RSS, accessed January 12, 2015, http://hmpdacc.org/.

14. S. Reardon, "Gut-Brain Link Grabs Neuroscientists," *Nature* 515 (November 13, 2014): 175–77, doi: 10.1038/515175a.

15. This quote has long been attributed to Hippocrates, but in fact the phrase is not found in any of his writings. Although the link between dietary choices and health has been known and documented scientifically for centuries, even Hippocrates would agree that the concept of food should not be confused with the concept of medication. In 2013, Diana Cardenas of Paris Descartes University wrote a paper about this literary creation, in which she shows that at least one biomedical journal over the last thirty years has cited this mistaken phrase. But it still remains a good adage nonetheless, one that's relevant and true no matter who came up with it.

第 1 章　欢迎入门

1. Dan Buettner, "The Island Where People Forget to Die," *New York Times Magazine*, October 24, 2012, http://www.nytimes.com/2012/10/28/magazine/the-island-where-people-forget-to-die.html.

2. D. B. Panagiotakos *et al.*, "Sociodemographic and Lifestyle Statistics of Oldest Old People (>80 Years) Living in Ikaria Island: The Ikaria Study," *Cardiol. Res. Pract.* 2011 (February 24, 2011): Article ID 679187, 7 pages.

3. "Link between Microbes and Obesity," MicrobeWiki, Kenyon College, accessed January 12, 2015, https://microbewiki.kenyon.edu/index.php/Link_Between_Microbes_and_Obesity.

4. "NIH Human Microbiome Project Defines Normal Bacterial Makeup of the Body," U.S National Library of Medicine, accessed January 12, 2015, http://www.nih.gov/news/health/jun2012/nhgri-13.htm.

5. "How Bacteria in the Gut Help Fight Off Viruses," NPR, accessed January 12, 2015, http://www.npr.org/blogs/goatsandsoda/2014/11/14/363375355/how-bacteria-in-the-gut-help-fight-off-viruses.

6. Adam Hadhazy, "Think Twice: How the Gut's 'Second Brain' Influences Mood and Well-Being," *Scientific American*, February 12, 2010, http://www.scientificamerican.com/article/gut-second-brain/.

7. Dr. Siri Carpenter, "That Gut Feeling," *Am. Psychol. Assoc.* 43, no. 8 (September 2012): 50, http://www.apa.org/monitor/2012/09/gut-feeling.aspx.

8. Ibid.

9. Ivana Semova *et al.*, "Microbiota Regulate Intestinal Absorption and Metabolism of Fatty Acids in the Zebrafish," *Cell Host & Microbe* 12, no. 3 (2012): 277. See also University of North Carolina School of Medicine, "Gut Microbes Help the Body Extract More Calories from Food," *ScienceDaily*, September 12, 2012, accessed January 8, 2015, http://www.sciencedaily.com/releases/2012/09/120912125114.htm.

10. N. Abdallah Ismail, "Frequency of Firmicutes and Bacteroidetes in Gut Microbiota in Obese and Normal Weight Egyptian Children and Adults," *Arch. Med. Sci.* 7, no. 3 (June 2011): 501–7, doi: 10.5114/aoms.2011.23418, Epub July 11, 2011.

11. H. Kumar *et al.*, "Gut Microbiota as an Epigenetic Regulator: Pilot Study Based on Whole-Genome Methylation Analysis. *mBio* 5, no. 6 (2014): e02113–14, doi:10.1128/mBio.02113-14.

12. "*Clostridium difficile* Infection," Centers for Disease Control and Prevention, March 1, 2013, accessed January 12, 2015, http://www.cdc.gov/HAI/organisms/cdiff/Cdiff_infect.html.

13. "For Medical Professionals: Quick, Inexpensive and a 90 Percent Cure Rate," accessed January 12, 2015, http://www.mayoclinic.org/medical-professionals/clinical-updates/digestive-diseases/quick-inexpensive-90-percent-cure-rate.

14. Tanya Lewis, "Go with Your Gut: How Bacteria May Affect Mental Health," *LiveScience*, October 8, 2013, accessed January 12, 2015, http://www.livescience.com/40255-how-bacteria-affect-mental-health.html.

15. K. Aagaard *et al.*, "The Placenta Harbors a Unique Microbiome," *Sci. Transl. Med.* 237, no. 6 (May 21, 2014): 237ra65.

16. Kerry Grens, "The Maternal Microbiome," *The Scientist*, May 21, 2014, http://www.the-scientist.com/?articles.view/articleNo/40038/title/The-Maternal-Microbiome/.

17. M. G. Dominguez-Bello *et al.*, "Delivery Mode Shapes the Acquisition and Structure of the Initial Microbiota across Multiple Body Habitats in Newborns," *Proc. Natl. Acad. Sci. USA* 107, no. 26 (June 29, 2010): 11971–75, Epub June 21, 2010.

18. M. B. Azad *et al.*, "Gut Microbiota of Healthy Canadian Infants: Profiles by Mode of Delivery and Infant Diet at 4 Months," *CMAJ* 185, no. 5 (March 19, 2013): 385–94, Epub February 11, 2013.

19. Canadian Medical Association Journal, "Infant Gut Microbiota Influenced by Cesarean Section and Breastfeeding Practices; May Impact Long-Term Health," *ScienceDaily*, February 11, 2013, accessed January 8, 2015, http://www.sciencedaily.com/releases/2013/02/130211134842.htm.

20. Martin J. Blasser, *Missing Microbes* (New York: Henry Holt, 2014).

21. Ibid, 99.

22. H. Makino *et al.*, "Mother-to-Infant Transmission of Intestinal Bifidobacterial Strains Has an Impact on the Early Development of Vaginally Delivered Infant's Microbiota," *PLoS One* 11, no. 8 (November 14, 2013): e78331.

23. Sarah Glynn, "C-Section Babies 5 Times More Likely to Develop Allergies," *Medical News Today*, February 27, 2013, accessed January 12, 2015, http://www.medicalnewstoday.com/articles/256915.php.

24. Shahrokh Amiri *et al.*, "Pregnancy-Related Maternal Risk Factors of Attention-Deficit Hyperactivity Disorder: A Case-Control Study," *ISRN Pediat.* 2012 (2012), http://dx.doi.org/10.5402/2012/458064.

25. E. J. Glasson, "Perinatal Factors and the Development of Autism: A Population Study," *Arch. Gen. Psychiatry* 61, no. 6 (June 2004): 618–27.

26. E. Decker *et al.*, "Cesarean Delivery Is Associated with Celiac Disease but Not Inflammatory Bowel Disease in Children," *Pediatrics* 125, no. 6 (June 2010), http://pediatrics.aappublications.org/content/early/2010/05/17/peds.2009-2260.full.pdf.

27. H. A. Goldani *et al.*, "Cesarean Delivery Is Associated with an Increased Risk of Obesity in Adulthood in a Brazilian Birth Cohort Study," *Am. J. Clin. Nutr.* 93, no. 6 (June 2011): 1344–47, doi: 10.3945/ajcn.110.010033, Epub April 20, 2011.

28. C. C. Patterson *et al.*, "A Case-Control Investigation of Perinatal Risk Factors for Childhood IDDM in Northern Ireland and Scotland," *Diabetes Care* 17, no. 5 (May 1994): 376–81.

29. Karen Kaplan, "Diabetes Increases the Risk of Dementia and Alzheimer's Disease," *Los Angeles Times*, September 20, 2011, accessed January 12, 2015, http://articles.latimes.com/2011/sep/20/news/la-heb-diabetes-dementia-alzheimers-20110920.

30. Nell Lake, "Labor, Interrupted," *Harvard Magazine*, November–December 2012, accessed January 12, 2015, http://harvardmagazine.com/2012/11/labor-interrupted. See also "Births—Method of Delivery," Centers for Disease Control and Prevention, February 25, 2014, accessed January 12, 2015, http://www.cdc.gov/nchs/fastats/delivery.htm.

31. W. P. Witt *et al.*, "Determinants of Cesarean Delivery in the US: A Lifecourse Approach," *Matern. Child Health J.* 1, no. 19 (January 2015): 84–93.

32. L. J. Funkhouser and S. R. Bordenstein, "Mom Knows Best: The Universality of Maternal Microbial Transmission," *PLoS Biol.* 11, no. 8 (2013), doi: 10.1371/journal.pbio.1001631, Epub August 20, 2013.

33. Erica Sonnenburg and Justin Sonnenburg, "Starving Our Microbial Self: The Deleterious Consequences of a Diet Deficient in Microbiota-Accessible Carbohydrates," *Cell Metab.* 20, no. 5 (November 4, 2014): 779–86.

34. Emily Eakin, "The Excrement Experiment," *New Yorker*, December 1, 2014.

35. Semova *et al.*, "Microbiota Regulate Intestinal Absorption and Metabolism of Fatty Acids." See also K. Brown *et al.*, "Diet-Induced Dysbiosis of the Intestinal Microbiota and the Effects on Immunity and Disease," *Nutrients* 8, no. 4 (August 2012): 1095–1119, Epub August 21, 2012.

36. M. Fox *et al.*, "Hygiene and the World Distribution of Alzheimer's Disease," *Evol. Med. Publ. Health*, 2013, doi: 10.1093/emph/eot015. See also University of Cambridge, "Better Hygiene in Wealthy Nations May Increase Alzheimer's Risk, Study Suggests," *ScienceDaily*, accessed January 8, 2015, http://www.sciencedaily.com/releases/2013/09/130904105347.htm. The images on page 41 were created based on the images and data featured in the original study by Fox and colleagues.

37. "Who's in Control: The Human Host or the Microbiome?," Organic Fitness, September 27, 2014, accessed January 12, 2015, http://organicfitness.com/whos-in-control-the-human-host-or-the-microbiome/.

第 2 章　决斗中的肠胃与大脑

1. David Perlmutter, "Why We Can and Must Focus on Preventing Alzheimer's," *Daily Beast*, August 22, 2013, accessed January 12, 2015, http://www.thedailybeast.com/articles/2013/08/22/why-we-can-and-must-focus-on-preventing-alzheimer-s.html.

2. Gina Kolata, "An Unusual Partnership to Tackle Stubborn Diseases," *New York Times*, February 5, 2014, A14.

3. R. S. Doody *et al.*, "Phase 3 Trials of Solanezumab for Mild-to-Moderate Alzheimer's Disease," *N. Engl. J. Med.* 370, no. 4 (January 23, 2014): 311–21, doi: 10.1056/NEJMoa1312889.

4. S. Salloway *et al.*, "Two Phase 3 Trials of Bapineuzumab in Mild-to-Moderate Alzheimer's Disease," *N. Engl. J. Med.* 370, no. 4 (January 23, 2014): 322–33, doi: 10.1056/NEJMoa1304839.

5. L. S. Schneider *et al.*, "Lack of Evidence for the Efficacy of Memantine in Mild Alzheimer Disease," *Arch. Neurol.* 68, no. 8 (August 2011): 991–98, doi: 10.1001/archneurol.2011.69, Epub April 11, 2011.

6. Alzheimer's Association, *2012 Alzheimer's Disease Facts and Figures*, http://www.alz.org/downloads/facts_figures_2012.pdf.

7. P. Crane *et al.*, "Glucose Levels and Risk of Dementia," *N. Engl. J. Med.* 2013, no. 369 (August 8, 2013): 540–48, doi: 10.1056/NEJMoa1215740.

8. E. H. Martinez-Lapiscina *et al.*, "Mediterranean Diet Improves Cognition: The PREDIMED-NAVARRA Randomised Trial," *J. Neurol. Neurosurg. Psychiatry* 84, no. 12 (December 2013): 1318–25, doi: 10.1136/jnnp-2012-304792, Epub May 13, 2013. Also see E. H. Martinez-Lapiscina *et al.*, "Virgin Olive Oil Supplementation and Long-term Cognition: The PREDIMED-NAVARRA Randomized Trial," *J. Nutr. Health Aging* 17, no. 6 (2013): 544–52.

9. "Alzheimer's Disease and Inflammation," Overview Alzheimer's Disease and Inflammation Lab: Pritam Das, accessed January 12, 2015, http://www.mayo.edu/research/labs/alzheimers-disease-inflammation/overview.

10. H. Fillit *et al.*, "Elevated Circulating Tumor Necrosis Factor Levels in Alzheimer's Disease," *Neurosci. Lett.* 129, no. 2 (August 19, 1991): 318–20. The image on page 48 is based on data from the following study: H. Bruunsgaard, "The Clinical Impact of Systemic Low-Level Inflammation in Elderly Populations. With Special Reference to Cardiovascular Disease, Dementia and Mortality," *Dan. Med. Bull.* 53, no. 3 (August 2006): 285–309.

11. A. J. Gearing *et al.*, "Processing of Tumour Necrosis Factor-Alpha Precursor by Metalloproteinases," *Nature* 370, no. 6490 (August 1994): 555–57.

12. B. B. Aggarwal, S. C. Gupta, and J. H. Kim, "Historical Perspectives on Tumor Necrosis Factor and Its Superfamily: 25 Years Later, a Golden Journey," *Blood* 119, no. 3 (January 19, 2012): 651–65.

13. M. Sastre *et al.*, "Contribution of Inflammatory Processes to Alzheimer's Disease: Molecular Mechanisms," *Int. J. Dev. Neurosci.* 24, no. 2–3 (April–May 2006): 167–76, Epub February 10, 2006.

14. Suzanne M. de la Monte and Jack R. Wands, "Alzheimer's Disease Is Type 3 Diabetes—Evidence Reviewed," *J. Diabetes Sci. Technol.* 2, no. 6 (November 2008): 1101–13. Published online November 2008.

15. J. Qin *et al.*, "A Metagenome-wide Association Study of Gut Microbiota in Type 2 Diabetes," *Nature* 490, no. 7418 (October 4, 2012): 55–60. doi: 10.1038/nature11450. Epub September 26, 2012. Also see Frank Ervolino, "Could Gut Flora Be Linked to Diabetes?," Vitamin Research Products, accessed January 12, 2015, http://www.vrp.com/digestive-health/digestive-health/could-gut-flora-be-linked-to-diabetes.

16. Yong Zhang and Heping Zhang, "Microbiota Associated with Type 2 Diabetes and Its Related Complications," *Food Sci. Human Wellness* 2, nos. 3–4 (September–December 2013): 167–72, http://www.sciencedirect.com/science/article/pii/S2213453013000451.

17. J. M. Hill *et al.*, "The Gastrointestinal Tract Microbiome and Potential Link to Alzheimer's Disease," *Front. Neurol.* 5 (April 4, 2014): 43, doi: 10.3389/fneur.2014.00043, eCollection 2014.

18. G. Weinstein *et al.*, "Serum Brain-Derived Neurotrophic Factor and the Risk for Dementia: The Framingham Heart Study," *JAMA Neurol.* 71, no. 1 (January 2014): 55–61, doi: 10.1001/jamaneurol.2013.4781.

19. Ibid.

20. American Society for Microbiology, "Intestinal Bacteria Produce Neurotransmitter, Could Play Role in Inflammation," *ScienceDaily*, accessed January 12, 2015, http://www.sciencedaily.com/releases/2012/06/120617142536.htm.

21. J. R. Turner, "Intestinal Mucosal Barrier Function in Health and Disease," *Nat. Rev. Immunol.* 9, no. 11 (November 2009): 799–809, doi: 10.1038/nri2653.

22. A. Fasano, "Zonulin and Its Regulation of Intestinal Barrier Function: The Biological Door to Inflammation, Autoimmunity, and Cancer," *Physiol. Rev.* 91, no. 1 (January 2011): 151–75, doi: 10.1152/physrev.00003.2008.

23. M. M. Welling, R. J. Nabuurs, and L. van der Weerd, "Potential Role of Antimicrobial Peptides in the Early Onset of Alzheimer's Disease," *Alzheimers Dement.* 11, no. 1 (January 2015): 51–7. doi: 10.1016/j.jalz.2013.12.020. Epub 2014 Mar 15.

24. J. R. Jackson *et al.*, "Neurologic and Psychiatric Manifestations of Celiac Disease and Gluten Sensitivity," *Psychiatr. Q.* 83, no. 1 (March 2012): 91–102, doi: 10.1007/s11126-011-9186-y.

25. Marielle Suzanne Kahn, "A Potential Role for LPS-Induced Inflammation in the Induction of Alzheimer's Disease-Related Pathology and Cognitive Deficits," Master's thesis, Texas Christian University, Pub number: 1491006, http://gradworks.umi.com/14/91/1491006.html.

26. M. Kahn *et al.*, "A Potential Role for LPS-Induced Inflammation in the Induction of Alzheimer's Disease-Related Pathology and Cognitive Deficits," Texas Christian University, http://www.srs.tcu.edu/previous_posters/Interdisciplinary/2011/122-Kahn-Chumley.pdf.

27. J. W. Lee *et al.*, "Neuro-inflammation Induced by Lipopolysaccharide Causes Cognitive Impairment through Enhancement of Beta-Amyloid Generation," *J. Neuroinflamm.* 5 (August 29, 2008): 37, doi: 10.1186/1742-2094-5-37.

28. Z. Guan and J. Fang, "Peripheral Immune Activation by Lipopolysaccharide Decreases Neurotrophins in the Cortex and Hippocampus in Rats," *Brain Behav. Immun.* 20, no. 1 (January 2006): 64–71.

29. R. Zhang *et al.*, "Circulating Endotoxin and Systemic Immune Activation in Sporadic Amyotrophic Lateral Sclerosis (sALS)," *J. Neuroimmunol.* 206, no. 1–2 (January 3, 2009): 121–24, doi: 10.1016/j.jneuroim.2008.09.017, Epub November 14, 2008. The images on page 58 are based on data from this study.

30. Ibid.

31. C. B. Forsyth *et al.*, "Increased Intestinal Permeability Correlates with Sigmoid Mucosa Alpha-Synuclein Staining and Endotoxin Exposure Markers in Early Parkinson's Disease," *PLoS One* 6, no. 12 (2011): e28032, doi: 10.1371/journal.pone.0028032, Epub 2011 December 1, 2011.

32. "Manifestations of Low Vitamin B12 Levels," Centers for Disease Control and Prevention, June 29, 2009, accessed January 12, 2015, http://www.cdc.gov/ncbddd/b12/manifestations.html.

33. H. W. Baik and R. M. Russell, "Vitamin B12 Deficiency in the Elderly," *Ann. Rev. Nutr.* 19 (1999): 357–77.

34. P. M. Kris-Etherton *et al.*, "Polyunsaturated Fatty Acids in the Food Chain in the United States," *Am. J. Clin. Nutr.* 71, Suppl. 1 (January 2000): 179S–88S.

35. M. H. Eskelinen *et al.*, "Midlife Coffee and Tea Drinking and the Risk of Late-Life Dementia: A Population-Based CAIDE Study," *J. Alzheimers Dis.* 16, no. 1 (2009): 85–91, doi: 10.3233/JAD-2009-0920.

36. Ibid.

37. Janet Raloff, "A Gut Feeling about Coffee," *ScienceNews*, July 26, 2007, https://www.sciencenews.org/blog/food-thought/gut-feeling-about-coffee.

38. M. Jaquet *et al.*, "Impact of Coffee Consumption on the Gut Microbiota: A Human Volunteer Study," *J. Food Microbiol.* 130, no. 2 (March 31, 2009): 117–21, doi: 10.1016/j.ijfoodmicro.2009.01.011, Epub January 23, 2009.

39. T. E. Cowan *et al.*, "Chronic Coffee Consumption in the Diet-Induced Obese Rat: Impact on Gut Microbiota and Serum Metabolomics," *J. Nutr. Biochem.* 25, no. 4 (April 2014): 489–95, doi: 10.1016/j.jnutbio.2013.12.009, Epub January 30, 2014.

40. David Perlmutter and Alberto Villoldo, *Power of Your Brain* (New York: Hay House, 2011).

41. Nick Lane, *Power, Sex, and Suicide: Mitochondria and the Meaning of Life* (New York: Oxford University Press, 2006); page 207.

42. C. O'Gorman *et al.*, "Environmental Risk Factors for Multiple Sclerosis: A Review with a Focus on Molecular Mechanisms," *Int. J. Mol. Sci.* 13, no. 9 (2012): 11718–52, doi: 10.3390/ijms130911718, Epub September 18, 2012.

43. S. Conradi *et al.*, "Breastfeeding Is Associated with Lower Risk for Multiple Sclerosis," *Mult. Scler.* 19, no. 5 (April 2013): 553–58, doi: 10.1177/1352458512459683, Epub September 4, 2012.

第 3 章　肠道也会抑郁吗？

1. Roni Caryn Rabin, "A Glut of Antidepressants," *New York Times*, August 12, 2013, http://well.blogs.nytimes.com/2013/08/12/a-glut-of-antidepressants/.

2. "Astounding Increase in Antidepressant Use by Americans—Harvard Health Blog," *Harvard Health Blog* RSS, October 20, 2011, accessed January 12, 2015, http://www.health.harvard.edu/blog/astounding-increase-in-antidepressant-use-by-americans-201110203624.

3. "Countries of the World: Gross National Product (GNP) Distribution—2005," accessed January 12, 2015, http://www.studentsoftheworld.info/infopays/rank/PNB2.html.

4. Kathryn Roethel, "Antidepressants—Nation's Top Prescription," *SFGate*, November 13, 2012, accessed January 12, 2015, http://www.sfgate.com/health/article/Antidepressants-nation-s-top-prescription-4034392.php.

5. "REPORT: Turning Attention to ADHD," accessed January 12, 2015, http://lab.express-scripts.com/insights/industry-updates/report-turning-attention-to-adhd.

6. "Depression (Major Depressive Disorder): Selective Serotonin Reuptake Inhibitors (SSRIs)," accessed January 12, 2015, http://www.mayoclinic.org/diseases-conditions/depression/in-depth/ssris/art-20044825.

7. L. Desbonnet *et al.*, "The Probiotic *Bifidobacteria infantis*: An Assessment of Potential Antidepressant Properties in the Rat," *J. Psychiatr. Res.* 43, no. 2 (December 2008): 164–74, doi: 10.1016/j.jpsychires.2008.03.009, Epub May 5, 2008.

8. A. C. Bested *et al.*, "Intestinal Microbiota, Probiotics and Mental Health: From Metchnikoff to Modern Advances: Part II—Contemporary Contextual Research," *Gut Pathog.* 5, no. 1 (March 2013): 3, doi: 10.1186/1757-4749-5-3. See also A. C. Bested *et al.*, "Intestinal Microbiota, Probiotics and Mental Health: From Metchnikoff to Modern Advances: Part III—Convergence toward Clinical Trials," *Gut Pathog.* 5, no. 1 (March 16, 2013): 4, doi: 10.1186/1757-4749-5-4.

9. A. Ferrao and J. E. Kilman, "Experimental Toxic Approach to Mental Illness," *Psychiatr. Q.* 7 (1933): 115–53.

10. G. M. Khandaker *et al.*, "Association of Serum Interleukin 6 and C-Reactive Protein in Childhood with Depression and Psychosis in Young Adult Life: A Population-Based Longitudinal Study," *JAMA Psychiatry* 71, no. 10 (October 2014): 1121–28, doi: 10.1001/jamapsychiatry.2014.1332.

11. Maria Almond, "Depression and Inflammation: Examining the Link," *Curr. Psychiatry* 6, no. 12 (2013): 24–32.

12. E. Painsipp *et al.*, "Prolonged Depression-like Behavior Caused by Immune Challenge: Influence of Mouse Strain and Social Environment," *PLoS One* 6, no. 6 (2011): e20719, doi: 10.1371/journal.pone.0020719, Epub June 6, 2011.

13. M. Udina *et al.*, "Interferon-Induced Depression in Chronic Hepatitis C: A Systematic Review and Meta-analysis," *J. Clin. Psychiatry* 73, no. 8 (August 2012): 1128–38, doi: 10.4088/JCP.12r07694.

14. N. Vogelzangs *et al.*, "Association of Depressive Disorders, Depression Characteristics and Antidepressant Medication with Inflammation," *Transl. Psychiatry* 2 (February 21, 2012): e79, doi: 10.1038/tp.2012.8.

15. E. Lopez-Garcia *et al.*, "Major Dietary Patterns Are Related to Plasma Concentrations of Markers of Inflammation and Endothelial Dysfunction," *Am. J. Clin. Nutr.* 80, no. 4 (October 2004): 1029–35.

16. S. Liu *et al.*, "Relation between a Diet with a High Glycemic Load and Plasma Concentrations of High-Sensitivity C-Reactive Protein in Middle-Aged Women," *Am. J. Clin. Nutr.* 75, no. 3 (March 2002): 492–98.

17. "Diabetes: What's the Connection between Diabetes and Depression: How Can I Cope If I Have Both?," Mayo Clinic, accessed January 12, 2015, http://www.mayo clinic.org/diseases-conditions/diabetes/expert-answers/diabetes-and-depression/faq-20057904.

18. A. Pan et al., "Bidirectional Association between Depression and Type 2 Diabetes Mellitus in Women," Arch. Intern. Med. 170, no. 21 (November 22, 2010): 1884–91, doi: 10.1001/archinternmed.2010.356.

19. F. S. Luppino et al., "Overweight, Obesity, and Depression: A Systematic Review and Meta-analysis of Longitudinal Studies," JAMA Psychiatry 67, no. 3 (March 2010): 220–9.

20. M. Maes et al., "The Gut-Brain Barrier in Major Depression: Intestinal Mucosal Dysfunction with an Increased Translocation of LPS from Gram Negative Entero-bacteria (Leaky Gut) Plays a Role in the Inflammatory Pathophysiology of Depression," Neuro. Endocrinol. Lett. 29, no. 1 (February 2008): 117–24. The image on page 78 is based on data from this study.

21. Ibid.

22. Bested et al., "Intestinal Microbiota," Part II.

23. A. Sanchez-Villegas et al., "Association of the Mediterranean Dietary Pattern with the Incidence of Depression: The Seguimiento Universidad de Navarra/University of Navarra Follow-Up (SUN) Cohort," Arch. Gen. Psychiatry 66, no. 10 (October 2009): 1090–98, doi: 10.1001/archgenpsychiatry.2009.129.

24. Bested et al., "Intestinal Microbiota," Part II.

25. M. E. Benros et al., "Autoimmune Diseases and Severe Infections as Risk Factors for Mood Disorders: A Nationwide Study," JAMA Psychiatry 70, no. 8 (August 2013): 812–20, doi: 10.1001/jamapsychiatry.2013.1111.

26. Sonia Shoukat and Thomas W. Hale, "Breastfeeding in Infancy May Reduce the Risk of Major Depression in Adulthood," Texas Tech University Health Sciences Center, September 18, 2012, http://www.infantrisk.com/content/breastfeeding-infancy-may-reduce-risk-major-depression-adulthood-1.

27. K. M. Neufeld et al., "Reduced Anxiety-like Behavior and Central Neurochemical Change in Germ-Free Mice," Neurogastroenterol. Motil. 23, no. 3 (March 2011): 255–64, e119, doi: 10.1111/j.1365-2982.2010.01620.x, Epub November 5, 2010.

28. P. Bercik et al., "The Intestinal Microbiota Affect Central Levels of Brain-Derived Neurotropic Factor and Behavior in Mice," Gastroenterology 141, no. 2 (August 2011): 599–609, 609.e1–3, doi: 10.1053/j.gastro.2011.04.052, Epub April 30, 2011.

29. Carrie Arnold, "Gut Feelings: The Future of Psychiatry May Be Inside Your Stom-ach," The Verge, August 21, 2013, http://www.theverge.com/2013/8/21/4595712/gut-feelings-the-future-of-psychiatry-may-be-inside-your-stomach.

30. K. Tillisch et al., "Consumption of Fermented Milk Product with Probiotic Modulates Brain Activity," Gastroenterology 144, no. 7 (June 2013): 1394–401,

1401.e1–4, doi: 10.1053/j.gastro.2013.02.043, Epub March 6, 2013. Also see E. A. Mayer *et al.*, "Gut Microbes and the Brain: Paradigm Shift in Neuroscience," *J. Neurosci.* 34, no. 46 (November 12, 2014): 15490–96, doi: 10.1523/JNEUROSCI .3299-14.2014.

31. Rachel Champeau, "Changing Gut Bacteria through Diet Affects Brain Function, UCLA Study Shows," UCLA Newsroom, May 28, 2013, http://newsroom.ucla.edu/ releases/changing-gut-bacteria-through-245617.

32. J. A. Foster and K. A. McVey, "Gut-Brain Axis: How the Microbiome Influences Anxiety and Depression," *Trends Neurosci.* 36, no. 5 (May 2013): 305–12, doi: 10.1016/j.tins.2013.01.005, Epub February 4, 2013.

33. T. Vanuytsel *et al.*, "Psychological Stress and Corticotropin-Releasing Hormone Increase Intestinal Permeability in Humans by a Mast Cell-Dependent Mecha-nism," *Gut* 63, no. 8 (August 2014): 1293–99, doi: 10.1136/gutjnl-2013-305690, Epub October 23, 2013.

34. N. Sudo *et al.*, "Postnatal Microbial Colonization Programs the Hypothalamic-Pituitary-Adrenal System for Stress Response in Mice," *J. Physiol.* 558, pt. 1 (July 2004): 263–75. Epub May 7, 2004.

35. J. M. Kreuger and J. A. Majde, "Microbial Products and Cytokines in Sleep and Fever Regulation," *Crit. Rev. Immunol.* 14, no 3–4 (1994): 355–79.

36. J. Glaus *et al.*, "Associations between Mood, Anxiety or Substance Use Disorders and Inflammatory Markers after Adjustment for Multiple Covariates in a Population-Based Study," *J. Psychiatr. Res.* 58 (November 2014): 36–45, doi: 10.1016/j.jpsychires .2014.07.012, Epub July 22, 2014.

37. A. E. Autry and L. M. Monteggia, "Brain-Derived Neurotrophic Factor and Neuro-psychiatric Disorders," *Pharmacol. Rev.* 64, no. 2 (April 2012): 238–58, doi: 10.1124/ pr.111.005108, Epub March 8, 2012.

38. J. Coplan *et al.*, "Persistent Elevations of Cerebrospinal Fluid Concentrations of Corticotropin-Releasing Factor in Adult Nonhuman Primates Exposed to Early-Life Stressors: Implications for the Pathophysiology of Mood and Anxiety Disorders," *Proc. Natl. Acad. Sci. USA* 93 (February 1996): 1619–23, http://www.ncbi .nlm.nih.gov/pmc/articles/PMC39991/pdf/pnas01508-0266.pdf.

39. Bested *et al.*, "Intestinal Microbiota," Part II.

40. "Anxiety Disorders," NIMH RSS, accessed January 12, 2015, http://www.nimh.nih .gov/health/publications/anxiety-disorders/index.shtml?rf=53414.

41. J. A. Bravo *et al.*, "Ingestion of *Lactobacillus* Strain Regulates Emotional Behavior and Central GABA Receptor Expression in a Mouse via the Vagus Nerve," *Proc. Natl. Acad. Sci. USA* 108, no. 38 (September 20, 2011): 16050–55, doi: 10.1073/ pnas.1102999108, Epub August 29, 2011.

42. University College Cork, "Mind-Altering Microbes: Probiotic Bacteria May Lessen Anxiety and Depression." *ScienceDaily*, accessed January 12, 2015, http://www .sciencedaily.com/releases/2011/08/110829164601.htm.

43. K. Schmidt *et al.*, "Prebiotic Intake Reduces the Waking Cortisol Response and Alters Emotional Bias in Healthy Volunteers," *Psychopharmacology* (Berl.) (December 3, 2014) [Epub ahead of print].

44. Bested *et al.*, "Intestinal Microbiota," Part II.

45. Barry Sears, "ADHD: An Inflammatory Condition," *Psychology Today*, July 20, 2011, http://www.psychologytoday.com/blog/in-the-zone/201107/adhd-inflammatory -condition.

46. Alan Schwarz, "Thousands of Toddlers Are Medicated for A.D.H.D., Report Finds, Raising Worries," *New York Times*, May 16, 2014, accessed January 12, 2015, http:// www.nytimes.com/2014/05/17/us/among-experts-scrutiny-of-attention-disorder -diagnoses-in-2-and-3-year-olds.html.

47. KJ Dell'Antonia, "The New Inequality for Toddlers: Less Income; More Ritalin," *New York Times*, Motherlode, May 16, 2014, http://parenting.blogs.nytimes.com/ 2014/05/16/the-new-inequality-for-toddlers-less-income-more-ritalin/.

48. T. Lempo *et al.*, "Altered Gene Expression in the Prefrontal Cortex of Young Rats Induced by the ADHD Drug Atomoxetine," *Prog. Neuropsychopharmacol. Biol. Psychiatry* 40 (January 10, 2013): 221–28, doi: 10.1016/j.pnpbp.2012.08.012, Epub August 30, 2012.

49. J. R. Burgess *et al.*, "Long-Chain Polyunsaturated Fatty Acids in Children with Attention-Deficit Hyperactivity Disorder," *Am. J. Clin. Nutr.* 71, Suppl. 1 (January 2000): 327S–30S.

50. Ibid.

51. E. A. Curran *et al.*, "Research Review: Birth by Caesarean Section and Development of Autism Spectrum Disorder and Attention-Deficit/Hyperactivity Disorder: A Systematic Review and Meta-analysis," *J. Child Psychol. Psychiatry* (October 27, 2014), doi: 10.1111/jcpp.12351 [Epub ahead of print].

52. C. McKeown *et al.*, "Association of Constipation and Fecal Incontinence with Attention-Deficit/Hyperactivity Disorder," *Pediatrics* 132, no. 5 (November 2013): e1210-15, doi: 10.1542/peds.2013-1580, Epub October 21, 2013.

53. H. Niederhofer, "Association of Attention-Deficit/Hyperactivity Disorder and Celiac Disease: A Brief Report," *Prim. Care Companion CNS Disord.* 13, no. 3 (2011), doi: 10.4088/PCC.10br01104.

54. L. M. Pelsser *et al.*, "Effects of a Restricted Elimination Diet on the Behaviour of Children with Attention-Deficit Hyperactivity Disorder (INCA Study): A Randomised Controlled Trial," *Lancet* 377, no. 9764 (February 5, 2011): 494–503, doi: 10.1016/S0140-6736(10)62227-1.

55. R. A. Edden *et al.*, "Reduced GABA Concentration in Attention-Deficit/Hyperactivity Disorder," *Arch. Gen. Psychiatry* 69, no. 7 (July 2012): 750–53, doi: 10.1001/ archgenpsychiatry.2011.2280.

56. E. Barrett *et al.*, "γ-Aminobutyric Acid Production by Culturable Bacteria from the Human Intestine," *J. Appl. Microbiol.* 113, no. 2 (August 2012): 411–17, doi: 10.1111/ j.1365-2672.2012.05344.x, Epub June 15, 2012.

57. J. Luo *et al.*, "Ingestion of Lactobacillus Strain Reduces Anxiety and Improves Cognitive Function in the Hyperammonemia Rat," *Sci. China Life Sci.* 57, no. 3 (March 2014): 327–35, doi: 10.1007/s11427-014-4615-4, Epub February 19, 2014.

58. M. Messaoudi *et al.*, "Assessment of Psychotropic-like Properties of a Probiotic Formulation (*Lactobacillus helveticus* R0052 and *Bifidobacterium longum* R0175) in Rats and Human Subjects," *Br. J. Nutr.* 105, no. 5 (March 2011): 755–64, doi: 10.1017/S0007114510004319, Epub October 26, 2010.

59. "Impulsive versus Controlled Men: Disinhibited Brains and Disinhibited Behavior," Press Release, Elsevier, November 3, 2011, http://www.elsevier.com/about/press-releases/research-and-journals/impulsive-versus-controlled-men-disinhibited-brains-and-disinhibited-behavior. See also D. J. Hayes *et al.*, "Brain γ-Aminobutyric Acid: A Neglected Role in Impulsivity," *Eur. J. Neurosci.* 39, no. 11 (June 2014): 1921–32, doi: 10.1111/ejn.12485, Epub January 27, 2014.

60. A. Draper *et al.*, "Increased GABA Contributes to Enhanced Control over Motor Excitability in Tourette Syndrome," *Curr. Biol.* 24, no. 19 (October 6, 2014): 2343–47, doi: 10.1016/j.cub.2014.08.038, Epub September 25, 2014. See also A. Lerner *et al.*, "Widespread Abnormality of the γ-Aminobutyric Acid-Ergic System in Tourette Syndrome," *Brain* 135, pt. 6 (June 2012): 1926–36, doi: 10.1093/brain/aws104, Epub May 10, 2012.

61. K. L. Harding *et al.*, "Outcome-Based Comparison of Ritalin versus Food-Supplement Treated Children with AD/HD," *Altern. Med. Rev.* 8, no. 3 (August 2003): 319–30, http://alternativementalhealth.com/articles/gant.pdf.

62. P. M. Kidd, "Attention Deficit/Hyperactivity Disorder (ADHD) in Children: Rationale for Its Integrative Management," *Altern. Med. Rev.* 5, no. 5 (October 2000): 402–28.

63. L. J. Stevens *et al.*, "Dietary Sensitivities and ADHD Symptoms: Thirty-Five Years of Research," *Clin. Pediatr.* (Phila.) 50, no. 4 (April 2011): 279–93, doi: 10.1177/0009922810384728, Epub December 2, 2010.

第 4 章　肠道细菌如何引发肥胖和大脑疾病

1. "Obesity," WHO, accessed January 12, 2015, http://www.who.int/topics/obesity/en/.

2. "An Epidemic of Obesity: U.S. Obesity Trends," The Nutrition Source, accessed January 12, 2015, http://www.hsph.harvard.edu/nutritionsource/an-epidemic-of-obesity/.

3. "Obesity and Overweight," WHO, accessed January 12, 2015, http://www.who.int/mediacentre/factsheets/fs311/en/.

4. Meryl C. Vogt *et al.*, "Neonatal Insulin Action Impairs Hypothalamic Neurocircuit Formation in Response to Maternal High-Fat Feeding" *Cell* 156, no. 3 (January, 2014): 495–509, doi: http://dx.doi.org/10.1016/j.cell.2014.01.008.

5. N. Ashley *et al.*, "Maternal High-fat Diet and Obesity Compromise Fetal Hemato-poiesis," Molecular Metabolism 2014; DOI: 10.1016/j.molmet.2014.11.001

6. C. De Filippo *et al.*, "Impact of Diet in Shaping Gut Microbiota Revealed by a Comparative Study in Children from Europe and Rural Africa," *Proc. Natl. Acad. Sci. USA* 107, no. 33 (August 17, 2010): 14691–96, doi: 10.1073/pnas.1005963107, Epub August 2, 2010. The images on pages 99 and 100 reflect data from this study.

7. Ibid. Also see Helen Pearson, "Fat People Harbor 'Fat' Microbes," *Nature*, December 20, 2006, http://www.nature.com/news/2006/061218/full/news061218-6.html.

8. M. A. O'Malley and K. Stotz, "Intervention, Integration and Translation in Obesity Research: Genetic, Developmental and Metaorganismal Approaches," *Philos. Ethics Humanit. Med.* 6 (January 2011): 2, doi: 10.1186/1747-5341-6-2.

9. H. D. Holscher *et al.*, "Fiber Supplementation Influences Phylogenetic Structure and Functional Capacity of the Human Intestinal Microbiome: Follow-Up of a Randomized Controlled Trial," *Am. J. Clin. Nutr.* 101, no. 1 (January 2015): 55–64, doi: 10.3945/ajcn.114.092064, Epub November 12, 2014.

10. De Filippo *et al.*, "Impact of Diet in Shaping Gut Microbiota." See also H. Tilg and A. Kaser, "Gut Microbiome, Obesity, and Metabolic Dysfunction," *J. Clin. Invest.* 121, no. 6 (June 2011): 2126–32, doi: 10.1172/JCI58109, Epub June 1, 2011.

11. V. K. Ridaura *et al.*, "Gut Microbiota from Twins Discordant for Obesity Modulate Metabolism in Mice," *Science* 341, no. 6150 (September 6, 2013): 1241214, doi: 10.1126/science.1241214.

12. P. J. Turnbaugh *et al.*, "An Obesity-Associated Gut Microbiome with Increased Capacity for Energy Harvest," *Nature* 444, no. 7122 (December 21, 2006): 1027–31.

13. J. Gerritsen *et al.*, "Intestinal Microbiota in Human Health and Disease: The Impact of Probiotics," *Genes Nutr.* 7, no. 3 (August 2011): 209–40, doi: 10.1007/s12263-011-0229-7, Epub May 27, 2011.

14. Claudia Wallis, "How Gut Bacteria Help Make Us Fat and Thin," *Scientific American* 310, no. 6, June 1, 2014, http://www.scientificamerican.com/article/how-gut-bacteria-help-make-us-fat-and-thin/.

15. "Cleveland Clinic Research Shows Gut Bacteria Byproduct Impacts Heart Failure," Cleveland Clinic, accessed January 12, 2015, http://my.clevelandclinic.org/about-cleveland-clinic/newsroom/releases-videos-newsletters/cleveland-clinic-research-shows-gut-bacteria-byproduct-impacts-heart-failure.

16. C. N. Lumeng and A. R. Saltiel, "Inflammatory Links between Obesity and Metabolic Disease," *J. Clin. Invest.* 121, no. 6 (June 2011): 2111–17, doi: 10.1172/JCI57132, Epub June 1, 2011.

17. H. Yang *et al.*, "Obesity Increases the Production of Proinflammatory Mediators from Adipose Tissue T Cells and Compromises TCR Repertoire Diversity: Implications for Systemic Inflammation and Insulin Resistance," *J. Immunol.* 185, no. 3 (August 1, 2010): 1836–45, doi: 10.4049/jimmunol.1000021, Epub June 25, 2010.

18. W. Jagust *et al.*, "Central Obesity and the Aging Brain," *Arch. Neurol.* 62, no. 10 (October 2005): 1545–48.

19. S. Debette *et al.*, "Visceral Fat Is Associated with Lower Brain Volume in Healthy Middle-Aged Adults," *Ann. Neurol.* 68, no. 2 (August 2010): 136–44, doi: 10.1002/ana.22062.

20. R. Schmidt *et al.*, "Early Inflammation and Dementia: A 25-Year Follow-Up of the Honolulu-Asia Aging Study," *Ann. Neurol.* 52, no. 2 (August 2002): 168–74. See also Joseph Rogers, "High-Sensitivity C-Reactive Protein: An Early Marker of Alzheimer's?," *N. Engl. J. Med. Journal Watch*, October 11, 2002.

21. National Diabetes Statistics Report, 2014, http://www.cdc.gov/diabetes/pubs/statsreport14/national-diabetes-report-web.pdf

22. A.V. Hartstra *et al.*, "Insights into the Role of the Microbiome in Obesity and Type 2 Diabetes," *Diabetes Care* 38, no. 1 (January 2015): 159–165. For a list of publications by Dr. M. Nieuwdorp, go to: https://www.amc.nl/web/Research/Who-is-Who-in-Research/Who-is-Who-in-Research.htm?p=1597&v=publications. Also see R. S. Kootte *et al.*, "The Therapeutic Potential of Manipulating Gut Microbiota in Obesity and Type 2 Diabetes Mellitus," *Diabetes Obes. Metab.* 14, no. 2 (February 2012): 112–20, doi: 10.1111/j.1463-1326.2011.01483.x, Epub November 22, 2011.

23. Turnbaugh *et al.*, "An Obesity-Associated Gut Microbiome."

24. V. K. Ridaura *et al.*, "Gut Microbiota from Twins Discordant for Obesity Modulate Metabolism in Mice."

25. Wallis, "How Gut Bacteria Help Make Us Fat and Thin."

26. T. Poutahidis *et al.*, "Microbial Reprogramming Inhibits Western Diet-Associated Obesity," *PLoS One* 8, no. 7 (July 10, 2013), e68596, doi: 10.1371/journal.pone.0068596.

27. G. A. Bray *et al.*, "Consumption of High-Fructose Corn Syrup in Beverages May Play a Role in the Epidemic of Obesity," *Am. J. Clin. Nutr.* 79, no. 4 (April 2004): 537–43.

28. A. Abbott, "Sugar Substitutes Linked to Obesity," *Nature* 513, no. 7518 (September 18, 2014): 290, doi: 10.1038/513290a.

29. K. K. Ryan *et al.*, "FXR Is a Molecular Target for the Effects of Vertical Sleeve Gastrectomy," *Nature* 509, no. 7499 (May 8, 2014): 183–88, doi: 10.1038/nature13135, Epub March 26, 2014.

30. S. F. Clarke *et al.*, "Exercise and Associated Dietary Extremes Impact on Gut Microbial Diversity," *Gut* 63, no. 12 (December 2014): 1913–20, doi: 10.1136/gutjnl-2013-306541, Epub June 9, 2014.

31. M. C. Arrieta *et al.*, "The Intestinal Microbiome in Early Life: Health and Disease," *Front. Immunol.* 5 (September 5, 2014): 427, doi: 10.3389/fimmu.2014.00427, eCollection 2014.

32. "Early Antibiotic Exposure Leads to Lifelong Metabolic Disturbance in Mice," News Release, NUY Langone Medical Center, August 14, 2014, http://communications.

med.nyu.edu/media-relations/news/early-antibiotic-exposure-leads-lifelong-meta bolic-disturbances-mice. See also L. M. Cox *et al.*, "Altering the Intestinal Micro-biota during a Critical Developmental Window Has Lasting Metabolic Conse-quences," *Cell* 158, no. 4 (August 14, 2014): 705–21, doi: 10.1016/j.cell.2014.05.052.

33. Wallis, "How Gut Bacteria Help Make Us Fat and Thin."

34. Blaser Lab Group, "Lab Overview," accessed January 15, 2015, http://www.med .nyu.edu/medicine/labs/blaserlab/.

第 5 章　自闭症与肠道健康

1. Melissa Pandika, "Autism's Gut-Brain Connection," *National Geographic*, Novem-ber 14, 2014, http://news.nationalgeographic.com/news/2014/11/141114-autism-gut -brain-probiotic-research-biology-medicine-bacteria/.

2. "Autism Spectrum Disorder," Centers for Disease Control and Prevention, January 2, 2015, accessed January 12, 2015, http://www.cdc.gov/ncbddd/autism/index.html.

3. Autism Speaks. "Largest-Ever Autism Genome Study Finds Most Siblings Have Different Autism-Risk Genes," *ScienceDaily*, January 26, 2015, www.sciencedaily .com/releases/2015/01/150126124604.htm.

4. Stephen W. Scherer, *et al.* "Whole-genome Sequencing of Quartet Families with Autism Spectrum Disorder," *Nature Medicine*, 2015; doi: 10.1038/nm.3792

5. The chart on page 119, "Autism Spectrum Disorder — Incidence Rates," is based on data from the CDC and National Institutes of Health. It was created by Joanne Marcinek and can be found at http://joannemarcinek.com/autism-spectrum-disorder -incidence-rates/ (accessed January 15, 2015).

6. F. Godiee *et al.*, "Wakefield's Article Linking MMR Vaccine and Autism Was Fraudulent," *BMJ* 342 (January 5, 2011): c7452, doi: 10.1136/bmj.c7452.

7. Melinda Wenner Moyer, "Gut Bacteria May Play a Role in Autism," *Scientific American Mind* 25, no. 5, August 14, 2014, http://www.scientificamerican.com/ article/gut-bacteria-may-play-a-role-in-autism/.

8. H. M. Parracho *et al.*, "Differences between the Gut Microflora of Children with Autistic Spectrum Disorders and That of Healthy Children," *J. Med. Microbiol.* 54, pt. 10 (October 2005): 987–91.

9. Sarah Deweerdt, "New Gene Studies Suggest There Are Hundreds of Kinds of Autism," *Wired*, November 25, 2014, http://www.wired.com/2014/11/autism -genetics/.

10. "Scientists Implicate More Than 100 Genes in Causing Autism," NPR, October 29, 2014, http://www.npr.org/blogs/health/2014/10/29/359818102/scientists-implicate -more-than-100-genes-in-causing-autism.

11. P. Gorrindo *et al.*, "Gastrointestinal Dysfunction in Autism: Parental Report, Clin-ical Evaluation, and Associated Factors," *Autism Res.* 5, no. 2 (April 2012): 101–8, doi: 10.1002/aur.237.

12. L. de Magistris *et al.*, "Alterations of the Intestinal Barrier in Patients with Autism Spectrum Disorders and in Their First-Degree Relatives," *J. Pediatr. Gastroenterol. Nutr.* 51, no. 4 (October 2010): 418–24, doi: 10.1097/MPG.0b013e3181dcc4a5.

13. E. Emanuele *et al.*, "Low-Grade Endotoxemia in Patients with Severe Autism," *Neurosci. Lett.* 471, no. 3 (March 8, 2010): 162–65, doi: 10.1016/j.neulet.2010.01.033, Epub January 25, 2010. The image on page 128 is based on data from this study.

14. J. F. White, "Intestinal Pathophysiology in Autism," *Exp. Biol. Med.* (Maywood) 228, no. 6 (June 2003): 639–49.

15. J. G. Mulle *et al.*, "The Gut Microbiome: A New Frontier in Autism Research," *Curr. Psychiatry Rep.* 15, no. 2 (February 2013): 337, doi: 10.1007/s11920-012-0337-0.

16. S. M. Finegold *et al.*, "Gastrointestinal Microflora Studies in Late-Onset Autism," *Clin. Infect. Dis.* 35, Suppl. 1 (September 1, 2002): S6–S16.

17. Parracho *et al.*, "Differences between the Gut Microflora."

18. R. H. Sandler *et al.*, "Short-Term Benefit from Oral Vancomycin Treatment of Regressive-Onset Autism," *J. Child Neurol.* 15, no. 7 (July 2000): 429–35.

19. Sydney M. Finegold, "Studies on Bacteriology of Autism," accessed January 29, 2015, http://bacteriaandautism.com/.

20. Sandler *et al.*, "Short-Term Benefit from Oral Vancomycin Treatment."

21. Finegold, "Studies on Bacteriology of Autism."

22. Finegold *et al.*, "Gastrointestinal Microflora Studies in Late-Onset Autism."

23. Derrick MacFabe, Western Social Science, The Kilee Patchell-Evans Autism Research Group, accessed January 29, 2015, http://www.psychology.uwo.ca/autism/.

24. D. F. MacFabe, "Short-Chain Fatty Acid Fermentation Products of the Gut Microbiome: Implications in Autism Spectrum Disorders," *Microb. Ecol. Health Dis.* 23 (August 24, 2012), doi: 10.3402/mehd.v23i0.19260, eCollection 2012.

25. S. J. James *et al.*, "Cellular and Mitochondrial Glutathione Redox Imbalance in Lymphoblastoid Cells Derived from Children with Autism," *FASEB J.* 23, no. 8 (August 2009): 2374–83, doi: 10.1096/fj.08-128926, Epub March 23, 2009.

26. A. M. Aldbass *et al.*, "Protective and Therapeutic Potency of N-Acetyl-Cysteine on Propionic Acid-Induced Biochemical Autistic Features in Rats," *J. Neuroinflamm.* 10 (March 27, 2013): 42, doi: 10.1186/1742-2094-10-42.

27. A. Y. Hardan *et al.*, "A Randomized Controlled Pilot Trial of Oral N-Acetylcysteine in Children with Autism," *Biol. Psychiatry* 71, no 11 (June 1, 2012): 956–61, doi: 10.1016/j.biopsych.2012.01.014, Epub February 18, 2012.

28. E. Y. Hsiao *et al.*, "Microbiota Modulate Behavioral and Physiological Abnormalities Associated with Neurodevelopmental Disorders," *Cell* 155, no. 7 (December 19, 2013): 1451–63, doi: 10.1016/j.cell.2013.11.024, Epub December 5, 2013. See also E. Y. Hsiao *et al.*, "Maternal Immune Activation Yields Offspring Displaying Mouse Versions of the Three Core Symptoms of Autism," *Brain Behav. Immun.* 26, no. 4 (May 2012): 607–16, doi: 10.1016/j.bbi.2012.01.011, Epub January 30, 2012.

29. R. E. Frye and D. A. Rossignol, "Mitochondrial Dysfunction Can Connect the Diverse Medical Symptoms Associated with Autism Spectrum Disorders," *Pediatr. Res.* 69, no. 5, pt. 2 (May 2011): 41R–7R, doi: 10.1203/PDR.0b013e318212f16b.

30. P. F. Chinnery, "Mitochondrial Disorders Overview," in *GeneReviews* [Internet], edited by R. A. Pagon *et al.* (Seattle: University of Washington, 1993–2015).

31. C. Giulivi *et al.*, "Mitochondrial Dysfunction in Autism," *JAMA* 304, no. 21 (December 1, 2010): 2389–96, doi: 10.1001/jama.2010.1706.

32. University of California—Davis Health System, "Children with Autism Have Mitochondrial Dysfunction, Study Finds," *ScienceDaily*, accessed January 12, 2015, http://www.sciencedaily.com/releases/2010/11/101130161521.htm .

第 6 章　对肠道的重重一击

1. K. Brown *et al.*, "Diet-Induced Dysbiosis of the Intestinal Microbiota and the Effects on Immunity and Disease," *Nutrients* 4, no. 8 (August 2012): 1095–119, Epub August 21, 2012.

2. J. Suez *et al.*, "Artificial Sweeteners Induce Glucose Intolerance by Altering the Gut Microbiota," *Nature* 514, no. 7521 (October 9, 2014): 181–86, doi: 10.1038/nature13793, Epub September 17, 2014.

3. G. Fagherazzi *et al.*, "Consumption of Artificially and Sugar-Sweetened Beverages and Incident Type 2 Diabetes in the Etude Epidemiologique aupres des Femmes de la Mutuelle Generale de l'Education Nationale-European Prospective Investigation into Cancer and Nutrition Cohort," *Am. J. Clin. Nutr.* 97, no. 3 (March 2013): 517–23, doi: 10.3945/ajcn.112.050997, Epub January 30, 2013. The image on page 147 is based on data from this study.

4. K. Kavanagh *et al.*, "Dietary Fructose Induces Endotoxemia and Hepatic Injury in Calorically Controlled Primates," *Am. J. Clin. Nutr.* 98, no. 2 (August 2013): 349–57, doi: 10.3945/ajcn.112.057331.

5. S. Drago *et al.*, "Gliadin, Zonulin and Gut Permeability: Effects on Celiac and Non-celiac Intestinal Mucosa and Intestinal Cell Lines," *Scand. J. Gastroenterol.* 41, no. 4 (April 2006): 408–19.

6. A. Alaedini *et al.*, "Immune Cross-Reactivity in Celiac Disease: Anti-gliadin Antibodies Bind to Neuronal Synapsin I," *J. Immunol.* 178, no. 10 (May 15, 2007): 6590–95.

7. J. Visser *et al.*, "Tight Junctions, Intestinal Permeability, and Autoimmunity: Celiac Disease and Type 1 Diabetes Paradigms," *Ann. N. Y. Acad. Sci.* 1165 (May 2009): 195–205, doi: 10.1111/j.1749-6632.2009.04037.x.

8. A. Fasano, "Zonulin and Its Regulation of Intestinal Barrier Function: The Biological Door to Inflammation, Autoimmunity, and Cancer," *Physiol. Rev.* 91, no. 1 (January 2011): 151–75, doi: 10.1152/physrev.00003.2008.

9. M. M. Leonard and B. Vasagar, "US Perspective on Gluten-Related Diseases," *Clin. Exp. Gastroenterol.* 7 (January 24, 2014): 25–37, doi: 10.2147/CEG.S54567, eCollection 2014.

10. Brown *et al.*, "Diet-Induced Dysbiosis of the Intestinal Microbiota."

11. E. V. Marietta *et al.*, "Low Incidence of Spontaneous Type 1 Diabetes in Non-obese Diabetic Mice Raised on Gluten-Free Diets Is Associated with Changes in the Intestinal Microbiome," *PLoS One* 8, no. 11 (November 2013): e78687, doi: 10.1371/journal.pone.0078687, eCollection 2013.

12. D. P. Funda *et al.*, "Prevention or Early Cure of Type 1 Diabetes by Intranasal Administration of Gliadin in NOD Mice," *PLoS One* 9, no. 4 (April 11, 2014): e94530, doi: 10.1371/journal.pone.0094530, eCollection 2014.

13. K. Vandepoele and Y. Van de Peer, "Exploring the Plant Transcriptome through Phylogenetic Profiling," *Plant Physiol.* 137, no. 1 (January 2005): 31–42.

第 7 章　肠道突袭

1. Centers for Disease Control and Prevention, "Antibiotic Resistance Threats in the United States, 2013," accessible at http://www.cdc.gov/drugresistance/threat-report-2013/pdf/ar-threats-2013-508.pdf (accessed February 4, 2015).

2. "WHO's First Global Report on Antibiotic Resistance Reveals Serious, Worldwide Threat to Public Health," WHO, accessed January 12, 2015, http://www.who.int/mediacentre/news/releases/2014/amr-report/en/.

3. "Penicillin," Alexander Fleming's Nobel Lecture, December 11, 1945, http://www.nobelprize.org/nobel_prizes/medicine/laureates/1945/fleming-lecture.pdf.

4. "Antibiotic/Antimicrobial Resistance," Centers for Disease Control and Prevention, accessed January 29, 2015, http://www.cdc.gov/drugresistance/.

5. F. Francois *et al.*, "The Effect of *H. pylori* Eradication on Meal-Associated Changes in Plasma Ghrelin and Leptin," *BMC Gastroenterol.* 11 (April 14, 2011): 37, doi: 10.1186/1471-230X-11-37.

6. The image on page 160 is adapted from James Byrne, *Disease Prone* blog on ScientificAmerican.com, http://blogs.scientificamerican.com/disease-prone/files/2011/11/ABx-use-graph.png.

7. David Kessler, "Antibiotics and Meat We Eat," *New York Times*, March 27, 2013, Opinion Page, A27, http://www.nytimes.com/2013/03/28/opinion/antibiotics-and-the-meat-we-eat.html.

8. Ibid.

9. C. J. Hildreth *et al.*, "JAMA Patient Page. Inappropriate Use of Antibiotics," *JAMA* 302, no. 7 (August 19, 2009): 816, doi: 10.1001/jama.302.7.816.

10. C. M. Velicer *et al.*, "Antibiotic Use in Relation to the Risk of Breast Cancer," *JAMA* 291, no. 7 (February 18, 2004): 827–35. The image on page 162 is based on data from this study.

11. R. F. Schwabe and C. Jobin, "The Microbiome and Cancer," *Nat. Rev. Cancer* 13, no. 11 (November 2013): 800–812, doi: 10.1038/nrc3610, Epub October 17, 2013.

12. U.S. Food and Drug Administration, "FDA Drug Safety Communication: Azithromycin (Zithromax or Zmax) and the Risk of Potentially Fatal Heart Rhythms," accessed January 12, 2015, http://www.fda.gov/Drugs/DrugSafety/ucm341822.htm.

13. Michael O'Riordan, "Cardiac Risks with Antibiotics Azithromycin, Levofloxacin Supported by VA Data," Medscape, March 10, 2014, http://www.medscape.com/viewarticle/821697.

14. T. R. Coker *et al.*, "Diagnosis, Microbial Epidemiology, and Antibiotic Treatment of Acute Otitis Media in Children: A Systematic Review," *JAMA* 304, no. 19 (November 17, 2010): 2161–69, doi: 10.1001/jama.2010.1651.

15. E. F. Berbari *et al.*, "Dental Procedures as Risk Factors for Prosthetic Hip or Knee Infection: A Hospital-Based Prospective Case-Control Study," *Clin. Infect. Dis.* 50, no. 1 (January 1, 2010): 8–16, doi: 10.1086/648676.

16. Kathleen Doheny, "Birth Control Pills, HRT Tied to Digestive Ills," HealthDay, May 21, 2012, http://consumer.healthday.com/women-s-health-information-34/birth-control-news-62/birth-control-pills-hrt-tied-to-digestive-ills-664939.html.

17. H. Khalili *et al.*, "Oral Contraceptives, Reproductive Factors and Risk of Inflammatory Bowel Disease," *Gut* 62, no. 8 (August 2013): 1153–59, doi: 10.1136/gutjnl-2012-302362, Epub May 22, 2012.

18. Kelly Brogan, "Holistic Women's Health Psychiatry," accessed January 29, 2015, http://www.kellybroganmd.com.

19. K. Andersen *et al.*, "Do Nonsteroidal Anti-inflammatory Drugs Decrease the Risk for Alzheimer's Disease? The Rotterdam Study," *Neurology* 45, no. 8 (August 1995): 1441–45.

20. J. M. Natividad *et al.*, "Host Responses to Intestinal Microbial Antigens in Gluten-Sensitive Mice," *PLoS One* 4, no. 7 (July 31, 2009): e6472, doi: 10.1371/journal.pone.0006472.

21. The Environmental Working Group, "Toxic Chemicals Found in Minority Cord Blood," News Release, December 2, 2009; accessible at http://www.ewg.org/news/news-releases/2009/12/02/toxic-chemicals-found-minority-cord-blood (accessed February 4, 2015).

22. The Environmental Protection Agency: http://www.epa.gov.

23. The Environmental Working Group: http://www.ewg.org.

24. H. S. Lee *et al.*, "Associations among Organochlorine Pesticides, Methanobacteriales, and Obesity in Korean Women," *PLoS One* 6, no. 11 (2011): e27773, doi: 10.1371/journal.pone.0027773, Epub November 17, 2011.

25. *Life* magazine, volume 20, no.10a, Fall 1997.

26. "Global Water Soluble Fertilizers Market, by Types (Nitrogenous, Phosphatic, Potassic, Micronutrients), Applications (Fertigation, Foliar Application), Crop Types (Field, Horticultural, Turf & Ornamentals) & Geography — Trends & Forecasts to

2017," PR Newswire, March 6, 2013, http://www.prnewswire.com/news-releases/global
-water-soluble-fertilizers-market-by-types-nitrogenous-phosphatic-potassic-micro
nutrients-applications-fertigation-foliar-application-crop-types-field-horticultural-turf
--ornamentals--geography---trends--f-195525101.html (accessed February 4, 2015).

27. S. Seneff and A. Samsel, "Glyphosate, Pathways to Modern Diseases II: Celiac Sprue
and Gluten Intolerance," *Interdiscip. Toxicol.* 6, no. 4 (December 2013): 159–84,
doi: 10.2478/intox-2013-0026. The image on page 174 is extracted from published
paper (Copyright © 2013 SETOX & IEPT, SASc.), which is an Open Access arti-
cle distributed under the terms of the Creative Commons Attribution License
(http://creativecommons.org/licenses/by/2.0).

28. Ibid.

29. "Where GMOs Hide in Your Food," *Consumer Reports*, October 2014, http://www.
ConsumerReports.org/cro/gmo1014.

第 8 章　养好你的微生物组

1. "Ilya Mechnikov—Biographical," Nobelprize.org, accessed January 29, 2015,
http://www.nobelprize.org/nobel_prizes/medicine/laureates/1908/mechnikov-bio.
html.

2. G. W. Tannock, "A Special Fondness for Lactobacilli," *Appl. Environ. Microbiol.* 70,
no. 6 (June 2004): 3189–94.

3. P. K. Elias *et al.*, "Serum Cholesterol and Cognitive Performance in the Framing-
ham Heart Study," *Psychosom. Med.* 67, no. 1 (January–February 2005): 24–30.

4. M. Mulder *et al.*, "Reduced Levels of Cholesterol, Phospholipids, and Fatty Acids in
Cerebrospinal Fluid of Alzheimer Disease Patients Are Not Related to Apolipopro-
tein E4," *Alzheimer Dis. Assoc. Disord.* 12, no. 3 (September 1998): 198–203.

5. C. B. Ebbeling *et al.*, "Effects of Dietary Composition on Energy Expenditure dur-
ing Weight-Loss Maintenance," JAMA 307, no. 24 (June 27, 2012): 2627–34, doi:
10.1001/jama.2012.6607.

6. S. Moco, F. P. Martin, and S. Rezzi, "Metabolomics View on Gut Microbiome Mod-
ulation by Polyphenol-Rich Foods," *J. Proteome Res.* 11, no. 10 (October 5, 2012):
4781–90, doi: 10.1021/pr300581s, Epub September 6, 2012.

7. F. Cardona *et al.*, "Benefits of Polyphenols on Gut Microbiota and Implications in
Human Health," *J. Nutr. Biochem.* 24, no. 8 (August 2013): 1415–22, doi: 10.1016/j
.jnutbio.2013.05.001.

8. D. C. Vodnar and C. Socaciu, "Green Tea Increases the Survival Yield of Bifido-
bacteria in Simulated Gastrointestinal Environment and during Refrigerated Con-
ditions," *Chem. Cent. J.* 6, no. 1 (June 22, 2012): 61, doi: 10.1186/1752-153X-6-61.

9. G. Desideri *et al.*, "Benefits in Cognitive Function, Blood Pressure, and Insulin
Resistance through Cocoa Flavanol Consumption in Elderly Subjects with Mild
Cognitive Impairment: The Cocoa, Cognition, and Aging (CoCoA) Study,"

Hypertension 60, no. 3 (September 2012): 794–801, doi: 10.1161/HYPERTENSIO NAHA.112.193060, Epub August 14, 2012.

10. S. T. Francis *et al.*, "The Effect of Flavanol-Rich Cocoa on the fMRI Response to a Cognitive Task in Healthy Young People," *J. Cardiovasc. Pharmacol.* 47, Suppl. 2 (2006): S215–20.

11. "Drinking Cocoa Boosts Cognition and Blood Flow in the Brain," *Tufts University Health & Nutrition Letter*, November 2013, http://www.nutritionletter.tufts.edu/ issues/9_11/current-articles/Drinking-Cocoa-Boosts-Cognition-and-Blood-Flow -in-the-Brain_1270-1.html.

12. M. Clemente-Postigo *et al.*, "Effect of Acute and Chronic Red Wine Consumption on Lipopolysaccharide Concentrations," *Am. J. Clin. Nutr.* 97, no. 5 (May 2013): 1053–61, doi: 10.3945/ajcn.112.051128, Epub April 10, 2013.

13. J. Slavin, "Fiber and Prebiotics: Mechanisms and Health Benefits," *Nutrients* 5, no. 4 (April 22, 2013): 1417–35, doi: 10.3390/nu5041417.

14. Ibid.

15. R. J. Colman *et al.*, "Caloric Restriction Delays Disease Onset and Mortality in Rhesus Monkeys," *Science* 325, no. 5937 (July 10, 2009): 201–4, doi: 10.1126/ science.1173635.

16. Jessica Firger, "Calorie-Restricted Diet May Help Keep the Mind Sharp," CBS News, November 18, 2014, http://www.cbsnews.com/news/calorie-restricted-diet -may-slow-aging-cognitive-mental-decline/.

17. C. Zhang *et al.*, "Structural Modulation of Gut Microbiota in Life-Long Calorie -Restricted Mice," *Nat. Commun.* 4 (2013): 2163, doi: 10.1038/ncomms3163.

第 9 章　"益"起来

1. P. Ducrotte, P. Sawant, and V. Jayanthi, "Clinical Trial: *Lactobacillus plantarum* 299v (DSM 9843) Improves Symptoms of Irritable Bowel Syndrome," *World J. Gastroenterol.* 18, no. 30 (August 14, 2012): 4012–18, doi: 10.3748/wjg.v18.i30.4012.

2. Adlam, Katie, "*Lactobacillus plantarum* and Its Biological Implications," Microbe-Wiki, Kenyon College, https://microbewiki.kenyon.edu/index.php/Lactobacillus _plantarum_and_its_biological_implications.

3. "*Lactobacillus acidophilus*," University of Maryland Medical Center, Medical Reference Guide, http://umm.edu/health/medical/altmed/supplement/lactobacillus -acidophilus.

4. "*Lactobacillus brevis*," MicrobeWiki, Kenyon College, https://microbewiki.kenyon. edu/index.php/Lactobacillus_brevis.

5. E. O'Sullivan *et al.*, "BDNF Expression in the Hippocampus of Maternally Separated Rats: Does *Bifidobacterium breve* 6330 Alter BDNF Levels?," *Benef. Microbes* 2, no. 3 (September 2011): 199–207, doi: 10.3920/BM2011.0015.

6. "Bifidobacteria," Medline Plus, http://www.nlm.nih.gov/medlineplus/druginfo/natural/891.html.

7. D. Guyonnet *et al.*, "Fermented Milk Containing *Bifidobacterium lactis* DN-173 010 Improved Self-Reported Digestive Comfort amongst a General Population of Adults: A Randomized, Open-Label, Controlled, Pilot Study," *J. Dig. Dis.* 10, no. 1 (February 2009): 61–70, doi: 10.1111/j.1751-2980.2008.00366.x.

8. G. Rizzardini *et al.*, "Evaluation of the Immune Benefits of Two Probiotic Strains *Bifidobacterium animalis ssp. lactis*, BB-12® and *Lactobacillus paracasei ssp. paracasei, L. casei 431®* in an Influenza Vaccination Model: A Randomised, Double-Blind, Placebo-Controlled Study," *Br. J. Nutr.* 107, no. 6 (March 2012): 876–84, doi: 10.1017/S000711451100420X, Epub September 7, 2011.

9. "*Bifidobacterium longum*," MicrobeWiki, Kenyon College, https://microbewiki.kenyon.edu/index.php/Bifidobacterium_longum.

10. F. Savino *et al.*, "*Lactobacillus reuteri* (American Type Culture Collection Strain 55730) versus Simethicone in the Treatment of Infantile Colic: A Prospective Randomized Study," *Pediatrics* 119, no. 1 (January 2007): e124–30.

11. H. Szymanski *et al.*, "Treatment of Acute Infectious Diarrhoea in Infants and Children with a Mixture of Three *Lactobacillus rhamnosus* Strains—a Randomized, Double-Blind, Placebo-Controlled Trial," *Aliment. Pharmacol. Ther.* 23, no. 2 (January 2006): 247–53.

12. M. Kalliomaki *et al.*, "Probiotics in Primary Prevention of Atopic Disease: A Randomised Placebo-Controlled Trial," *Lancet* 375, no. 9262 (April 7, 2001): 1076–69.

13. J. H. Ooi *et al.*, "Vitamin D Regulates the Gut Microbiome and Protects Mice from Dextran Sodium Sulfate-Induced Colitis," *J. Nutr.* 143, no. 10 (October 2013): 1679–86, doi: 10.3945/jn.113.180794, Epub August 21, 2013.

后记　未来的意义

1. David Agus, *The End of Illness* (New York: Free Press, 2009).

2. I. Youngster *et al.*, "Oral, Capsulized, Frozen Fecal Microbiota Transplantation for Relapsing *Clostridium difficile* Infection," JAMA 312, no. 17 (November 5, 2014): 1772–78, doi: 10.1001/jama.2014.13875.

3. Emily Hollister, "Fresh Infusions: The Science behind Fecal Transplants," Baylor College of Medicine, http://www.asmbranches.org/brcano/meetings/2014SprPpts/4.3Hollister_NCASM_2014.pdf.

4. Els van Nood *et al.*, "Fecal Microbiota Transplantation," *Curr. Opin. Gastroenterol.* 30, no. 1 (2014): 34–39.

5. "What Is FMT?," The Fecal Transplant Foundation, http://thefecaltransplantfoundation.org/what-is-fecal-transplant/.

6. T. J. Borody *et al.*, "Fecal Microbiota Transplantation: Indications, Methods, Evidence, and Future Directions," *Curr. Gastroenterol. Rep.* 15, no. 8 (August 2013): 337, doi: 10.1007/s11894-013-0337-1.

7. T. J. Borody *et al.*, "Therapeutic Faecal Microbiota Transplantation: Current Status and Future Developments," *Curr. Opin. Gastroenterol.* 30, no. 1 (January 2014): 97–105, doi: 10.1097/MOG.0000000000000027.

8. T. J. Borody *et al.*, Case Studies #941, 942, *Am. J. Gastroenterol.* 106, Suppl. 2 (October 2011): S352.

9. Kerry Brewster, "Doctor Tom Borody Claims Faecal Transplants Curing Incurable Diseases like Crohn's," ABC News Australia, March 2014, http://www.abc.net.au/news/2014-03-18/sydney-doctor-claims-poo-transplants-curing-diseases/5329836.

10. "For Medical Professionals: Quick, Inexpensive and a 90 Percent Cure Rate," accessed January 13, 2015, http://www.mayoclinic.org/medical-professionals/clinical-updates/digestive-diseases/quick-inexpensive-90-percent-cure-rate.

11. Ferris Jabr, "For the Good of the Gut: Can Parasitic Worms Treat Autoimmune Diseases?," *Scientific American*, December 1, 2010, http://www.scientificamerican.com/article/helminthic-therapy-mucus/

12. M. J. Broadhurst *et al.*, "IL-22+ CD4+ T Cells Are Associated with Therapeutic *Trichuris trichiura* Infection in an Ulcerative Colitis Patient," *Sci. Transl. Med.* 2, no. 60 (December 1, 2010): 60ra88, doi: 10.1126/scitranslmed.3001500.

13. R. W. Summers *et al.*, "*Trichuris suis* Therapy for Active Ulcerative Colitis: A Randomized Controlled Trial," *Gastroenterology* 128, no. 4 (April 2005): 825–32.

14. Katherine Harmon Courage, "Parasitic Worm Eggs Ease Intestinal Ills by Changing Gut Macrobiota," *Scientific American Blogs*, November 15, 2012, http://blogs.scientificamerican.com/observations/2012/11/15/parasitic-worm-eggs-ease-intestinal-ills-by-changing-gut-macrobiota/.

15. S. Reardon, "Gut-Brain Link Grabs Neuroscientists," *Nature* 515 (November 13, 2014): 175–77, doi: 10.1038/515175a.